T0181680

Margret Beliën

Orthopedische chirurgie

De redactie van de boekenreeks Operatieve Zorg & Technieken

Els Gerritsen
Stafmedewerker Specialistische Opleidingen in het LUMC te Leiden.
Ingrid Larmené
Docent Gezondheidskunde aan het Koningin Wilhelmina College te Culemborg.
Jacques Peeters
Docent Verpleegkunde aan het ROC West-Brabant
Esther Wijnands
Docent OZT aan de opleiding tot operatieassisstent en anesthesiemedewerker van het Albeda College te Rotterdam. Tevens werkzaam als operatieassistent in het Erasmus MC te Rotterdam

De OZT-reeks bevat de volgende delen:
- Algemene chirurgie
- Basisboek operatieve zorg & technieken
- Gynaecologische chirurgie
- Kaakchirurgie
- Keel-, neus- en oorchirurgie
- Oogchirurgie
- Orthopedische chirurgie
- Plastische en reconstructieve chirurgie
- Thoraxchirurgie
- Traumatologie van extremiteiten en bekken
- Urologische chirurgie
- Vaatchirurgie

Margret Beliën

Orthopedische chirurgie

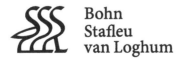

Bohn
Stafleu
van Loghum

Houten, 2016

Tweede druk, Elsevier gezondheidszorg, Maarssen 2007
De eerste druk van deze uitgave verscheen eerder als paperback onder ISBN 90 352 1671 6, de inhoud is echter ongewijzigd.
Tweede druk, tweede oplage, Elsevier gezondheidszorg, Amsterdam 2010
Tweede druk, derde oplage, Reed Business, Amsterdam 2012
Derde (ongewijzigde) druk, Bohn Stafleu van Loghum, Houten 2016

ISBN 978-90-368-1217-7   ISBN 978-90-368-1218-4 (eBook)
DOI 10.1007/978-90-368-1218-4

NUR 870
Omslagontwerp: Studio Imago, Amersfoort
Omslagillustratie: Ellen Joan van Vliet, Rotterdam
Basisontwerp binnenwerk: Twin Design bv, Culemborg
Tekeningen: A. van Horssen/Medische illustraties bv, Laren

Bohn Stafleu van Loghum
Het Spoor 2
Postbus 246
3990 GA Houten

www.bsl.nl

Voorwoord

De makers van de boekenreeks Operatieve Zorg & Technieken zijn, sinds de oprichting in 1992, uitgegroeid tot een enthousiast, actief schrijverscollectief dat bestaat uit vele vakinhoudelijke deskundigen. In de tussenliggende jaren heeft het schrijverscollectief laten zien te kunnen voorzien in een groot deel van de informatiebehoefte binnen het vak operatieve zorg en technieken. De missie, de visie en de doelen van de boekenreeks zijn geformuleerd – en worden bewaakt – door een vierkoppige redactie.

Missie

Het schrijverscollectief en zijn redactie stellen zich tot taak een bijdrage te leveren aan de kwaliteit van de opleiding tot operatieassistent.

Visie

De redactie is van mening dat:
* kennis de basis moet vormen van handelen;
* kennis van operatieve therapie en het faciliteren hiervan de operatieassistent in staat moet stellen eigen observaties op de juiste wijze om te zetten in beroepsmatig handelen, interventies en evaluaties;
* de operatieassistent een niet met andere disciplines uitwisselbare rol vervult binnen het operatieteam.

Doelstellingen

De boekenreeks OZT kan (aankomend) operatieassistenten:
* de essentiële vakinformatie aanbieden ten behoeve van observatie, planning, uitvoering en evaluatie van hun beroepstaken;
* behulpzaam zijn bij het leggen van verbanden tussen hun observaties en de organisatie van hun werkzaamheden;
* aansporen hun beroepsmatig handelen te onderbouwen aan de hand van de achtergronden en theoretische kaders van hun specifieke beroepsinhoud.

Het eerste deel van de reeks is het basisboek. Dit is een algemeen oriënterend boek waarin de lezer kennismaakt met een aantal grondbeginselen die later in de opleiding tot operatieassistent kunnen worden geïntegreerd. De structuur van het basisboek wijkt af van de overige delen uit de boekenreeks, omdat de leerling na het verwerven van de basiskennis (en -vaardigheden) deze gaat toepassen bij de diverse deelspecialismen. De overige delen uit de boekenreeks zullen derhalve enkele basisprincipes niet meer uitwerken omdat ze als bekend worden verondersteld.

De auteurs die het schrijven van een boek voor hun rekening hebben genomen, zijn bij hun activiteiten begeleid door een redactielid en een bureauredacteur.

De redactie van het schrijverscollectief verzoekt de lezer dringend onjuistheden en/of verbeteringen bekend te maken bij de uitgever en/of auteur(s), zodat de serie blijft aansluiten bij de praktijk.

De redactie,
oktober 2007

Inhoud

Inleiding

Orthopedie is het specialisme dat zich bezighoudt met het diagnosticeren en behandelen van aandoeningen van het bewegingsapparaat. Het is een zelfstandig specialisme. Aanvankelijk was het vooral een 'conservatief' vak, waarbij gedacht moet worden aan behandelingen met korsetten, gips, prothesen, enzovoort. Door de ontwikkelingen op het gebied van asepsis/antisepsis en binnen de anesthesie namen de mogelijkheden tot operatieve behandeling toe. Thans is het een van de belangrijkste snijdende specialismen.

Ik ben mij er terdege van bewust, dat technieken veranderen door de snelle ontwikkelingen in de orthopedie en dat de door mij beschreven operatietechniek(en) soms al weer veranderd kan (kunnen) zijn.

In dit boek worden de meest voorkomende basistechnieken en behandelingsmethoden beschreven.

Vaak moet een keuze gemaakt worden: door de raakvlakken van vele onderwerpen bestaat het gevaar te vaak in herhaling te vervallen, hetgeen de leesbaarheid van het boek niet bevordert. Dit boek is niet los te zien van de gehele OZT-reeks, met name van het deel *Traumatologie van extremiteiten en bekken* waarin de basis-AO-technieken zijn beschreven. Deze technieken zijn ook in dit boek van toepassing maar worden niet opnieuw weergegeven.

In deel 1 worden de algemene richtlijnen en principes betreffende het specialisme beschreven. Het is noodzakelijk dit deel goed te bestuderen, omdat kennis ervan nodig is in de volgende delen.

De volgorde van de delen 2 tot met 6 is 'van top tot teen' en wel schouder, bovenste extremiteiten, wervelkolom, heup en bekken en onderste extremiteiten. In deel 7 worden de artroscopische operaties behandeld waarbij weer de indeling 'van top tot teen' is aangehouden.

Voor een overzichtelijke weergave van de operatietechnieken met de daarbijbehorende zorg is gekozen voor een indeling in preoperatieve, peroperatieve en postoperatieve fase. Elk deel begint met de algemene aspecten die van toepassing zijn bij operatietechnieken in het betreffende deel. In dit boek worden geen dwingende regels voorgeschreven. Wel worden voorbeelden gegeven van manieren waarop een operatietechniek met de daarbijbehorende zorg kan worden uitgevoerd. Er zullen altijd individuele verschillen zijn per ziekenhuis, specialist en per operatieassistent. Daarvoor kan het eigen ziekenhuisprotocol geraadpleegd worden.

Het instrumentarium wordt bij de catalogusnaam genoemd, een enkele keer aangevuld met, of vervangen door een veelgebruikte bijnaam. Een overzicht hiervan is achterin dit boek als bijlage opgenomen. Voor het afbeelden van het instrumentarium in dit deel van de OZT-reeks is toestemming verleend door de firma's: B. Braun Medical; Mathys Nederland; Ortomed; RX medical; Smith & Nephew Nederland; Stryker/Howmedica; Van Straten OK Techniek en Zimmer Nederland.

Zonder de hulp van een aantal personen was dit boek niet totstandgekomen.
Dr. J.D. Burger, orthopedisch chirurg en dr. H.M. Schüller, orthopedisch chirurg in het Diaconessenhuis te Leiden hebben alle delen kritisch gelezen, van commentaar voorzien en gecorrigeerd.
Els Gerritsen, mijn persoonlijke redacteur, heeft alle delen gelezen, gecorrigeerd en in de huidige vorm gebracht.
Jan van Schagen, hoofd CSA, is samen met mij aan het schrijven van dit boek begonnen. Door zijn werkzaamheden als hoofd kon hij deze taak niet meer vervullen. De basis van een groot deel van het boek is mede door hem totstandgekomen.
Ik dank dr. C.F.A. Bos, orthopedisch chirurg in het Juliana kinderziekenhuis en het LUMC, voor zijn kritische aantekeningen met betrekking tot de bekkenoperaties, dr. Pöll, orthopedisch chirurg in het Slotervaartziekenhuis te Amsterdam, voor het correctiewerk met betrekking tot de elleboogprothese en dr. F.C. de Beer, neurochirurg in het Sophia Ziekenhuis Zwolle, voor de hulp met betrekking tot de operaties aan de wervelkolom.
Ook Johan en Ellen Lubbers wil ik bedanken voor de eerste aanzet voor dit boek.
De delen zijn tevens gelezen, gecorrigeerd en waar nodig aangevuld door Matthijs Delemarre, Paula Ellen, Janie Kropman, Map Noordervliet en Harry Oussoren.
Ook zijn delen van commentaar en materiaal voorzien door medewerkers van diverse firma's: Richard van de Watering en Rob Wennekes van de firma Zimmer Nederland; Nies Lakeman van RX medical; Luuk de Vries van Ortomed; Paul van Gent en Hans Lambrechts van Smith & Nephew Nederland; Firma Stryker/Howmedica en Paul van der Wielen van Mathys Nederland.
Al deze mensen wil ik hiervoor hartelijk danken.

Tot slot wil ik opmerken dat waar in de tekst sprake is van hij of hem ook zij of haar gelezen kan worden.

Margret Beliën   voorjaar 2000

Deel 1 Basiselementen van de orthopedie

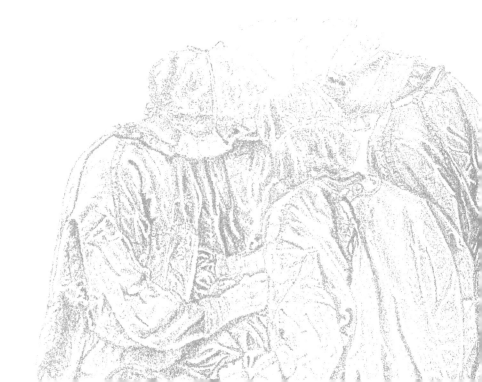

In dit deel zijn de functie-eisen, de specifieke aspecten en een aantal richtlijnen voor orthopedische operaties opgenomen. De richtlijnen gelden voor alle orthopedische operaties die in de volgende delen worden beschreven. Het zijn aanwijzingen voor de handelwijze van de operatieassistent. In de hoofdstukken waarin de orthopedische operatietechnieken worden uitgewerkt, zal op de hier gegeven richtlijnen niet uitgebreid worden teruggekomen. In die hoofdstukken zullen natuurlijk wel de uitzonderingen op deze algemene regels aandacht krijgen.

1 Algemene richtlijnen

1.1 Functie-eisen

In dit boek worden hoofdzakelijk de instrumentele taken van de operatieassistent belicht. Ook komen de taken ten aanzien van de belangenbehartiging van de patiënt en het samenwerken binnen het operatieteam aan bod.

De operatieassistent moet de geschetste taken op de juiste wijze uitvoeren. Hierbij moet hij voldoen aan een aantal eisen, die ook wel functie-eisen worden genoemd. Deze functie-eisen worden onderverdeeld in drie categorieën:

– algemene functie-eisen;
– instrumenteel-technische functie-eisen;
– sociaal-communicatieve functie-eisen.

Er is voor gekozen deze functie-eisen voorafgaand aan de beschrijvingen van de orthopedische operatietechnieken toe te lichten, omdat de uitvoering van alle in dit boek beschreven taken op deze eisen afgestemd moet zijn. Deze functie-eisen zijn vooral voor de grotere orthopedische operaties van groot belang.

1.1.1 Algemene functie-eisen

Er is een aantal algemene functie-eisen dat belangrijk is bij elke taak die de operatieassistent uitvoert. Zo moet de operatieassistent inzet tonen, initiatieven kunnen nemen en het vermogen hebben om het werk geconcentreerd uit te voeren.

Vooral bij de grotere orthopedische ingrepen moet de operatieassistent de aanwezigheid van benodigdheden, apparatuur, prothesen en instrumentarium controleren en dit alles klaarzetten. Vooral de controle op de aanwezigheid van prothesen is een essentiële taak van de operatieassistent. Deze controle dient de dag voor de operatie, waarbij er een prothese geplaatst gaat worden, nog eens plaats te vinden.

De operatieassistent dient nauwkeurig te zijn. Met andere woorden: hij moet zijn taken volgens gegeven richtlijnen uitvoeren. Ook moet hij zorg kunnen dragen voor patiënten, apparatuur, prothesen, allografts, overige materialen en instrumentarium. Deze zorgvuldigheid is onlosmakelijk met het beroep verbonden.

Ook moet de operatieassistent de taken doelgericht, systematisch, procesmatig en bewust uitvoeren. Dit houdt in dat de operatieassistent methodisch te werk moet gaan. Omdat het werk op de operatiekamer niet altijd te voorspellen is, moet de operatie-assistent organisatievermogen hebben, vindingrijk zijn en adequaat kunnen reageren op iedere gebeurtenis. Ook zal een operatieassistent stressbestendig moeten zijn en hij of zij moet geconcentreerd kunnen werken. Verder zijn een goed geheugen voor relevante feiten, begrip en inzicht dan wel overzicht van groot belang voor een operatieassistent. Ook zal het verantwoordelijkheidsgevoel van een operatieassistent in ruime mate aanwezig moeten zijn.

Daarnaast is, gezien de snelle ontwikkeling in de orthopedie en de uitgebreidheid van het bijbehorende instrumentarium, een goede motivatie voor het specialisme zeer belangrijk om goede assistentie te kunnen verlenen.

1.1.2 Instrumenteel-technische functie-eisen

Binnen de instrumenteel-technische taken is het belangrijk dat de operatieassistent handvaardig is en de handelingen goed gecoördineerd kan uitvoeren. Verder moet hij kunnen bepalen wat de toepassingsmogelijkheden zijn van instrumenten, apparatuur en materialen. Zowel binnen het vakgebied traumatologie als binnen het vakgebied van de orthopedie is dit materiaalgevoel belangrijk, omdat met veel verschillende instrumenten, apparatuur en materialen moet worden gewerkt. Ook technisch inzicht is noodzakelijk om de benodigdheden gebruiksklaar te kunnen maken en onderhoud te kunnen plegen.

Er moet ordelijk te werk worden gegaan, vanwege de doelmatigheid en de veiligheid van patiënt en personeel. Dit houdt in dat instrumenten, apparatuur en materialen overzichtelijk en systematisch moeten worden opgeborgen.

1.1.3 Sociaal-communicatieve functie-eisen

Sociaal-communicatieve functie-eisen zijn belangrijk omdat in een teamverband wordt gewerkt en de operatieassistent de belangen van de patiënt behartigt. Ook moet rekening worden gehouden met patiënten die niet onder algehele anesthesie worden geopereerd. De operatieassistent moet in heldere bewoordingen kunnen uitdrukken wat hij bedoelt. Verder moet hij begripvol, respectvol, belangstellend, hulpvaardig en geduldig zijn. Bovendien dient hij evenwichtig, zelfverzekerd en betrouwbaar te zijn. Tot slot moet de operatieassistent kunnen luisteren naar kritische opmerkingen en daarop adequaat en constructief kunnen reageren. Enige assertiviteit is hierbij soms gewenst. Tevens moet hij bereid zijn uitleg te geven over het eigen functioneren.

1.2 Tijdstip van openen van steriel materiaal

Het type patiënt dat beschreven wordt in dit boek kan in de preoperatieve fase erg veel pijn hebben; denk hierbij aan reumatische patiënten die voor gewrichtsvervanging komen. Om er voor te zorgen dat de patiënten niet onnodig pijn lijden, worden zij in bed naar de operatiekamer gereden en hoeven zij niet over te stappen op de operatietafel. Dit is bij de extensietafel zeker het geval. Daarom worden deze patiënten in bed ingeleid, waarna het overtillen op de operatietafel volgt. Wanneer het bed in de operatiekamer staat of vanuit de voorbereidingsruimte van de anesthesie de operatiekamer wordt ingereden, mag steriel materiaal nog niet geopend worden. Hiervoor zijn twee redenen.

Ten eerste is de ruimte in de operatiekamer door alle benodigdheden voor de ingreep beperkt, zodat het steriel houden van materiaal moeilijk is.

Ten tweede komt het bed van de afdeling en is daarom volgens operatiekamerstandaarden niet schoon. Het overtillen van de patiënt en de daarbij noodzakelijke bewegingen van het personeel veroorzaken luchtwervelingen in de operatiekamer, waardoor bacteriën worden verplaatst, die zo steriel materiaal kunnen besmetten.

In een ideale situatie wordt het steriele materiaal geopend nadat het bed van de operatiekamer afgereden is en het luchtventilatiesysteem de tijd heeft gekregen de lucht eenmaal te zuiveren. Het osteosynthese- en implantatiemateriaal wordt overigens pas geopend op het moment dat het nodig is, zodat het zo kort mogelijk aan de lucht wordt blootgesteld. In sommige ziekenhuizen beschikken de operatiekamers over een aparte opdekruimte.

1.3   Basisbenodigdheden

Voor alle in dit boek beschreven operaties gelden vrijwel dezelfde basisbenodigdheden. Daarom worden deze hier eenmaal in alfabetische volgorde beschreven. Voor de duidelijkheid is in dit boek onderscheid gemaakt tussen benodigdheden en instrumentarium. Omdat voor de ingrepen waarbij een extensietafel gebruikt wordt, al dan niet in combinatie met röntgenapparatuur, veel ruimte nodig is, moet de operatiekamer daar op ingesteld zijn.

Afdekmateriaal
Er kan gebruikgemaakt worden van *disposable* en/of *re-usable* afdekmateriaal. Voor de orthopedische operaties – en dan met name voor de operaties waarbij prothesen worden ingebracht – is het beter *disposable* afdekmateriaal te gebruiken. Dit omdat het materiaal vochtondoorlaatbaar is. Bij grote orthopedische operaties kan het bloedverlies aanzienlijk zijn. Ook wordt er bij grote orthopedische ingrepen vaak met veel spoelvloeistof gespoeld. Mocht er (bij veel bloedverlies en door het vele spoelvocht) gebruikgemaakt worden van katoenen of ander *re-usable* doorlaatbaar afdekmateriaal, dan is het niet ondenkbaar dat het afgedekte gebied flink nat zal zijn. Dit heeft als gevolg dat de patiënt enorm afkoelt en tevens is vocht een goede *porte d'entrée* voor (pathogene) micro-organismen met kans op infectie.

Bij orthopedische operaties zal altijd ruim worden afgedekt, dat wil zeggen dat afdeklakens ruim langs de zijkanten van de operatietafel afhangen. Meestal wordt er gebruikgemaakt van incisiefolie.

Benodigdheden bij artroscopische ingrepen

Bij artroscopische ingrepen kan er naast de videotoren (met camera, lichtbron en monitor) nog een aantal andere apparaten gebruikt worden, onder andere:
– de shaver;
– een speciale pomp om de distensiedruk en de vloeistoftoe- en -afvoer te regelen;
– de galg (voor schouderartroscopieën), enzovoort.

Deze apparatuur zal in deel 7 beschreven worden.

Benodigdheden voor decubituspreventie

Om peroperatief ontwikkeling van decubitus te voorkomen zijn diverse materialen op de markt. Enkele voorbeelden zijn:
– siliconenmatrassen en -matten;
– kussens, zoals het zijliggingskussen dat tussen de benen wordt geplaatst;
– kussens met uitsparingen; een voorbeeld is de oorring of patellaring;
– synthetische watten, bijvoorbeeld om enkels of ellebogen mee te polsteren;
– *moulding*- of vacuümmatrassen.

Voor een optimale patiëntenzorg dient de operatieassistent op de hoogte te zijn van de aanwezigheid en het juiste gebruik van antidecubitusmaterialen.

Bloedleegteapparatuur

Veel orthopedische operaties aan extremiteiten vinden plaats onder bloedleegte. Daarom worden alle aspecten hieromtrent beschreven in paragraaf 1.11.

Diathermie

De diathermie wordt in de orthopedie vooral gebruikt ten behoeve van de hemostase.
De diathermieapparatuur wordt op de normale wijze gebruikt, maar er moet één kanttekening worden geplaatst. Wanneer het osteosynthesemateriaal of ander implantaat eenmaal is geïmplanteerd mag er niet meer in de nabijheid van het osteosynthesemateriaal met de diathermie worden gewerkt; dit in verband met warmteontwikkeling van het implantaat, waardoor necrose van het onderliggende bot kan ontstaan. De neutrale elektrode ('de plaat') wordt geplaatst op een lichaamsdeel, meestal op een van de bovenbenen, welke een goede onderhuidse doorbloeding heeft. De neutrale elektrode mag niet op een lichaamsdeel geplaatst worden waarin zich een metalen implantaat bevindt. Dit in verband met dezelfde mogelijke inductie die het osteosynthesemateriaal of een ander implantaat kan geven.

Drainage

In de orthopedie werkt men over het algemeen met een vacuümdrainagesysteem. Men legt meestal een vacuümdrainagesysteem aan in de vorm van Redon-drains ('Redon' naar de Franse chirurg). Er kan een aantal Redon-drains worden achtergelaten, zoals in het gewricht, onder de fascie en in de subcutis. Het doel van de onderdruk op de drains is enerzijds om wondvocht (bloed) af te voeren en anderzijds om de weefsellagen weer tegen elkaar aan te zuigen. Hierdoor wordt een eventuele nabloeding en/of hematoom voorkomen en het weefselherstel bevorderd. Zeker bij implantaten kan een groot hematoom kans geven op een infectie.

De Redon-drains worden vastgelegd met een hechting (meestal wordt een restant van de reeds in gebruik zijnde hechtingen gebruikt) of vastgeplakt met een pleister.

Gazen

Gazen zijn in verschillende afmetingen verkrijgbaar. Afhankelijk van de grootte van de incisie en de hoeveelheid bloedverlies kan men bijvoorbeeld gebruikmaken van kleine gazen van 10 bij 10 cm of grote gazen van 45 bij 60 cm. Elk gaas dient een looddraad te bevatten en alle gazen moeten zowel vóór als na gebruik nauwkeurig worden geteld. Het materiaal van de gazen is in de orthopedie heel erg belangrijk. Het mag niet pluizen en bij gebruik in het bot mogen er geen gaaspartikels achterblijven.

Handschoenen

In sommige ziekenhuizen draagt men bij ingrepen, waarbij een implantaat wordt ingebracht, poederloze handschoenen zodat de wond en het implantaat niet gecontamineerd worden met poeder. In plaats van poederloze handschoenen kunnen dubbele of extra dikke handschoenen gedragen worden. In ieder geval is dit aan te bevelen bij grotere operaties en bij implantaten, omdat door het werken met scherpe botstukken de handschoenen sneller kapot kunnen gaan. Het constateren van een gaatje in de handschoenen is echter niet zo makkelijk met dubbele handschoenen.

Bij het afdekken van grote orthopedische operaties en operaties waarbij gewerkt wordt met prothesen draagt men meestal dubbele handschoenen. De buitenste handschoenen worden na het aanbrengen van het afdekmateriaal uitgetrokken. In sommige ziekenhuizen wordt nu eerst het incisiefolie geplakt; voordat de incisie gemaakt wordt, worden weer dubbele handschoenen aangetrokken.

Hechtmateriaal

De aanduidingen van hechtmaterialen worden in de tekst voorafgegaan door de afkorting USP (United States Pharmacopeia). De USP-indeling is gebruikt omdat men in de praktijk hechtingen vraagt volgens deze indeling in plaats van de Europese metrische diameterindeling.

De meest gebruikte draadcodering voor de verschillende weefselstructuren, en de eventuele resorbeerbaarheid van het hechtmateriaal, is als volgt:

- huid: USP 2-0 of 3-0 niet resorbeerbaar, voor intracutaan hechten vaak wel resorbeerbaar;
- subcutis: USP 2-0 of 3-0, resorbeerbaar;
- fascie: USP 0, 1 of 2, resorbeerbaar;
- spier: USP 2-0, 0 of 1, resorbeerbaar;
- kapsel: USP 2, resorbeerbaar.

Voor ligaturen wordt resorbeerbaar hechtmateriaal gebruikt USP 2-0 of 3-0.

Jassen

Bij grote orthopedische operaties wordt aangeraden vochtondoorlaatbare jassen te dragen die tot halverwege de onderbenen reiken.

Mechanische spoelapparatuur

Een mechanisch spoelapparaat, de 'pulse-lavage', wordt gebruikt om botoppervlakken vóór implantatie van gecementeerde prothesen vrij te maken van botdeeltjes, weefselresten en bloed. Hierdoor wordt een betere hechting van het cement verkregen. Op het handvat kunnen diverse hulpstukken gemonteerd worden, die specifiek voor bepaalde toepassingen ontworpen zijn. Er bestaan hulpstukken die 'breeduit naar voren spuiten' (*fan spray*), recht naar voren, opzij en in een combinatie van beide spuiten. De straal spoelvloeistof (meestal NaCl 0,9%) wordt door middel van perslucht met kracht en pulserend (stootsgewijs) uitgestoten. De spoelvloeistof wordt vanuit drieliterzakken via een speciaal infuussysteem, dat verbonden is met de 'pomp', naar het handvat aangevoerd. Meestal wordt als infectiepreventiemaatregel na het inbrengen van de prothese en voor het sluiten van de subcutis nogmaals uitgebreid gespoeld. Het is van belang dat de hoeveelheid gebruikte vloeistof nauwkeurig wordt geregistreerd in verband met de berekening van het bloedverlies.

Mesjes

Het verdient de voorkeur bij botingrepen waarbij implantaten worden achtergelaten met een buitenmes (alleen te gebruiken voor de huid) en een binnenmes (te gebruiken nadat de huid geïncideerd is) te werken. Ook dienen de mesjes, die snel bot worden, regelmatig vervangen te worden als stevig kapsel gesneden wordt of als in de nabijheid van bot en implantaten wordt gewerkt.
Voor het wegsnijden van kapsel en/of weke delen in de diepte wordt een mesje op een lang heft gebruikt.
Er zijn vele verschillende soorten en maten mesjes. Het gebruik van de verschillende soorten en maten mesjes is ziekenhuis- en specialistafhankelijk.

Verbandmiddelen

Het verbandmateriaal bestaat uit wondpleisters en gazen. Ook wordt gebruikgemaakt van drukverbanden (synthetische watten en zwachtels), gipsverbanden (spalken of circulair gips) en mitella's (*collar and cuff, sling*).
Na de operatie bedekt de instrumenterende de operatiewond met een wondpleister of groot gaas, waarna het afdekmateriaal verwijderd kan worden. In veel ziekenhuizen is het gebruikelijk om voor het verbinden gazen zonder looddraad te gebruiken. Hierdoor wordt voorkomen dat de looddraad het beoordelen van postoperatief gemaakte röntgenfoto's belemmert. Er zou een misverstand kunnen ontstaan over een al of niet achtergebleven gaas. De insteekopening(en) van de Redon-drain(s) wordt/worden met drainpleisters of kleine wondpleisters bedekt.

Zuigapparatuur

Bij het gebruik van een spoelsysteem of wanneer veel bloedverlies wordt verwacht, zal zuigapparatuur gebruikt worden. In de orthopedie zijn diverse speciale zuigop-zetstukken in gebruik. Zij hebben gemeen dat losse stukjes bot voor de zuigmond opgevangen worden en op die manier niet de buis en de slang kunnen verstoppen. Een speciale zuiger die een verwisselbaar filter heeft is erg handig bij heuprevisie-operaties, waarbij veel cementstukjes te verwachten zijn.

Een tweede zuigapparaat is bij grote orthopedische operaties, waarbij gebruikge-maakt wordt van een mechanisch spoelsysteem, onontbeerlijk.

1.4   Gipsverbanden

Als nabehandeling van een aantal orthopedische operaties is immobilisatie met gips noodzakelijk. Het aanleggen van gips op de operatiekamer zelf gebeurt in veel zie-kenhuizen door een gipsverbandmeester. Hij beschikt over de noodzakelijke kennis wat technieken en de te gebruiken materialen betreft. Traditionele gipszwachtels (ka-toengaas gecoat met gipspoeder) maken in veel ziekenhuizen plaats voor in kunst-harsen gedrenkte gazen, die – als ze eenmaal in aanraking met water zijn gebracht – snel uitharden. Een bijkomend voordeel (voor het werken op de operatiekamer) van deze nieuwe materialen boven het klassieke gipsverband is dat er geen stof- en/of gipsdeeltjes door de operatiekamer dwarrelen, die in een orthopedische operatieka-mer niet thuishoren. Om deze reden kan het preoperatief verwijderen van een gips-verband, wat noodzakelijk kan zijn voor een (vervolg)operatie, beter in een naast de operatiekamer gelegen gipskamer of andere ruimte (bijvoorbeeld een voorbereiding) plaatsvinden. Is dit niet mogelijk, dan moet het gips in de operatiekamer worden ver-wijderd alvorens er ook maar één steriel pakket of instrumentennet geopend is. Ook het opruimen van het verwijderde gips en de toebehoren vallen onder deze regel. (In deze paragraaf wordt voor het gemak over gipsverbanden gesproken, waar beide soorten bedoeld zijn.)

Gipsspalk

Een spalk bestaat uit een aantal op elkaar gelegde, geprepareerde gipsbanen, die aan één zijde van de extremiteit wordt aangelegd. Gipsspalken worden aangebracht ter immobilisatie, bijvoorbeeld bij bepaalde osteotomieën ten behoeve van standcorrec-ties. Omdat daarbij oedeem kan ontstaan wordt geen circulair gips gegeven. Voor-dat de spalk tegen het lichaamsdeel bevestigd wordt, zal over de arm of het been eerst een tricotkous geschoven worden. De spalk wordt over een laag synthetische watten met een zwachtel tegen het aangedane lichaamsdeel bevestigd.

Circulair gips

Nadat het aangedane lichaamsdeel met synthetische watten circulair is ingewikkeld, wordt hierover gips aangebracht. De gipsrollen worden circulair om het lichaams-deel uitgerold. Dit gips wordt aangebracht als vervanging van de gipsspalk wanneer de zwelling rond het geopereerde lichaamsdeel is verdwenen. Sommige operateurs leggen bij correctieosteotomieën van extremiteiten primair dit gips aan. Het verwisselen van de spalk voor circulair gips kan een riskant moment zijn wat de standcorrectie betreft.

Circulair gespleten gips

Dit gipsverband wordt aangebracht wanneer de kans op toename van de zwelling aanwezig is, maar een circulair verband gewenst is. Na het afrollen van het gips wordt het gips aan één of twee zijden met een schaar of zaag opengeknipt of -gezaagd.

Als de postoperatieve (of posttraumatische) zwelling na één à twee weken is verdwenen kan het gespleten gips gemakkelijk circulair worden gemaakt, zonder kans op correctieverlies.

Gevensterd gips

Het aangelegde venster in het gips biedt de mogelijkheid wondverzorging te verrichten. Het gevaar bij een venster is echter het ontstaan van vensteroedeem.

Loopgips

Een loopgips is een circulair gipsverband met een loopzool of -hak, dat belast kan worden.

Een loopgips zal in de praktijk niet op de operatiekamer aangebracht worden. Het wordt hier alleen genoemd in het kader van de volledigheid.

Gipsbroek

Bij zuigelingen met een congenitale heupdysplasie wordt het heupje op de operatiekamer onder doorlichting gereponeerd, waarna een artrogram van het heupgewricht gemaakt wordt. Na de repositie en het artrogram zal een gipsbroek aangebracht worden. Dit wordt in de meeste gevallen door de gipsverbandmeester gedaan.

1.5 Boor- en zaagapparatuur

Boor- en zaagapparaten worden veel gebruikt in de orthopedie. Het gebruik dient met de nodige voorzichtigheid te gebeuren. Een verwonding door onoordeelkundig gebruik kan makkelijk ontstaan.

Boor- en zaagapparaten zijn er in diverse soorten van diverse firma's. Slechte boor- en zaagapparatuur bestaat niet meer. De orthopeed geeft meestal zijn voorkeur voor een bepaalde machine aan.

Voor het fijnere zaagwerk wordt vaak een kleine zaagmachine gebruikt. Net als bij iedere zaagmachine kan bij de kleine uitvoering ook gekozen worden uit een oscillerende (van links naar rechts bewegende)- of sagittale (voor-achterwaarts bewegende) zaag.

Voor het fijnere boorwerk kan een microboor (*micro-drill*) gebruikt worden.

Het maakt in principe niet uit of de gebruikte apparatuur pneumatisch of elektrisch (accu of stopcontact) werkt. Er wordt echter bij de orthopedie meestal de voorkeur gegeven aan pneumatische boor- en zaagapparaten, omdat deze met meer kracht kunnen draaien.

Vóór het gebruik moeten alle boor- en zaagapparaten op zichtbare beschadigingen gecontroleerd worden en voor de start van de operatie aan een test onderworpen worden.

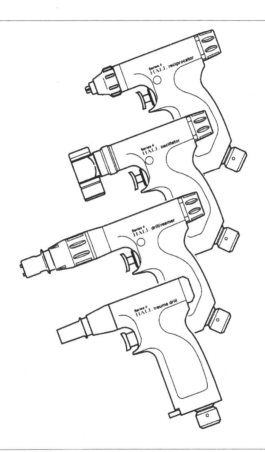

Afbeelding 1.1   Boor- en zaagapparatuur

Het gebruik van elektrisch aangedreven apparatuur is in het verleden lange tijd populair geweest, totdat de centraal aangeleverde perslucht – compleet met dubbelslangsystemen voor de afvoer van de gebruikte lucht – zijn intrede deed. Momenteel is er weer een opleving te zien in het gebruik van snoerloze apparatuur (de batterijaangedreven machines) voor boren en zagen. Het voordeel ten opzichte van de apparatuur met snoer of persluchtslang is natuurlijk een grotere mate van bewegingsvrijheid. De beperkte levensduur van de oplaadbare batterijen (accu) en de snel afnemende hoeveelheid stroom is nog steeds een nadeel van de snoerloze machines. Daarnaast levert snoerloze apparatuur nog steeds minder kracht, zodat gebruik van die apparatuur niet voor iedere ingreep geschikt is. Meestal wordt deze apparatuur gebruikt in de hand- en voetchirurgie en dan met name voor het boren van Kirschner-draden.

Bij het gebruik van de zaag zal men voor iedere ingreep een voor die ingreep geschikt zaagblad op de zaagmachine moeten zetten. Zaagbladen zijn verkrijgbaar in diverse breedten, lengten en dikten.

Voor een veilig gebruik van de boor- en zaagapparatuur zal men altijd goed op bepaalde zaken moeten letten.

Als de machines zijn voorzien van een beveiliging (*safe*) dan dient men erop te letten, dat deze wordt gebruikt bij het verwisselen van zaagbladen, boren of frezen. Geef een boor- of zaagmachine altijd in de veilig-stand aan de operateur.

Als boor- of zaagapparatuur niet gebruikt wordt, is het verstandig de persluchtslang los te koppelen, zodat er geen beschadiging in het afdekmateriaal kan ontstaan.

Bij gebruik van boren en zaagbladen dienen deze scherp te zijn. Botte boren of zaagbladen geven meer kans op wegglijden van de boor of zaag op het bot tijdens het boren of zagen. Bovendien zal bij gebruik van een botte boor of een bot zaagblad meer tijd nodig zijn om door het bot te boren/zagen, met kans op necrose van het bot door de enorme hitteontwikkeling. Daarom dient het zaagblad regelmatig vernieuwd te worden.

Voorkomen moet worden dat scherpe boren, zagen of Kirschner-draden de persluchtslang, het elektrisch snoer of het afdekmateriaal beschadigen en knikken in de persluchtslang moeten worden vermeden.

Er moeten boren en zaagbladen worden gebruikt die voor de betreffende machine geschikt zijn (met name bij de kleine sets van belang) en anders moet een daarvoor bestemd koppelstuk worden gebruikt. Bij gebruik van een Jacobs-klauw is het belangrijk dat de boor of Kirschner-draad op de juiste wijze in de Jacobs-klauw geplaatst wordt en goed gefixeerd is.

Snelkoppelingen moeten soepel werken. Indien dit niet zo is, kan de vergrendeling tijdens gebruik losschieten.

Tijdens het boren is het verstandig om koelwater te gebruiken (NaCl 0,9%). Tijdens het zagen niet, omdat het effect minimaal zal zijn. Door het koelen blijven de boren langer scherp. Ook worden de boor en het bot minder heet, wat minder necrose van het bot geeft. De boren zullen minder snel 'verstoppen'.

Men dient zichzelf de discipline op te leggen om – zeker bij operaties waarbij er geboord en gezaagd gaat worden – een veiligheidsbril of masker met spatscherm te dragen. Ze beschermen de ogen tegen wegschietende botdeeltjes en opspattend koelwater of bloed. Zo kunnen irritaties aan de ogen worden voorkomen. Daarnaast voorkomen ze dat bloed van een met hepatitis of HIV-geïnfecteerde patiënt via de slijmvliezen wordt overgedragen.

Losse gazen, afdekmateriaal, incisiefolie, handschoenen en dergelijke moeten uit de buurt van bewegende boren en zagen gehouden worden. Er moet zo mogelijk gebruikgemaakt worden van weefselbeschermers (boorbus, bothevel volgens Hohmann, Kirschner-draadgeleider, enzovoort).

Er moet gezorgd worden voor een goede grip op de machines. De machines moeten regelmatig schoongemaakt worden, als ze glad geworden zijn door bloed, vet, spoel-vocht, enzovoort.

Aanwijzingen voor het verlengen van de levensduur van de apparatuur

Een machine mag niet onmiddellijk na sterilisatie, als de machine nog warm is, wor-den gebruikt. Afkoeling dient te geschieden door blootstelling aan de buitenlucht en niet door geforceerd snelle koeling met vloeistoffen, daar dit laatste de levensduur van de machine verkort. Bovendien zou vocht in de pneumatische of elektrische ap-paraten kunnen stromen.

Men dient zich te overtuigen van de goede positie van eventuele hulpstukken op de machine, zoals een 90-graden-overbrenging of een röntgendoorlaatbaar opzetstuk, en van de juiste toepassing van het eventueel daarbij benodigde gereedschap.

Laat de machines nakijken bij de constatering van de geringste afwijking en infor-meer naar de invoering of de naleving van een onderhoudscontract met de techni-sche dienst of de leverancier.

1.6   Het gebruik van botcement

Dr. Charnley, een Engelse orthopedisch chirurg, paste in 1959 als eerste botcement toe als vul- en hechtstof om een heupprothese te fixeren. In 1969 werd het botce-ment door de firma Howmedica in Nederland geïntroduceerd. Sindsdien zijn de kwaliteit van het cement en de cementeertechnieken sterk verbeterd.

Botcement is een vulstof die niet alleen wordt toegepast bij het cementeren van pro-thesecomponenten. Soms vervult die stof ook een functie bij het opvullen van bot-defecten na het verwijderen van een botcyste of een bottumor.

Er zijn in Nederland veel verschillende botcementen van verschillende firma's ver-krijgbaar. De eisen die tegenwoordig aan het botcement gesteld worden, hebben er-voor gezorgd dat er geen 'slechte' botcementen meer op de markt zijn.

De basis van alle botcementen bestaat uit twee componenten: poeder (een polymeer die voor het grootste gedeelte uit methyl methacrylaat-styreen-copolymeer en polymethyl methacrylaat bestaat) en een ampul met een vluchtige dus snel ontvlambare vloeistof (een monomeer die voor het grootste deel uit een methyl methacrylaat bestaat). In deze twee componenten bevinden zich de voor het soort cement specifieke eigenschappen.

Er zijn twee categorieën botcement, namelijk hoog en laag viskeus cement. Hierbij correleren hoog en laag viskeus met de concentratie van de katalysatoren, die bepaalt of het kort of lang duurt voordat een cement hard is. Hoog viskeus cement is cement dat snel gebruiksklaar is (bijvoorbeeld Palacos®). Laag viskeus cement is cement dat vrij lang vloeibaar blijft (bijvoorbeeld Simplex®, Cmw®, Sulfix®), waardoor men wat meer tijd heeft om alle voorbereidingen te treffen.

Ieder botcement heeft andere eigenschappen door:
- de partikelgrootte (ruimteopvullende eigenschappen);
- samenstelling van het PMMA (PolyMethyl MethAcrylaat) -poeder;
- de concentratie van katalysatoren (snelle of langzame uitharding);

– het gebruik van speciale toevoegingen zoals antibiotica, kleurstoffen en bijvoorbeeld bariumsulfaat als röntgencontrast, zodat het cement op de röntgenfoto goed zichtbaar is.

De orthopeed kiest het cement van zijn voorkeur. Bij een hoge viscositeit komt de fixatie eerder tot stand. Bij een lage viscositeit is er meer tijd om de prothese in de beste positie te brengen en het overtollige cement te verwijderen terwijl het nog zacht is. Het nadeel is echter dat beweging tijdens het uitharden mogelijk is, waardoor er onvoldoende hechting van het cement zou kunnen ontstaan.

In een ziekenhuis worden meestal minimaal twee soorten cement gebruikt met of zonder toevoeging van antibiotica. De orthopeed kiest al of niet voor deze toevoegingen op grond van indicaties per patiënt en van theoretische overwegingen. Consensus bestaat hierover nog niet, zodat verschillende orthopeden nog verschillende keuzes maken. Te verwachten is dat men op den duur, op grond van de behaalde resultaten, steeds meer tot dezelfde keuzes zal komen.

Toevoeging van een kleurstof aan het cement maakt dat men bij een revisie, waarbij het cement verwijderd moet worden, het verschil tussen botweefsel en cement beter kan zien.

Er zijn ook nadelen verbonden aan het gebruik van botcement. Deze nadelen zijn:
1 Tijdens het cementeren veroorzaken bestanddelen die in de bloedbaan komen een tensiedaling. Als de patiënt tijdens het cementeren hypovolemisch is (het volume van het circulerend bloed is te klein) kan deze tensiedaling ernstig zijn. Daarom wordt voor het cementeren de anesthesie gewaarschuwd.
2 Tijdens het mengen komt ten gevolge van de chemische reactie veel warmte vrij, waardoor de temperatuur van de cementklont wel tot 70 à 80 °C kan oplopen. Dit veroorzaakt een dun necroselaagje van het bot waarmee het cement in contact is. Door het metaal van de prothese wordt warmte afgevoerd en ook door spoelen kan men de temperatuurstijging beperken. Ook wordt wel aanbevolen de prothese vóór het inbrengen te onderkoelen.
Vermijd, in verband met de kans op brandwonden, cement-huidcontact bij patiënt en medewerkers. (Zie ook nadeel 3.)
3 Bij het mengen ontstaan dampen met een sterke geur (die sommigen lekker vinden, anderen onaangenaam). Over het al dan niet schadelijk zijn van de dampen is men het nu wel eens. De dampen zijn schadelijk en daarom dient het inademen ervan te worden vermeden. Dit kan door gebruikmaking van speciaal daarvoor ontwikkelde afzuigsystemen. Een gesloten mengsysteem, waarbij door het verbreken van een membraan en het onder vacuüm met elkaar in contact brengen en mengen van vloeistof en poeder tot cement geen dampen in de operatiekamer komen, is te verkiezen boven een halfopen systeem, waarbij toch nog een deel van de damp ontsnapt.
Het mengen onder vacuüm heeft ook nog het grote voordeel dat luchtbelletjes, die in het cement kunnen ontstaan bij het mengen, worden vermeden, hetgeen ten goede komt aan de sterkte van het cement.

De operatieassistent dient op de hoogte te zijn van voorschriften en methoden van de behandeling van die cementsoort, die in zijn operatiekamer wordt gebruikt, zoals de volgorde van toevoeging van de bestanddelen (poeder in vloeistof) en de tijdsduur van het mengen tot het inbrengen en van het inbrengen tot de uitharding. Bewaar het, na het inbrengen, overblijvende deel van het cement om te controleren hoe het uithardingsproces vordert. Men moet er echter rekening mee houden dat de uitharding van het cement in het bot iets trager kan verlopen dan die van de controleportie. Dit komt doordat in de patiënt de chemische warmte beter wordt afgevoerd dan buiten de patiënt. De controleportie wordt daardoor warmer dan het ingebrachte cement en daardoor verloopt de uitharding in de controleportie vaak iets sneller.

De hardheid van het cement moet met een pincet worden gecontroleerd. De monomeer kan de handschoen en de huid passeren. Daarom moet zoveel mogelijk onnodig contact van huid en zelfs handschoen met cement worden vermeden, zowel bij de arts als bij anderen.

1.6.1   Cementeertechniek

Niet alleen de mengtechnieken maar ook de cementeertechnieken zijn in de loop van de jaren enorm veranderd. De te cementeren botdelen worden met behulp van een pulse-lavage grondig gereinigd. Het te cementeren oppervlak moet vervolgens gedroogd worden en verdere bloedbijmenging dient tot aan het inbrengen van het cement zoveel mogelijk vermeden te worden (het cement hecht het best aan een 'droge' ondergrond). Het tijdelijk opvullen van te cementeren oppervlakten of mergholten met natte gazen (soms met bijmenging van adrenaline voor een vasoconstrictie) is een veelgebruikte methode. Het is hier uiteraard van belang om de telling van de gazen extra goed bij te houden: een achtergebleven gaas onder uitgehard cement is een ramp!

Wanneer het botcement klaar is voor gebruik, wat aangegeven wordt door de mengende operatieassistent of, zoals in sommige ziekenhuizen gebruikelijk is, door de mengende operateur zelf, kan worden overgegaan tot het inbrengen ervan.

Het gebruik van een cementinjector of cementspuit is aan te bevelen, omdat meestal gebruikgemaakt wordt van een vacuüm cementmengsysteem.

Met een spuit die voorzien is van een lang of kort opzetstuk is het mogelijk om het cement direct in het te cementeren oppervlak te brengen. Op deze wijze is het opbouwen van een homogene laag cement te bereiken. De tegenwoordige mengsystemen passen vaak meteen in een speciale metalen cementspuit, zodat onnodig geknoei met cement tot het verleden behoort.

De diversiteit aan cementspuiten is groot. Wat zij met elkaar gemeen hebben is dat de *disposable* spuit met eventuele hulpstukken past op de handgreep of het 'cementpistool', een soort 'kitspuit' waarmee gecontroleerd het cement aangebracht wordt. Bij mergholten wordt voor het inbrengen van het cement vaak tijdelijk een ontluchtingsdraintje ingebracht, zodat het bloed dat zich onder in de schacht tijdens het cementeren kan verzamelen via dit draintje afgevoerd kan worden. Dit draintje wordt verwijderd voordat het implantaat geplaatst wordt.

Om een optimale hechting te krijgen is het daarnaast van belang om druk op het nog zachte cement uit te oefenen (compressie geven). Hierdoor dringt het cement diep in de botstructuur binnen. Voor deze compressie zijn door de fabrikanten diverse oplossingen bedacht.

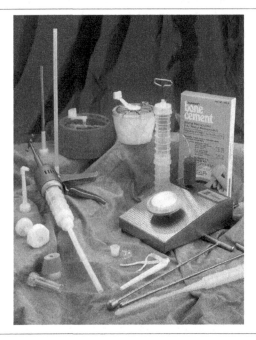

Afbeelding 1.2   Vacuüm cementmengsysteem

Het principe berust op het volledig afsluiten van de met cement gevulde holte (femur). Dit heet de *pressurization*-methode. Bij deze methode wordt het cement onder druk ingebracht met behulp van de cementspuit en *pressurizer* (een opzetstukje op de cementspuit, dat precies op de femurschacht past, waardoor er nog meer druk op het cement kan worden uitgeoefend).

Na het beoordelen van de kneedbaarheid van het cement wordt tot het inbrengen van de prothese overgegaan. Een te vroeg inbrengen heeft tot gevolg dat veel cement wegvloeit; te laat inbrengen voorkomt een optimale hechting door de al opgetreden taaiheid van het cement en door het te laat inbrengen kan de prothese soms niet ver genoeg ingebracht worden. Het juiste moment kiezen is een zaak van persoonlijke voorkeur van de operateur en van zijn ervaring. Wanneer het implantaat eenmaal naar wens is ingebracht, wordt overgegaan tot het verwijderen van het overtollige, nog zachte cement. Dit gebeurt meestal met een scherpe lepel en/of een anatomisch pincet. Als het cement eenmaal een zekere taaiheid begint te vertonen is het gebruik van een mes makkelijker om het cement langs de randen van het implantaat weg te

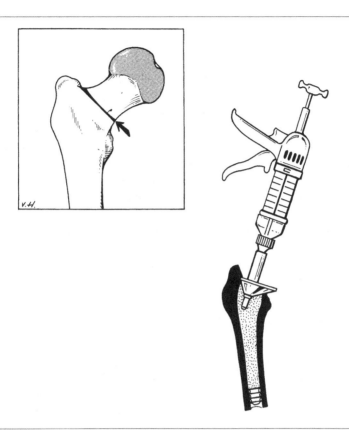

Afbeelding 1.3   Pressurization-methode

snijden. Wanneer taai cement daar weggehaald wordt met een pincet bestaat de kans dat onder het implantaat het cement wordt weggetrokken.

Tijdens het uitharden is het van belang om het implantaat onder druk te houden en niet (noch implantaat noch patiënt) meer te bewegen, om te voorkomen dat een kleine grenslaag tussen cement en implantaat ontstaat, waardoor onvoldoende hechting zal plaatsvinden.

Vaak wordt op verzoek van de operateur tijdens het uitharden van het cement ruim gespoeld om de afvoer van de ontstane warmte te bevorderen. Hiermee wordt eventuele botnecrose zoveel mogelijk voorkomen.

Het controlecement (overgebleven stukje cement) wordt beoordeeld en wanneer dit voldoende uitgehard is, wordt overgegaan tot een inspectie van het implantatiegebied. Eventueel nog aanwezig overtollig cement wordt met een beitel of een guts verwijderd. Voorzichtigheid is hier geboden in verband met de mogelijkheid van het met kracht wegspringen van de zeer harde cementdeeltjes. Een goede veiligheidsbril voor degenen aan tafel alsmede voor de omstanders is hier zeker een vereiste. Er moet ook opgepast worden voor het terugspringen van deeltjes die via bijvoorbeeld de operatielamp weer in het steriele veld kunnen komen.

Enkele belangrijke adviezen bij cementeren zijn:
– trek schone handschoenen aan voordat u het cement gaat mengen. Het cement mag niet gecontamineerd worden met bloed. Contaminatie verhoogt de kans op infectie en/of slechte hechting van het cement;
– kijk op de klok op het moment dat u het cement gaat mengen. Hoog viskeus cement is na 2-3 minuten al bewerkbaar, maar het heeft (meestal ruim 10 minuten) dezelfde uithardingstijd nodig als laag viskeus cement;
– zorg ervoor dat u, voordat u het cement gaat mengen, alles klaar hebt liggen (prothesen, pincet om de gazen te verwijderen, schone handschoenen voor de operateur, prothese-inbrengapparatuur, enzovoort), zodat er snel gewerkt kan worden;
– lees bij gebruik van botcement de gebruiksaanwijzing van het cement dat in uw ziekenhuis gebruikt wordt;
– u dient op de hoogte te zijn van de specifieke eigenschappen.

Rest nog het, op een in het ziekenhuis gebruikelijke manier, verwijderen van de resten van de cementbestanddelen en het verpakkingsmateriaal, zoals de glazen ampullen. De meeste ziekenhuizen beschikken over containers voor scherp materiaal. Het verdient aanbeveling deze ampullen eerst nog in een plastic zakje te doen om verspreiding van de monomeerdampen zoveel mogelijk te beperken.

1.6.2 De cementrestrictor (cementplug of cementstop)

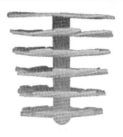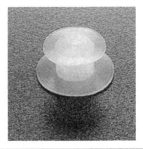

Afbeelding 1.4   Verschillende cementrestrictoren

De cementrestrictor is een plug die voorkomt dat het cement tijdens het inbrengen en bij het plaatsen van de prothesesteel te diep in de mergholte doordringt.
Vóór het inbrengen van het cement wordt de mergholte vlak onder het niveau, waar het uiteinde van de prothesesteel komt te liggen, afgesloten met deze cementrestrictor.
Om niet door de druk van het cement te worden weggeduwd moet de plug klemvast in de mergholte passen. Na bepaling van de diameter van de mergholte met behulp van meetpluggen kan de gewenste maat worden gekozen uit een reeks pluggen van oplopende grootte.
Het materiaal van de pluggen kan een resorbeerbare stof zijn, zoals melkzuur of suiker, of een niet-resorbeerbare kunststof, zoals polyethyleen. Ook kan een plug tij-

dens de operatie met een speciale pluggenfrees uit het spongieuze bot van de verwijderde gewrichtskop worden gemaakt, maar dit is tijdrovend, zodat men meestal kiest voor een kant-en-klare plug. Het voordeel van de resorbeerbare pluggen is, dat men er geen last van heeft bij een eventuele revisieoperatie. Kunststof pluggen kunnen moeilijk te verwijderen zijn, maar hebben het voordeel dat ze tijdens het cementeren vaak beter op hun plaats blijven, met name als gecementeerd wordt met de *pressurization* (hogedruk) -techniek.

Ter verkrijging van een optimale hechting van het cement in de mergholte dient vóór het inbrengen van de plug al het losse materiaal, zoals stolsels en botdeeltjes, uit de mergholte te worden verwijderd. Dit wordt bereikt door de mergholte uit te borstelen met een 'pijpenrager' en krachtig te spoelen (handmatig of machinaal) tot de terugkomende vloeistof schoon is. Dan wordt de cementplug van gemeten diameter op het inbrengapparaat op de juiste diepte ingebracht, de spongiosa- en polyethyleenpluggen door hamerslagen op het inbrengapparaat.

1.7 Hanteren van implantaten

Het implanteren van prothesen vormt een belangrijk bestanddeel van de orthopedische praktijk van vandaag. Het lijkt heel gewoon dat er allerlei kunstgewrichten worden ingebracht zonder al te veel problemen. Toch kunnen die problemen wel degelijk ontstaan door het verkeerd hanteren van implantaten. Een langdurige hardnekkige infectie, instandgehouden door een geïmplanteerd 'vreemd lichaam' is een voorbeeld hiervan. Dat dit probleem niet uitsluitend tijdens de daadwerkelijke operatie aan de orde is, maar ook ervoor en erna ontstaan kan, wordt hier behandeld.

Bij het plannen van een ingreep is het vanzelfsprekend dat het benodigde implantaat ook daadwerkelijk beschikbaar is. Tijdens het klaarzetten van de benodigdheden voor een programma, bij voorkeur minimaal de dag voor de geplande ingreep, dient de verantwoordelijke operatieassistent zich ervan te overtuigen dat de volgende zaken in orde zijn:
- het juiste artikel of de serie artikelen;
- de juiste maat of maatserie;
- een geldige sterilisatie- en vervaldatum;
- een onbeschadigde verpakking.

De voor de operatie ingedeelde en verantwoordelijke operatieassistent controleert nogmaals deze gegevens voor de aanvang van de operatie. Tijdens de operatie vraagt de instrumenterend operatieassistent, op aanwijzingen van de operateur, aan de omloop het benodigde implantaat. De omloop laat de instrumenterende het gevraagde implantaat zien en gezamenlijk worden de soort, de maat en de steriliteitgegevens (datum van sterilisatie en vervaldatum) gecontroleerd.

Het uitpakken van een implantaat dient met de nodige nauwkeurigheid te geschieden. Een beschadiging van de binnenverpakking bijvoorbeeld, geeft al een vertraging en betekent mogelijk een onderbreking van de operatie wanneer niet tijdig een vervanging aanwezig kan zijn.

Het aanpakken en aangeven van het implantaat door de instrumenterende kan op verschillende manieren gebeuren en is meestal in een protocol vastgelegd.

De handschoenen worden meestal gewisseld voordat de prothese wordt aangepakt. Door het dragen van ongepoederde handschoenen vermijdt men ongewenste reacties op de poeder, die aan de prothese zou kunnen blijven kleven.

Daarnaast wordt de *no-touch*-techniek gehanteerd. Hierbij wordt zoveel mogelijk contact met het implantaat vermeden (het implantaat niet met de handschoenen aanraken). Het beetpakken van de meeste implantaten met te allen tijde een gaas tussen handschoen en implantaat is een eenvoudige manier om er zorgvuldig mee om te springen en beschadiging te voorkomen. De ongecementeerde prothesen vormen hierop een uitzondering. Deze prothesen hebben meestal een ruw oppervlak waar gaaspartikels aan zouden kunnen blijven hangen.

Na het implanteren is een correcte verwerking van de administratieve gegevens een noodzaak. Het kunnen vervolgen van een product door middel van alle relevante gegevens is een zaak die ook juridische aspecten kent, zoals de productaansprakelijkheid en het terug (kunnen) roepen van bepaalde series (*recall procedure*).

In de verpakking van de implantaten zitten stickers die in de patiëntenstatus kunnen worden geplakt of anderszins kunnen worden geregistreerd.

Het beheren van de voorraad aan implantaten in een ziekenhuis is op verschillende manieren geregeld.

De plaats waar ze staan opgesteld, op wiens budget de verrekening plaatsvindt en wie eindverantwoordelijk is voor het op peil houden ervan zijn enkele van die verschillen. De wettelijke omschrijving 'steriel medisch hulpmiddel' is ook op implantaten van toepassing en daardoor horen ze onder de verantwoording van de Centrale Sterilisatie Afdeling (CSA) te vallen. Een goed voorraadbeheer is de dagelijkse taak van de CSA en zaken als sterilisatie en vervaldatum, *first in first out* en klimaatgecontroleerde opslag zijn daar in professionele handen. Hoe, waar en door wie de implantaten beheerd worden: er blijven altijd enkele zaken van belang voor de operatieassistent die te allen tijde correct uitgevoerd moeten worden.

Aan het weer opbergen van implantaten moet evenveel aandacht worden geschonken als aan het klaarzetten. Het systeem van *first in first out* oftewel het implantaat met de oudste datum wordt als eerste gebruikt, werkt alleen als iedereen die met dit soort zaken te maken heeft ook zijn medewerking verleent en het belang ervan inziet. Ten slotte geldt ook hier weer: stel u goed op de hoogte van de in uw ziekenhuis gebruikelijke handelwijze.

1.8 De botbank

In de jaren zeventig en tachtig hadden veel ziekenhuizen in Nederland hun eigen botbank. Deze bevatten overwegend heupkoppen, welke met toestemming van de patiënt na een totale heupprothese werden ingevroren. Bij deze procedure, die heel simpel was, werd er tijdens de operatie bloed bij de patiënt afgenomen voor virologisch en bacteriologisch onderzoek. Een stukje bot van de heupkop werd gekweekt en daarna werd de heupkop in twee steriele zakken verpakt, genummerd, en in de vriezer van meestal een gewone ijskast op het operatiekamercomplex ingevroren. Ook de bloed- en kweekbuizen werden met hetzelfde nummer gemerkt, waarna de gegevens met de gegevens van de patiënt in een schrift genoteerd werden.

Als een operateur voor bijvoorbeeld een spongiosaplastiek zo'n heupkop nodig had, werd in het schrift gekeken of de bloed- en kweekuitslagen negatief waren. Zo ja, dan werd de heupkop ontdooid en bewerkt.

Sinds de jaren negentig zijn de regels omtrent botdonaties enorm aangescherpt (via donorbot zouden bepaalde ziekten kunnen worden overgedragen, denk bijvoorbeeld aan HIV en kan het bot van een patiënt niet zomaar ingevroren en gebruikt worden). De ziekenhuizen, die een eigen botbank hadden, zijn vanwege de nieuwe regelgeving meestal gestopt met het zelf beheren van een botbank en bestellen het benodigde bot bij professionele botbanken, die kwalitatief goed en veilig botweefsel leveren.

Deze professionele botbanken verzorgen naast de heupkopdonaties van levende donoren ook de botdonaties van postmortale donoren.

Om veilig botmateriaal van goede kwaliteit te verkrijgen worden naast de uitgebreide serologische en bacteriologische bloedkweken strenge criteria gesteld aan onder andere de leeftijd en de medische voorgeschiedenis van de patiënt en – ingeval van een postmortaal donorbot – de doodsoorzaak.

Bot- en peesweefsel van postmortale donoren moeten na aanmelding binnen twaalf uur, als de donor niet binnen drie uur is gekoeld, en anders binnen 24 uur na overlijden verwijderd worden ('explantatie').

Dit gebeurt op een operatiekamer, waarbij de standaard orthopedisch-chirurgische procedures – met name voor de steriliteit – worden toegepast. Het uitnameteam van de professionele botbank gaat geheel zelfstandig te werk. Alle benodigdheden, behalve de operatietafel, de instrumententafels, de overzettafels en twee infuusstandaards, worden door het team zelf meegenomen. De aseptische uitname is van het grootste belang omdat aanvullende sterilisatie schadelijke effecten heeft op de biochemische eigenschappen van de botstukken.

Tijdens de botuitname wordt beoordeeld of een botstuk geschikt is om als gewrichtsvervangende graft te dienen of om vermalen te worden tot botchips. Botgrafts die niet geschikt zijn als osteoarticulaire grafts (botsegmenten met kraakbeenoppervlak en gewrichtskapsel) worden verwerkt tot kleinere bottransplantaten, zoals spongiosachips, spongiosablokjes en corticalisstrips. De botstukken die in aanmerking komen voor explantatie zijn vooral het femur, de tibia, de fibula, de calcaneus met de achillespees, de humerus, het os ileum en eventueel ribben (voor kaakchirurgi-sche ingrepen).

Alle grafts worden door een speciaal opgeleid team nagekeken, gekweekt en daarna zorgvuldig in drie steriele zakken verpakt. De botstukken worden vervoerd in een schuimplastic doos met smeltend ijs en op de botbank in de vriezer bij 80 °C bewaard. In een later stadium worden de botstukken röntgenologisch op de kwaliteit van het botweefsel beoordeeld. De allografts kunnen op twee verschillende manieren wor-den bewaard: diepgevroren of gevriesdroogd.

Donorbot wordt vooral veel gebruikt in de oncologische orthopedische chirurgie, de wervelkolom- en kaakchirurgie, de traumatologie en de overige orthopedie.

Indien in de oncologische orthopedie een amputatie kan worden voorkomen, hangt het behoud van de extremiteit vaak mede af van het beschikbaar zijn van donorbot. Het bot met de tumor wordt verwijderd en vervangen door een overeenkomstig stuk donorbot. Het donorbot wordt meestal gefixeerd met platen en schroeven of in som-mige gevallen door middel van een intramedullaire pen. Soms wordt een allograft in combinatie met een prothese gebruikt.

Ook zijn er botstukjes met pees leverbaar, die gebruikt worden bij bijvoorbeeld chi-rurgie van de voorste- of achterstekruisband.

Helaas zijn er in Nederland nog steeds te weinig mensen, die zich als botdonor be-schikbaar stellen. De vraag naar bot en spongiosa is veel groter dan het aanbod.

1.9   Röntgenapparatuur en stralingshygiëne

Röntgenfoto's en röntgenapparatuur

Bij veel orthopedische operaties is het beeldvormend onderzoek onmisbaar. Ter con-trole van de stand van fracturen, osteotomieën en prothesen, voor het beoordelen van het resultaat van osteosynthesen, lokalisatie van corpora aliena, corpora libera, cysten, tumoren, enzovoort maakt men gebruik van röntgenfoto's in meerdere rich-tingen of onderzoek met een beeldversterker.

Een lichtkast voor het bekijken van de röntgenfoto's en een speciaal stopcontact voor de röntgenapparatuur behoren tot de noodzakelijke basisvoorzieningen op elke ope-ratiekamer.

De röntgenapparatuur op de operatiekamer bestaat uit de mobiele röntgencamera en de doorlichtingsapparatuur met bijbehorende monitor. Vandaag de dag wordt de laatstgenoemde apparatuur op de operatiekamer het meest gebruikt. Hiermee is het mogelijk om de richting van bijvoorbeeld een osteotomie nauwkeurig te volgen en te controleren. Doordat de doorlichtingsapparatuur steeds beter en geavanceerder wordt, is op veel operatiekamercomplexen geen mobiele röntgencamera meer te vin-den. De controle tijdens of na een ingreep kan met de doorlichtingsapparatuur be-reikt worden door een afdruk te maken van de opname. Soms is het, om het beeld van de beeldversterker-monitor beter te kunnen zien, nodig de operatiekamerver-lichting te dimmen.

De röntgenapparaten worden bediend door de radiologisch laboranten, die daartoe de kennis en bevoegdheid hebben. Tot de taken van de omloop en instrumenterende hoort het tijdig waarschuwen van de radiologisch laborant en het klaarzetten van de benodigde röntgenapparaten. De omloop en de instrumenterende dienen de juiste opstelling van de röntgenapparaten te weten, zodat zij hierover ook aanwijzingen kunnen geven aan de röntgenlaborant, als deze zelf voor de aanvoer van de apparatuur zorg draagt.

Omdat de röntgenapparatuur in de nabijheid van de operatiewond gebruikt wordt – vaak hangt de buis over het steriele veld heen – is het zorgvuldig inpakken in een steriele hoes noodzakelijk. De omloop assisteert de instrumenterende hierbij. Bij gebruik van een extensietafel is het afschermen van de C-boog met behulp van één compleet scherm (een verticaal isolatielaken), waar vaak ook nog incisiefolie en een aantal zakjes voor vochtopvang, zuiger en diathermie op bevestigd zijn, erg handig.

Stralingshygiëne

Voor het veilig werken met röntgenapparatuur geldt een aantal regels. Deze regels zijn opgenomen in het *Basisboek operatieve zorg en technieken*. Omdat in de orthopedie vaak met röntgenapparatuur gewerkt wordt, zullen hier nog enkele punten benadrukt worden.

Trek altijd een loodschort aan wanneer de röntgenapparatuur gebruikt gaat worden. De instrumenterende trekt het schort aan voordat hij gaat wassen. De omloop moet erop letten dat de anesthesieassistent, die de patiënt niet onbewaakt achter mag laten, een loodschort aangereikt krijgt.

Een loodschort kan na lang dragen nek- en schouderpijn veroorzaken. Het zwaartepunt van het lichaam, dat zich ter hoogte van de navel en iets naar binnen bevindt, wordt door het dragen van een loodschort naar voren verplaatst. Als reactie hierop trekt de dragende persoon de schouders naar achteren. Dit kan pijn veroorzaken bij langdurig dragen. De enige manier om dit te voorkomen is het stevig aansnoeren van het schort, zodat het zo dicht mogelijk op het lichaam wordt gedragen. Het zwaartepunt wordt dan zo min mogelijk verplaatst.

Er zijn diverse soorten loodschorten verkrijgbaar. In de meeste gevallen bedekt het schort de buikzijde met lood, maar laat het de rugzijde onafgeschermd. Bij deze schorten is het van belang dat men niet met de rug naar de röntgenbuis gekeerd staat tijdens het doorlichten. Degene die het apparaat bedient, moet de in de operatiekamer aanwezigen waarschuwen wanneer er doorlicht gaat worden. Men heeft dan de gelegenheid zich met het schort richting doorlichtingsapparatuur te draaien, en afstand te nemen van de röntgenbuis. De hoeveelheid strooistraling neemt kwadratisch af met de afstand. Daarom is een grote afstand het veiligst.

Het is van belang, dat de operatieassistent zichzelf goed tegen röntgenstralen beschermt, omdat er tijdens zijn werk regelmatig röntgencontroles zullen moeten worden verricht. Op sommige operatiekamercomplexen draagt het personeel röntgenbadges (alhoewel deze badges in de praktijk voor de operatieassistent niet zinvol blijken te zijn).

Deze badges vormen geen bescherming, maar geven een indicatie over de hoeveelheid strooistraling die men heeft ontvangen in een bepaalde periode. De badges moeten boven het loodschort gedragen worden.

Om de hoeveelheid strooistraling tot een minimum te beperken wordt de stralingsbundel gediafragmeerd tot het beeld zo klein mogelijk is. Dit noemt men met betrekking tot de stralingshygiëne het alaraprincipe. Dit is de afkorting van *As Low As Reasonably Achievable.*

De omloop draagt er zorg voor dat de patiënt beschermd wordt met een loodschort, een loodportefeuille (bescherming van het scrotum) of met een loodhoudende doek. Deze bescherming mag echter de röntgencontrole van het betreffende gebied niet verhinderen. Zo kunnen bij het inbrengen van osteosynthesemateriaal in de heup de genitaliën van de patiënt soms moeilijk beschermd worden. Er moet op gelet worden aan welke zijde van de C-boog de röntgenstralen uitgezonden worden. Het is namelijk afhankelijk van de richting van de röntgenstralen of de patiënt onder of op het loodmateriaal komt te liggen. De C-boog bestaat uit een röntgenbuis en een beeldversterker (zie afbeelding 1.5). De stralen worden uitgezonden door de buis en opgevangen door de beeldversterker die herkenbaar is aan het platte oppervlak.

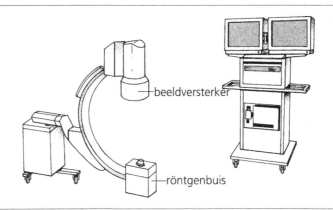

Afbeelding 1.5   C-boog met beeldversterker en dubbele monitor

1.10   De extensietafel

De extensietafel wordt in de orthopedie gebruikt bij bepaalde heupoperaties. De patiënt wordt meestal in rugligging opgespannen. Zijligging is mogelijk, maar komt minder vaak voor. Voordat de patiënt komt, moet de tafel worden opgebouwd. De talrijke mogelijkheden en hulpstukken maken het wenselijk een en ander van tevoren te bestuderen en als het kan met het materiaal te oefenen. Het zou te ver gaan de vele soorten extensietafels hier alle te bespreken. Men dient zich op de hoogte te stellen van het gebruik van de extensietafel, die in het ziekenhuis waar men werkt wordt gebruikt.

Alle extensietafels hebben de volgende punten gemeen:
– voetplaten met of zonder schoenen, waarin of waarop de voeten door middel van veters en riemen en/of zwachtels worden gefixeerd;
– een perineumsteun ('knots'), die er voor zorgt dat als aan de voeten wordt getrokken de patiënt op zijn plaats blijft liggen en er tractie wordt uitgeoefend op het been. De perineumsteun moet met een zachte polstering worden omwikkeld en, uit hygiënisch oogpunt, met een celstofmatje. De perineumsteun wordt excentrisch geplaatst, aan de kant van het te opereren been. Het andere been kan in een beenhouder worden geplaatst, waardoor ruimte kan worden gemaakt voor de beeldversterker, waarbij aan deze zijde het extensiegedeelte wordt verwijderd.

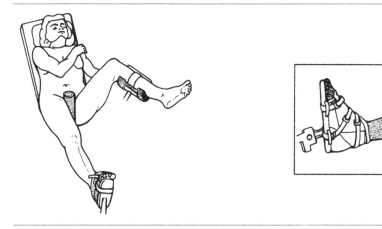

Afbeelding 1.6   Ligging op de extensietafel met het gezonde been in een beenhouder

Een alternatief is het spreiden van de benen, waarbij beide benen in een extensiedeel zijn geplaatst.

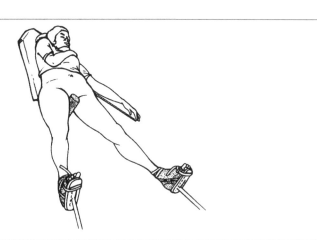

Afbeelding 1.7   Ligging op de extensietafel met gespreide benen

Men dient er goed op te letten dat de genitaliën tijdens tractie niet bekneld kunnen raken tussen steun en perineum. Daarom moeten bij vrouwen de beide labia, en bij mannen het scrotum met beide testes, aan één kant van de steun komen. Tevens dient men ervoor te zorgen dat geen huidplooi in de lies klem komt te zitten.

De patiënt ligt met zijn bovenlichaam op een antidecubitusmatras. Indien gebruikgemaakt wordt van de zogenoemde 'schoenen' worden de voeten omzwachteld met een tricotzwachtel of watten. De arm van de patiënt aan de aangedane zijde wordt boven de patiënt aan een infuusboog vastgemaakt, of over de borstkas van de patiënt afgebogen naar de niet-aangedane zijde.

Men kan besluiten de patiënt op een warmtematras te plaatsen om afkoelen te voorkomen. Deze matras moet echter wel röntgendoorlaatbaar zijn.

Na de operatie wordt de patiënt van de extensietafel overgetild in bed. Controleer voordat er wordt getild of geen van de 'lijnen' gevaar loopt. De lijnen zijn: de Redon-drains, de eventuele blaaskatheter, de infuusslang(en) en de snoeren van de bewakingsapparatuur. Eén persoon draagt zorg voor het geopereerde been. De Redon-fles(sen) en de katheterzak kunnen op de buik van de patiënt gelegd worden, zodat deze niet los kunnen raken tijdens het overtillen. Men moet met minimaal vier personen aanwezig zijn, zodat het tillen vlot kan verlopen en niemand te zwaar belast wordt. Vóór het tillen wordt de perineumsteun verwijderd, omdat over de steun heen tillen onnodig zwaar is. Bij sommige extensietafels is het (helaas) niet mogelijk de steun te verwijderen. Het is aan te raden bij zulke tafels met meer dan vier mensen te tillen.

1.11 Bloedleegte

Veel orthopedische operaties aan de extremiteiten vinden plaats onder bloedleegte, zodat er geopereerd kan worden zonder vertroebeling van het operatieterrein door bloedingen. Bloedleegteapparaten werken meestal op perslucht en staan hun druk aan de manchet af. De moderne apparaten hebben voor hun display ook stroom nodig. Bij veel bloedleegteapparaten kunnen twee armen of twee benen tegelijkertijd bloedleeg gemaakt worden.

Meestal wordt gebruikgemaakt van een bloedleegteapparaat, dat de ingestelde druk automatisch op peil houdt.

De druk, die moet worden ingesteld, varieert per extremiteit; voor een arm is een veel lagere druk nodig dan voor een been, voor een heel dik been een hogere druk dan voor een dun been. En het spreekt vanzelf dat men voor kinderen ook een lagere druk in moet stellen dan voor volwassenen.

Voor bloedleegte aan de arm van een volwassene wordt de druk gewoonlijk op 200 tot 350 mmHg ingesteld, terwijl voor een been de druk op 300 tot 450 mmHg ingesteld kan worden. Bij patiënten met hypertensie wordt in overleg met de specialist de in te stellen druk verhoogd.

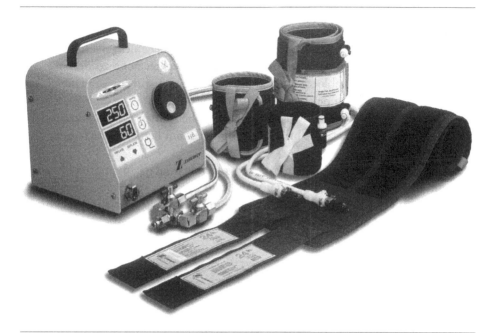

Afbeelding 1.8   Bloedleegteapparaat met diverse manchetten

Bloedleegte in een extremiteit kan maximaal tweeëneenhalf uur in stand worden gehouden. Er zijn veel orthopeden die de limiet van twee uur aanhouden. Hierbij dient ook de algemene conditie van de patiënt in ogenschouw genomen te worden. De aanvangstijd van de bloedleegte wordt door de anesthesieassistent zorgvuldig in de status genoteerd en afhankelijk van het gangbare protocol wordt het operatieteam na het bereiken van één uur bloedleegtetijd gewaarschuwd. Vervolgens wordt elk half uur de bloedleegtetijd gemeld. Een voorziening op het bloedleegteapparaat om de tijdslimiet aan een alarm te koppelen is erg handig.

Het te lang volhouden van de bloedleegte kan beschadiging van de weefsels en in ernstige gevallen necrose van de weefsels geven. Door opstapeling van afvalstoffen in een afgesloten extremiteit treedt verzuring op van de weefsels van de extremiteit en het daarin nog resterende bloed. Zodra de bloedleegte opgeheven wordt en de circulatie weer hersteld wordt, komen deze afvalstoffen in het lichaam, hetgeen reacties opwekt die heftiger zullen zijn naarmate de bloedleegte langer heeft geduurd (verhoogde CO_2-uitstoot, vasodilatatie en heftige pijn).

De koppeling van de band met de regelunit dient nauwkeurig door de omloop te gebeuren. Het losschieten van de aanvoerslang van de band tijdens een ingreep is een vervelende ervaring. Ook de route van de slangen moet met zorg gekozen worden; de slang mag niet afknikken en de patiënt mag geen drukplekken krijgen.

De bloedleegte kan na een operatie, als de wond gesloten en een drukverband aangelegd is, opgeheven worden. Omdat het wondgebied tijdens de operatie droog is, weet men niet altijd of er toch nog bloedvaatjes openstaan. Daarom worden er meestal bij grotere operaties onder bloedleegte één of twee Redon-drains achtergelaten.

Ook een drukverband gaat nabloedingen tegen doordat de druk openingen in vaatjes doet sluiten. Mocht er toch nog een nabloeding ontstaan, dan zal de daarmee gepaard gaande zwelling de druk onder het verband doen toenemen, waardoor de nabloeding tot staan kan komen. Een drukverband mag echter nooit zo strak worden aangelegd, of door een nabloeding zo strak worden, dat er stuwing of ischemie van de distaal daarvan gelegen delen van de extremiteit ontstaat.

Er zijn ook operateurs die, voordat ze overgaan tot het sluiten van de wond (bij totale knie- en handoperaties), de bloedleegte opheffen om hemostase te plegen.

De toepassing van bloedleegte berust op het volgende principe: door druk of zwaartekracht wordt het bloed uit de vaten van de te opereren extremiteit verwijderd, waarna door het opblazen van een proximaal om de extremiteit aangelegde drukmanchet het bloed uit de extremiteit wordt gehouden.

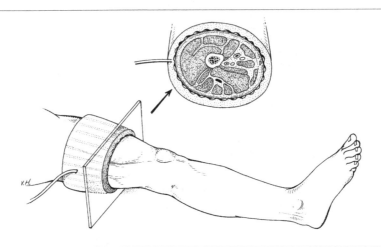

Afbeelding 1.9   Het bloedleegteapparaat staat druk af aan een manchet

De volgende methoden worden toegepast:

1   De meest gebruikte manier is een extremiteit hoog te houden gedurende 5 à 10 minuten, waardoor het bloed 'terugloopt' en dan de bloedleegtemanchet op te blazen.

2   Een andere methode is het been of de arm vanaf distaal 'bloedleeg' te zwachtelen met rubberen zwachtels volgens Martin, waarna de arteriële toevloed wordt afgesloten door een opgeblazen, gepolsterde manchet. Bij een been wordt deze methode niet vaak meer toegepast. In de plastische chirurgie wordt bij handchirurgie nog wel met zwachtels volgens Martin gewerkt, om de hand goed bloedleeg te maken alvorens de bloedleegtemanchet op te blazen.

3   Een makkelijke methode is het been bloedleeg te maken met behulp van de exsanguinator of 'worst'. De exsanguinator is een rubberen, dubbelwandige, vijftig centimer lange band, waarbij de druk ingesteld kan worden ten behoeve van de wisselende dikten van de extremiteiten.

Het aanleggen van de bloedleegtemanchet

Onder de bloedleegtemanchet moet een polstering, bestaande uit een laag synthetische watten, een tricotzwachtel of beide, worden aangebracht om huidbeschadigingen (blaarvorming en in het ergste geval zelfs decubitus) te voorkomen.

Men dient er zorg voor te dragen dat de manchet goed op de extremiteit aansluit. Een slecht aangebrachte manchet kan bloedstuwing in het operatiegebied geven, met voor de operateur slecht zicht door bloed als gevolg. Er zijn verschillende soorten en maten bloedleegtemanchetten. Een smal, kort manchet (met een andere *cuff*-contour) wordt meestal voor een bovenarm gebruikt, terwijl een breed, lang bloedleegtemanchet vooral gebruikt wordt voor bloedleegte in het been. Voor kinderen en jongvolwassenen zijn aangepaste maten bloedleegtemanchetten voorhanden.

Er zijn anatomisch gevormde bloedleegtebanden, die als voordeel hebben dat de druk veel lager ingesteld kan worden.

De bloedleegtemanchet dient zo hoog mogelijk om een te opereren extremiteit aangelegd te worden. Controleer altijd of de bloedleegtemanchet niet té hoog aangelegd wordt, waardoor zenuwen of het scrotum bij de man afgekneld worden.

De bloedleegtemanchet dient pas te worden aangelegd als de patiënt onder anesthesie is of een regionale analgesie heeft gehad, aangezien het bloedleeg maken van een extremiteit zeer pijnlijk is. Noteer het tijdstip van aanleggen, want de tijdslimiet mag niet worden overschreden.

Deel 2 Operaties aan de schouder

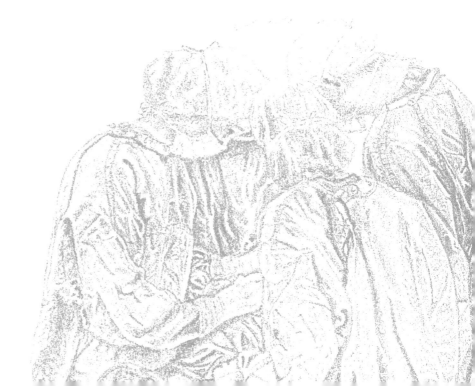

2 Inleiding

In deze inleiding wordt kort ingegaan op de anatomie van de schouder. In de daarop volgende paragraaf worden de algemeen geldende regels, de teamopstelling en de postoperatieve aspecten bij schouderoperaties beschreven.

(In hoofdstuk 3 worden de schouderartrodese en de artroplastiek, de operaties die bij recidiverende schouderluxaties worden toegepast, de operatie volgens Putti-Platt, de acromioclaviculaire luxatieoperatie en de acromionplastiek volgens Neer beschreven.)

De schouder is een kogelgewricht en is zeer beweeglijk. Dit stelt de mens in staat met zijn handen alle plaatsen van zijn lichaamsoppervlak (vaak met uitzondering van een kleine plek op de rug) en een belangrijk deel van de hem omgevende ruimte te bereiken. Die grote bewegingsvrijheid van het schoudergewricht brengt met zich mee dat de stabiliteit ervan minder groot is. Dit in tegenstelling tot de heup, die ook een kogelgewricht is maar in een veel diepere kom zit, zodat de stabiliteit groot is en de bewegingsmogelijkheid minder.

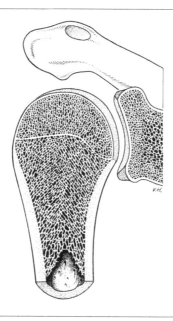

Afbeelding 2.1a   Humeruskop tegen het glenoïd

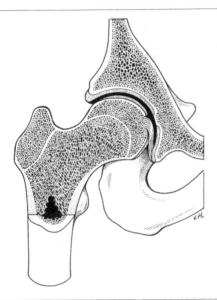

Afbeelding 2.1b Femurkop in het acetabulum

2.1 Anatomie van het schoudergewricht

De schouder bestaat uit vier gewrichten:
A het glenohumerale gewricht (het schoudergewricht in engere zin);
B het acromioclaviculaire gewricht;
C het sternoclaviculaire gewricht;
D het scapulothoracale gewricht.

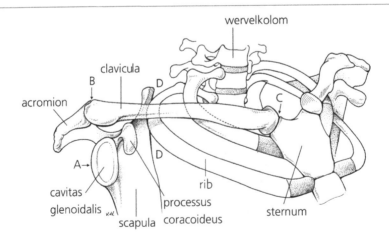

Afbeelding 2.2a Anatomie van het schoudergewricht

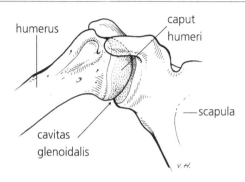

Afbeelding 2.2b   Glenohumoraal gewricht

Het glenohumerale gewricht verbindt de kop (caput humeri) van het bovenarmbot (humerus) met het gewrichtsuitsteeksel (glenoïd) van het schouderblad (scapula). Het gewrichtskommetje (cavitas glenoidalis) van het glenoïd is plat en veel kleiner dan het caput humeri. Dit verklaart de grote bewegingsvrijheid en mindere stabiliteit van dit gewricht.

Een ring van vezelig kraakbeen (labrum glenoidale) is rondom bevestigd aan de rand van het kommetje, waardoor dit kommetje belangrijk wordt uitgebreid en ook enigszins wordt verdiept. Daardoor en door het kapsel, de banden en de spieren wordt de stabiliteit van het glenohumerale gewricht verhoogd.

Het glenohumerale gewricht zorgt voor tweederde van de bewegingsmogelijkheid van de schouder. De andere drie gewrichten van de schouder (B, C en D) zorgen voor het overige eenderde deel van de beweging, dat bestaat uit een verplaatsing van de scapula over de borstwand (thoraxwand).

De bewegingsvrijheid en stabiliteit van de arm ten opzichte van de romp wordt niet alleen bepaald door de vorm van de gewrichtsvlakken, de kapsels (capsulae) en gewrichtsbanden (ligamenten), maar ook door de omgevende en aanhechtende ligamenten, peesbladen, spieren en pezen.

De gemeenschappelijke pees van de schouderrotatoren omvat het kapsel van het schoudergewricht (en is daar gedeeltelijk mee verbonden) aan de voor-, boven- en achterzijde en wordt de rotatorenmanchet of *rotator cuff* genoemd.

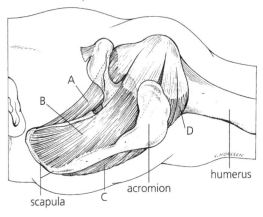

processus coracoideus

scapula

acromion

humerus

Afbeelding 2.3   Rotatorenmanchet

A musculus subscapularis   B musculus supraspinatus

C musculus infraspinatus   D musculus teres minor

2.2   Algemene richtlijnen voor schouderoperaties

2.2.1   Preoperatieve fase

Voorbereiding van de operatie

Temperatuur:	ongeveer 18 °C en een *down flow*.
Licht:	tl-verlichting op normale sterkte en de operatielamp gecentreerd boven de schouder plaatsen.
Randapparatuur:	diathermie, zuigunit, pulse-lavagesysteem, perslucht, röntgendoorlichtingsapparatuur.
Operatietafel:	standaard operatietafel met een warmtematras.

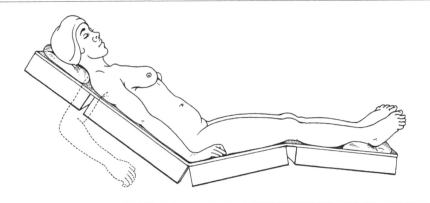

Afbeelding 2.4   Strandstoelligging

Ligging van de patiënt

De patiënt wordt in strandstoelhouding op de operatietafel gepositioneerd, meestal met de te opereren schouder over de rand van de tafel. Hierbij moet goed gekeken worden of de patiënt niet tegen metalen onderdelen van de tafel aan ligt. De arm zal gesteund moeten worden met een armsteun, die – als dat nodig mocht zijn – verwijderd kan worden. Onder de wervelkolom komt een kussentje of een opgerold laken, zodat de te opereren schouder rondom vrij ligt. Het hoofd wordt van het operatiegebied afgewend en zo nodig gefixeerd.

Met een markeerstift worden de incisie en de delen van het schouderskelet van tevoren afgetekend op de huid.

Desinfectie van het operatieterrein

In sommige ziekenhuizen wordt de schouder op de afdeling op de dag van de ingreep, na ontharing, ruim gedesinfecteerd en steriel ingepakt. Op de operatiekamer wordt door de omloop het steriele verband verwijderd en voordat er gedesinfecteerd wordt, wordt gecontroleerd of de oksel van de patiënt geschoren is. Daarna volgt desinfectie van het operatiegebied, waarbij de omloop de arm aan de hand optilt, abduceert respectievelijk verticaal naar boven trekt. Het te desinfecteren gebied reikt van sternum tot en met de scapula, zover mogelijk naar mediaal op de rug, van kaakrand tot ribbenboog, schouder, oksel en arm tot voorbij de elleboog. Er wordt meestal tweemaal gedesinfecteerd.

Afdekken van het operatieterrein

Terwijl de omloop de arm omhoogtrekt zodat de schouder los komt van de tafel, wordt een vochtondoorlaatbaar laken onder de schouder geplaatst. Een groot laken wordt over de patiënt gelegd tot net onder de oksel. De arm wordt ingepakt in een doek met een zwachtel of een kous, welke gefixeerd wordt met een plakstrook. De arm wordt nu door de steriele assistent omhooggehouden, waarna de operateur en de instrumenterende een U- (split-) laken met de open kant aan het hoofdeinde en de randen in de oksel langs het sternum en dorsaal langs het schouderblad plakken. Hierna wordt een groot laken als boogdoek aan de bovenkant bevestigd, waarna facultatief incisiefolie gebruikt wordt.

Basisbenodigdheden

- orthopedisch basisinstrumentarium
- mesje 10, 15, 21
- gazen 10 × 10
- zuigslang met gebogen zuigbuis volgens Yankauer
- diathermiesnoer
- persluchtslang
- boorapparatuur
- zaagapparatuur
- incisiefolie (eventueel)

Toestand van de patiënt bij ontvangst

Patiënten die geopereerd worden aan hun schouder zijn meestal in goede lichamelijke conditie. De operatieassistent helpt de patiënt bij het overstappen op de operatietafel of trolley, ermee rekening houdend dat de schouder wegens pijn, bewegingsbeperking of instabiliteit vaak moet worden ontzien. Een kussentje onder de arm is voor de patiënt vaak prettig. De operatieassistent moet voldoende tijd voor de patiënt nemen om hem op zijn gemak te stellen. Tegenwoordig worden in steeds meer operatiekamers de patiënten opgevangen op een zogenoemde *holding*, waarbij gekwalificeerd personeel de patiënten opvangt en voorbereidt voor een operatie. De patiënten voor een schouderoperatie worden allen onder algehele anesthesie geopereerd.

2.2.2 Peroperatieve fase

Opstelling van het operatieteam

Bij schouderoperaties is het handig om de operatietafel zodanig te draaien dat de te opereren schouder van het anesthesietoestel af komt te liggen.

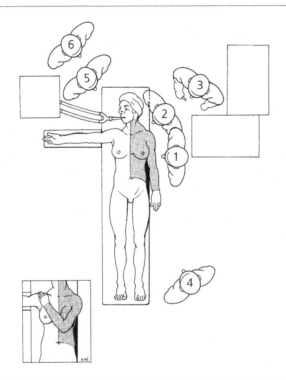

Afbeelding 2.5   Opstelling operatieteam bij schouderoperaties

1 operateur	4 omloop
2 assisterende	5 anesthesieassistent
3 instrumenterende	6 anesthesioloog

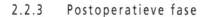

2.2.3   Postoperatieve fase

Verbinden

De meeste patiënten, die een schouderoperatie ondergaan, hebben na afloop van de operatie een zogenoemd grenadiersverband aangelegd gekregen. Een grenadiersverband wordt gemaakt van een tricotzwachtel van 15 cm breedte. De tricotzwachtel wordt als een mouwtje over de arm getrokken, waarbij ter hoogte van de hand een gat wordt geknipt om de hand doorheen te halen. De zwachtel wordt nu een paar maal om de onderarm gedraaid, waarna de zwachtel om de nek geleid wordt en na nog een slag om de onderarm wordt vastgeknoopt.
Ook wordt wel een schouderspica aangelegd. De wond wordt bedekt met een gaas en de bovenarm en de schouder worden ingepakt met synthetische watten. Hierna wordt met een brede tricotzwachtel de schouder verbonden.

Kortetermijncomplicaties (de eerste acht uur)

Er kan een nabloeding optreden. Dan zal vaak eerst een drukkend verband aangelegd worden en als dat niet afdoende is, zal de patiënt weer teruggebracht worden naar de operatiekamer, waar onder algehele anesthesie een exploratie van de wond plaatsvindt en eventuele bloedende vaatjes gecoaguleerd of onderbonden worden.

Langetermijncomplicaties

Postoperatief kan een infectie optreden. Deze zal met antibiotica behandeld worden. In ernstigere gevallen zal men de wond openleggen, uitkrabben en spoelen, waarna meestal antibioticakralen achtergelaten zullen worden alvorens de wond weer te sluiten. Deze behandeling zal een paar maal herhaald worden totdat de infectie onder controle is.

Sociale aspecten

De postoperatieve immobilisatie van de schouder en arm in een mitella of een verband duurt meestal vier tot zes weken. Vooral voor de oudere alleenstaande patiënt ontstaat dan de noodzaak voor een langere opname in het zieken- of verpleeghuis of voldoende thuishulp.
Een breed of ingetrokken litteken kan voor veel patiënten een ernstig cosmetisch/psychisch bezwaar zijn. Een littekencorrectie door de orthopedisch of plastisch chirurg kan daar verbetering in brengen.

3 Schouderoperaties

3.1   Schouderartrodese

De schouderartrodese heeft in de schouderchirurgie altijd een belangrijke plaats in-genomen en nog steeds bestaan er indicaties voor, zelfs in dit tijdperk van gewrichts-prothesen. Bij alle gewrichtsprothesen is de kans op infectie en daardoor loslating van de prothese altijd aanwezig. De schouderprothese is bovendien nog bekend met problemen van instabiliteit (subluxatie) en een tegenvallende beweeglijkheid. De schouderartrodese daarentegen is stabiel, terwijl de bewegingsmogelijkheid van de arm ten opzichte van de romp voor een belangrijk deel behouden blijft doordat de scapula beweeglijk blijft ten opzichte van de romp. Het principe van elke artrodese is het tot stand brengen van een benige verbinding tussen de gewrichtseinden door verwijdering van het gewrichtskraakbeen en, geheel of gedeeltelijk, het onderliggen-de harde botlaagje (het subchondrale bot) en een stabiele fixatie van beide opper-vlakken op elkaar. De benige vergroeiing die ontstaat tussen beide botstukken is ver-gelijkbaar met fractuurgenezing.

De fixatiemethode verschilt per gewricht. Voor de schouder zijn meerdere technie-ken beschreven:

– Met grote, al dan niet gecanuleerde, trekschroeven. De nadelen van fixatie uit-sluitend met schroeven zijn de onvoldoende stevigheid als het bot osteoporotisch is en de noodzakelijkheid van postoperatieve immobilisatie in een schouderspica (een schouderimmobilisatieverband) gedurende twaalf weken.

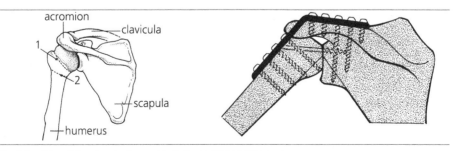

Afbeelding 3.1   Schouderartrodese met behulp van plaat en schroeven

1   Anatomische nek

2   Chirurgische nek

– Met een fixateur externe. Deze heeft als nadelen: kans op infectie van de pinga-ten, de lelijkheid van het bouwwerk van stangen om de schouder en de onhan-digheid in verband met kleding.
– Met een plaat (bijvoorbeeld een DC-plaat) en schroeven. In het algemeen is de fixatie met DC-plaat en schroeven te verkiezen en deze methode wordt dan ook in dit boek beschreven.

De stand waarin een gewricht wordt vastgezet is van het grootste belang wat betreft de functie. Voor de artrodese van de schouder geldt als ideale stand van de boven-arm: 30 graden abductie, 30 graden anteflexie en 40 graden endorotatie (de stand van een trompetspeler). Vanuit deze positie kan – door de bewegingsmogelijkheid van de scapula ten opzichte van de romp – de hand naar de mond worden gebracht, een belangrijk vóór de romp gelegen gebied blijft voor de hand bereikbaar en het blijft mogelijk de arm langs het lichaam te laten afhangen.

Operatie-indicatie: Een onbruikbaar geworden glenohumeraal gewricht door:
– een verlamming van de musculus deltoideus en de rota-torenmanchetspieren;
– inoperabele rotatorenmanchetscheuren, waarbij de pa-tiënt klaagt over pijn en subluxatie;
– onherstelbaar letsel of veranderingen van het gewricht door een trauma, oude niet-reponibele luxaties, artrose of infectie. Bij een actieve infectie zal men niet voor een fixatiemethode met schroeven en platen kiezen, maar voor een fixateur externe.

Doel van de operatie: Het stijf zetten van het schoudergewricht in de meest func-tionele stand, waardoor de pijn weggenomen en de functie verbeterd wordt. In het geval van een verlamming van de schouderspieren, waarbij de spieren die de scapula bewegen nog intact zijn, kan door een schouderartrodese weer een be-tere (zij het beperkte) actieve beweeglijkheid en stabiliteit van de schouder worden bereikt, waardoor ook de onderarm en hand beter kunnen worden gebruikt.

3.1.1 Preoperatieve fase

Specifieke benodigdheden
– loodschorten
– steriele C-booghoes
– boorapparatuur
– buigpers voor platen

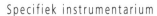

Specifiek instrumentarium
- bothevels volgens Hohmann
- raspatoria volgens Farabeuf, Willinger of Lambotte
- osteotomen
- getande scherpe lepel
- AO-basisinstrumentarium (groot fragment)
- AO-schroevendoos (groot fragment)
- DC-platen (groot fragment)
- platenspanner
- bolfrees
- voorbuigstrip

3.1.2   Peroperatieve fase

Operatieprocedure
De met een huidmes gemaakte incisie loopt één vingerbreedte onder en evenwijdig aan de spina scapulae over het acromion en buigt af naar het midlaterale aspect van de humerusschacht. Nadat de huid en subcutis zijn geopend met een buitenmes vindt er hemostase plaats. Bloedende vaatjes worden met behulp van een fijn chirurgisch pincet gepakt en vervolgens gecoaguleerd. Met een binnenmes of een diathermisch mes wordt er verder geopend. De wond wordt opengehouden met twee scherpe wondhaken volgens Volkmann, waarna met een prepareerschaar volgens Metzenbaum en een chirurgisch pincet de musculus deltoideus en de musculus pectoralis major stomp van elkaar worden gescheiden. De scherpe wondhaken worden vervangen door ronde haken volgens Middeldorpf of bothevels volgens Hohmann. Nu volgt het vrijleggen van de spina scapulae, het acromion (waarbij de insertie van de musculus deltoideus diathermisch wordt losgesneden van het acromion), de humeruskop en het bovenste deel van de humerus met behulp van een raspatorium en/of het diathermisch mes. De aanhechtingen van de musculus supraspinatus en de musculus infraspinatus worden meestal diathermisch losgemaakt. Het kapsel wordt dorsaal diathermisch geopend en resectie vindt plaats van een gedeelte van dit kapsel met meenemen van zoveel mogelijk van het labrum glenoidale. Het gewricht wordt geïnspecteerd.
Als eerste wordt het kraakbeen van de humeruskop met een breed osteotoom verwijderd. De onderkant van het acromion wordt geaviveerd. Met een getande scherpe lepel (of met een bolfrees) en een kleine guts wordt het kraakbeen van het glenoïd verwijderd. Eventuele osteofyten worden met de knabbeltang verwijderd. Nu worden de behandelde vlakken goed gespoeld, om te zien of het kraakbeen volledig is weggehaald. De humeruskop moet bij de goede stand van de humerus ten opzichte van de scapula overal goed passen tegen glenoïd en acromion. Interpositie van kraakbeen, manchet of kapsel moet worden vermeden.
Met de aluminium voorbuigstrip worden de juiste plaats en vorm van de plaat bepaald door de strip van de spina scapulae over het acromion naar de fixatieplaats op de humerus voor te buigen in een hoek van ongeveer 120 graden. Meestal wordt een smalle, 10 gats, 4,5-mm-DC-plaat gekozen.

De DC-plaat wordt met het buigapparaat in dezelfde vorm als de strip gebogen en gepast op de schouder. Een lange spongiosa- of corticalistrekschroef wordt door het midden van de plaat in de humeruskop gedeeltelijk ingebracht, maar nog niet vastgezet in het glenoïd. Dan wordt het proximale deel van de plaat met schroeven op de spina scapulae bevestigd. Het spanapparaatje wordt aan het distale uiteinde van de plaat aangebracht en met een corticalisschroef op de humerus vastgezet. Het spanapparaat wordt nu door middel van de steeksleutel gespannen, totdat er voldoende compressie ontstaat waardoor de humeruskop stevig tegen het acromion en het glenoïd wordt geklemd. De lange corticalis- of spongiosatrekschroef wordt nu door de humeruskop in het glenoïd gedraaid. Een tweede lange corticalis- of spongiosatrekschroef wordt via het volgende gat van de plaat door de kop aangebracht. Ten slotte wordt de plaat op de humerusschacht gefixeerd met corticalisschroeven en wordt het spanapparaat verwijderd. De corticalisschroef die gebruikt werd voor het spanapparaat mag niet meer opnieuw gebruikt worden. Deze schroef kan door de kracht, die op het spanapparaat is gezet, vervormd zijn. Voordat de wond gesloten wordt, worden de stand van de schouder, het botcontact in de artrodese en de schroeflengten desgewenst met de röntgenbeeldversterker gecontroleerd. Is dit allemaal naar tevredenheid, dan wordt de wond gespoeld met fysiologisch zout.

Sluiten

Na het achterlaten van een Redon-drain (subfasciaal) wordt de fascie gesloten met oplosbare USP-1 hechtingen en de subcutis met oplosbare USP 2-0 hechtingen. Eventueel aangebrachte incisiefolie wordt verwijderd. De wondranden worden gedesinfecteerd, waarna de huid met onoplosbare USP 3-0 hechtingen gesloten wordt. De vacuümfles wordt op de drain aangesloten en opengezet.

3.1.3   Postoperatieve fase

Verbinden

De wond wordt met een wondpleister verbonden, waarna de arm gefixeerd wordt in een mitella, *sling* of schouderspica. De hechtingen worden tien dagen postoperatief verwijderd.

Mobilisatie van de schouder

Na zes weken partiële immobilisatie in een *sling*, mitella of volledige immobilisatie in een spica wordt de schouder onder leiding van de fysiotherapeut geoefend en geleidelijk gemobiliseerd, waarbij tot twaalf weken na de operatie nog geen maximale bewegingsuitslagen zijn toegestaan.

Twaalf weken postoperatief wordt ter controle een röntgenfoto gemaakt om te zien of de artrodese geconsolideerd is.

Bij ernstig botverlies door een trauma of door verwijdering van een schouderprothese kan de immobilisatietijd na de artrodese worden verlengd tot vijf maanden.

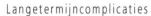

Langetermijncomplicaties

Zoals bij alle implantaten is er een kans op een infectie of op breken van het implantaat. De mogelijkheid bestaat dat door het uitblijven van een benige consolidatie geen artrodese ontstaat. De implantaten zullen in het geval van een infectie soms verwijderd moeten worden, waarna – na achterlaten van antibioticadepots – een fixateur externe op de schouder en bovenarm aangebracht zal worden.

De artrodese kan in een onjuiste stand gezet zijn, waardoor de patiënt veel meer beperkingen heeft dan bij een schouderartrodese in de juiste stand.

Na elke schouderartrodese ontstaat een inactiviteitsatrofie van de schoudermusculatuur, met name van de musculus deltoideus en de rotatorenmanchetspieren, waardoor een opvallend contourverschil van de schouders zichtbaar wordt. Sommige patiënten vinden dit een cosmetisch probleem.

3.2   Schouderartroplastiek

De eerste schouderprothese werd al in 1893 ingebracht door dr. Péan bij een jonge man met tuberculose van het glenohumerale gewricht en het proximale deel van de humerus. Hierbij werd het proximale deel vervangen door een platinaschacht met aan het eind een harde rubberen bal.

Dr. Neer modificeerde de prothese van dr. Péan en ontwierp in 1955 de eerste schouderprothese volgens Neer. Twaalf patiënten met ernstige luxatiefracturen van de humeruskop kregen als experiment een dergelijke prothese. Toen de resultaten wat betreft functie en pijn goed bleken te zijn, werd de prothese in de volgende jaren verder ontwikkeld tot de prothese die nu nog steeds gebruikt wordt en die bekendstaat als de Neer-prothese. Het is een hemi-artroplastiek, dat wil zeggen dat slechts de helft (hemi) van het gewricht (alleen het humerale deel) wordt vervangen.

In de jaren zeventig werd de totale schouderprothese ontwikkeld, die zowel het humerale als het glenoïdale deel vervangt. Zowel de hemiprothese als de totale prothese kunnen gecementeerd of ongecementeerd ingebracht worden.

Hoewel men schouderprothesen de laatste jaren steeds vaker is gaan toepassen, is het nog onzeker of de goede resultaten van heupprothesen en knieprothesen zullen worden geëvenaard. Problemen bij de schouderprothesen zijn de instabiliteit (subluxatie), tegenvallende beweeglijkheid en zoals bij alle endoprothesen de kans op infectie en loslating.

Een hemi-artroplastiek wordt met name toegepast bij ernstige artrose door reumatoïde artritis, maar ook bij comminutieve humeruskopfracturen op oudere leeftijd, waarbij een verhoogde kans op avasculaire necrose bestaat. Andere operatie-indicaties voor een hemi-artroplastiek zijn een niet-geconsolideerde humeruskopfractuur, die eerst met een osteosynthese behandeld is, en in een enkel geval bij een tumor van de proximale humerus.

In deze paragraaf wordt alleen de totale schouderartroplastiek beschreven, omdat de operatietechniek van de hemi-artroplastiek daar grotendeels mee overeenkomt.

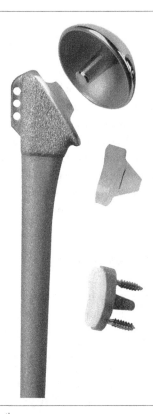

Afbeelding 3.2   Modulaire schouderprothese

Operatie-indicatie: Ernstige destructie van het glenohumerale gewricht; ernstige functiebeperkingen in de schouder door osteoartritis, reumatoïde artritis of artritis door dislocatie; bepaalde typen totale schouderprothesen zijn bij uitstek geschikt bij patiënten, bij wie de *cuff* gedestrueerd is.

Doel van de operatie: Herstellen van de schouderfunctie en het opheffen van de pijnklachten.

3.2.1   Preoperatieve fase

Specifieke benodigdheden
– zaagapparatuur
– boorapparatuur
– pulse-lavagebenodigdheden
– schouderprothesen
– cementbenodigdheden

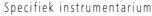

Specifiek instrumentarium
– schouderhaken
– bolfrees
– bothevels
– osteotomen
– guts
– getande scherpe lepel
– glenoïdboormal
– boor 4,0 mm
– prothese-inbrengapparatuur
– glenoïdfrees
– humerusraspen

3.2.2   Peroperatieve fase

Operatieprocedure

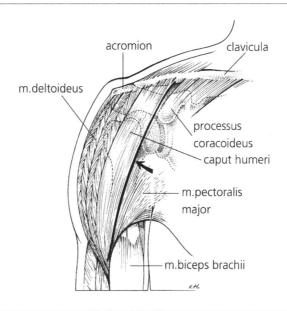

Afbeelding 3.3   Incisie

Bij de voorste benadering van het schoudergewricht verloopt de incisie van het coracoïd via de delto-pectorale groeve tot aan de insertie van de musculus deltoideus op
de humerus. De huid en de subcutis worden geopend met een buitenmes. Bloedvaatjes worden gepakt met een fijn chirurgisch pincet en vervolgens gecoaguleerd.
Door de assisterende wordt de wond opengehouden met scherpe Volkmann-wondhaken. Met een Metzenbaum-prepareerschaar en een grof chirurgisch pincet worden
de delto-pectorale groeve en de daarin verlopende vena cephalica vrijgelegd.

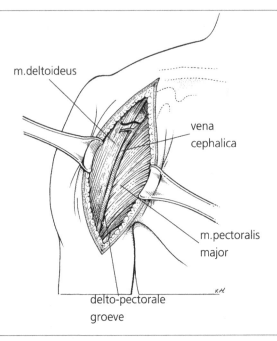

Afbeelding 3.4   Delto-pectorale groeve

De musculus deltoideus en de musculus pectoralis major worden stomp van elkaar gescheiden, waarbij de vena cephalica wordt gespaard. Enkele zijtakjes van de vena cephalica, die de delto-pectorale groeve kruisen, worden onderbonden met een oplosbare USP 3-0 ligatuur en doorgenomen. Men kan ook de delto-pectorale groeve met de vena cephalica vermijden door 1 cm lateraal daarvan de vezels van de musculus deltoideus stomp te scheiden, zodat een mediaal randje van deze spier de vena cephalica en de zijtakjes beschermt en men minder hinder van bloedinkjes ondervindt. De wond wordt opengehouden met stompe Middeldorpf-haken. Om voldoende ruimte te krijgen, is het soms nodig de musculus deltoideus met een mesje of een beiteltje geheel of gedeeltelijk los te maken van de clavicula. Met een Hohmann-bothevel, type Cobra, wordt de musculus deltoideus naar lateraal opzij gehouden. Nu worden de mediale rand van de musculus coracobrachialis en de korte bicepspees vrijgeprepareerd en met een stompe haak naar mediaal opzij gehouden. Hierbij mag niet te veel tractie worden uitgeoefend om de daar vlakbij verlopende plexus brachialis niet te beschadigen.

De pees van de musculus subscapularis, die nu zichtbaar is, wordt op 1 of 2 cm mediaal van de aanhechting aan het tuberculum minus met USP-2 hechtingen doorstoken, waarbij aan de lang gelaten hechtingen klemmetjes komen. Er wordt een Crafoord-klem tussen de subscapularispees en het kapsel (tunica synovialis) gebracht, waarna de bovenarm wordt geëxoroteerd en de subscapularispees over de klem diathermisch of met een mes wordt doorgenomen.

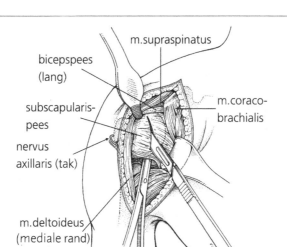

Afbeelding 3.5   Doornemen van de subscapularispees

Als vervolgens het kapsel (tunica fibrosa en tunica synovialis) geopend is, kan het gewricht van binnen worden geïnspecteerd. De arm wordt geëxoroteerd om de humeruskop te luxeren. Vaak zullen eerst nog enige kapselstrengen en/of adhesies met schaar en pincet verwijderd moeten worden, voordat de humeruskop makkelijk geluxeerd kan worden.

Ter bepaling van het niveau en de richting van het resectie- of zaagvlak wordt een proefprothese naast de humeruskop gehouden, rekening houdend met de 40 graden retroversie waarin de prothese straks dient te staan. Een te ruime resectie leidt tot instabiliteit, terwijl een te krappe resectie tijdens de operatie nog kan worden gecorrigeerd.

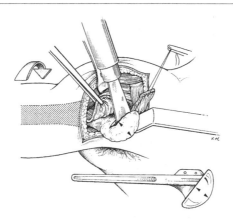

Afbeelding 3.6   Bepalen van het resectievlak van de humeruskop

Met een osteotoom worden plaats en richting van het zaagvlak op het bot gemarkeerd. Het te reseceren kopdeel wordt afgezaagd. Na resectie van het humeruskopdeel is er voldoende ruimte geschapen om het glenoïd te bewerken. Een speciale, gebogen bothevel met scherpe punten wordt over het glenoïd geplaatst, waarbij de proximale humerus opzij gehouden wordt. Met een bolfrees, een guts en/of een getande scherpe lepel worden kraakbeenresten uit het glenoïd verwijderd. Eventuele osteofyten en weke delen worden met een knabbeltang, mes en pincet geëxtirpeerd. Ten slotte wordt met de bolfrees het glenoïdoppervlak geëgaliseerd waarna de glenoïdale component geplaatst kan worden.

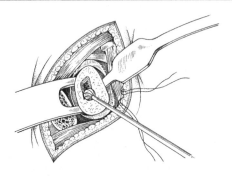

Afbeelding 3.7   Egalisatie van het glenoïdale vlak

De orthopeed kiest op grond van leeftijd en activiteit van de patiënt, van de botkwaliteit en dergelijke, maar ook op grond van zijn eigen voorkeur en ervaring voor een ongecementeerde of een gecementeerde prothese.

Met een 4,0-mm-boor worden door een boormal gaatjes in het glenoïd gemaakt waarna het bot in de gaatjes met een scherp lepeltje en/of een bolfrees wordt verwijderd. Hierin wordt, met behulp van het inbrengapparaat, de al of niet gecementeerde glenoïdale component op zijn plaats gedrukt en vervolgens met een hamer voorzichtig vastgeslagen.

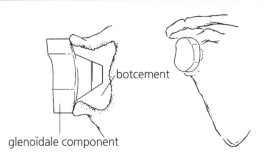

botcement

glenoïdale component

Afbeelding 3.8   Inbrengen van de glenoïdale component

De gecementeerde component vereist nog een extra verankeringsplaats voor het cement. Hiertoe wordt met de glenoïdruimer een flinke opening gemaakt in de intramedullaire ruimte van de scapula. Nadat het wondgebied zorgvuldig is gespoeld en gedroogd, wordt het cement aangebracht, waarbij het stevig in de verankeringsplaats wordt gedrukt. Dan wordt de glenoïdale prothese met het inbrengapparaat nauwkeurig op de juiste plaats en in de goede positie in de cementlaag aangebracht, vastgedrukt en onbeweeglijk onder druk op zijn plaats gehouden tot het cement is uitgehard. Tijdens het uitharden wordt het overtollige cement zorgvuldig verwijderd.

Vervolgens wordt overgegaan tot het inbrengen van de humeruscomponent van de prothese. De mergholte van de humerus wordt met een scherpe lepel uitgeruimd. Meestal is dit voldoende, maar soms dient de mergholte verder te worden voorbereid met humerusschachtruimers of schachtraspen van oplopende maat totdat deze de corticalis raken.

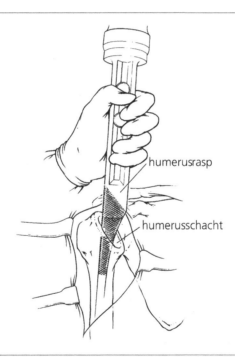

humerusrasp

humerusschacht

Afbeelding 3.9   Verwijden van de humerusschacht

Vervolgens wordt met de pasprothesen de maat van de in te brengen prothese bepaald. De ongecementeerde prothese wordt met het inbrenginstrument en de hamer *press fit* (dit is klemvast) in 40 graden retroversie in de mergholte ingebracht.
De gecementeerde prothese kiest men een maat kleiner dan de gemeten proefprothese, omdat de prothesesteel overal omgeven dient te worden door een gelijkmatige cementmantel. Een cementstop wordt klemvast in de mergholte ingebracht, vlak onder het niveau (meestal 1 cm) waar straks de punt van de prothesesteel komt te

liggen. Hierdoor voorkomt men dat het cement zich te ver in de mergholte verspreidt, maar bovendien is het door de stop mogelijk het cement onder druk in te brengen waardoor het beter indringt in de bottrabekels en zich aldus beter hecht. Het cement wordt met een cementspuit onder druk ingebracht. Daarna wordt de prothese in 40 graden retroflexie in de cementmassa in de mergholte gedrukt en ten slotte met het inslaginstrument ingeslagen. Het teveel aan cement wordt verwijderd met een scherpe lepel, een pincet of een mesje en wordt door de instrumenterende opgevangen in een gaasje.

Bij de modulaire prothese moet na het cementeren van de humeruscomponent het kopje nog worden geplaatst. De prothesehals wordt eerst goed schoon- en drooggemaakt omdat anders corrosie van de prothesehals onder het kopje ontstaat. Hierna wordt het kopje erop aangebracht en met kopdrevel en hamer vastgetikt.

De schouder wordt gereponeerd.

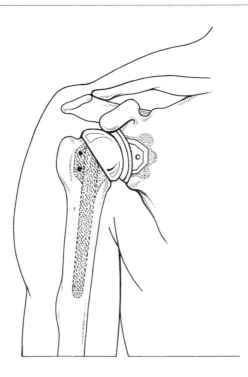

Afbeelding 3.10   Situatie na repositie van de schouderprothese

Sluiten

Na het sluiten van het kapsel en het hechten van de subscapularispees met oplosbare USP-2 hechtingen in een ronde scherpe naald worden, na eventuele eerder uitgevoerde tenotomieën, de pezen gehecht. De rotatorenmanchet wordt geïnspecteerd en zo nodig hersteld. Er wordt een Redon-drain achtergelaten, waarna de subcutis wordt gesloten met oplosbare USP 2-0. Indien gebruikgemaakt is van incisiefolie wordt deze nu verwijderd. De wondranden worden gedesinfecteerd, waarna de huid met een onoplosbare USP 3-0 hechting wordt gesloten.

3.2.3   Postoperatieve fase

Verbinden
Na de operatie wordt de wond bedekt met een gaasverband of een wondpleister. De wonddrain wordt op een vacuümflesje aangesloten en opengezet.

Mobilisatie
Direct postoperatief zal er een controlefoto van de schouder gemaakt worden om de stand van de prothese te controleren.
De eerste dag postoperatief wordt de arm 24 uur geïmmobiliseerd in een *sling*. Vaak wordt een kussen onder de elleboog geplaatst en wordt de patiënt halfzittend verpleegd.
Vanaf de tweede tot en met de vijfde dag wordt de arm voorzichtig gemobiliseerd. Er worden oefeningen gedaan, waarbij de arm – door de fysiotherapeut ondersteund en geleid – omhoog en omlaag (anteflexie, abductie) wordt bewogen en naar binnen en naar buiten (endo-exorotatie) wordt gedraaid. De mobilisatie wordt iedere dag opgevoerd totdat de wond genezen is en de patiënt met de arm een anteflexie van 120 graden kan bereiken. De *sling* wordt tijdens de oefeningen afgedaan en afhankelijk van de patiënt en op geleide van de pijn verder wel of niet gedragen. De eerste tijd zal de *sling* meestal 's nachts nog wel gedragen worden.

Kortetermijncomplicaties (de eerste acht uur)
De meest voorkomende directe complicaties na een schouderprothese zijn een nabloeding en luxatie van het schoudergewricht.
Door tractie peroperatief kan ook een zenuwbeschadiging (contusie) van de plexus brachialis ontstaan. Deze zenuwbeschadiging herstelt zich over het algemeen na een paar dagen.

Langetermijncomplicaties
Zoals bij alle implantaten is er een kans op infectie. Ook kan door een val op de schouder een fractuur onder de prothese ontstaan.
Door een slechte cementeertechniek kan de prothese los gaan zitten en door een mechanische fout, die gemaakt is tijdens het implanteren van de prothese (met name een foute rotatiestand van de prothese) zal de patiënt de schouder niet of slecht kunnen gebruiken.
Door een scheur in de rotatorenmanchet kan instabiliteit van de schouder ontstaan, waarbij een grote kans op subluxatie van de schouder naar craniaal bestaat.
Het spreekt vanzelf dat bij deze complicaties de patiënt wederom geopereerd zal moeten worden.

3.3   Acromionplastiek volgens Neer

De patiënten die in aanmerking komen voor een acromionplastiek volgens Neer hebben een zogenoemd *impingement*-syndroom en zijn eerst al uitgebreid conservatief behandeld zonder succes.

Het *impingement*-syndroom is een inklemming van de verdikte rotatorenmanchet (ook wel rotator-*cuff* genoemd) en de bursa subacromialis in de ruimte tussen de humeruskop en het acromion.

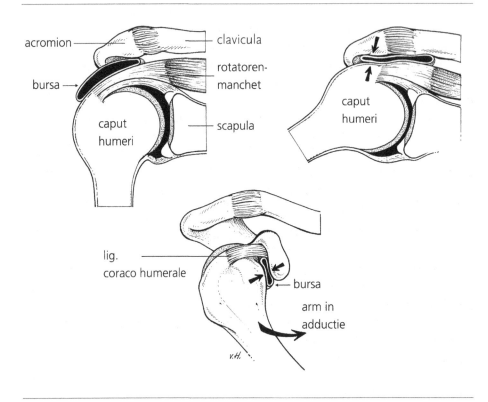

Afbeelding 3.11   Impingement

Eerste afbeelding is normaal. De tweede en derde afbeelding geven bij de pijl het impingement aan.

De rotatorenmanchet is een groep van spieren bestaande uit de musculus subscapularis, de musculus supraspinatus, de musculus infraspinatus en de musculus teres minor, die als een manchet (*cuff*) om de humeruskop liggen. Zij verzorgen de stabiliteit van de schouder.

Bij 60 tot 120 graden abductie schuift de *cuff*, met name de supraspinatusspier, onder het acromion en het ligamentum coraco-acromiale. Over de rotator-*cuff* heen ligt de musculus deltoideus. Tussen de musculus deltoideus en de *cuff* ligt de bursa subacromialis. In deze nauwe doorgang tussen humeruskop en acromion kan het *impingement*-syndroom (inklemming) ontstaan als de rotator-*cuff* iets verdikt is. De

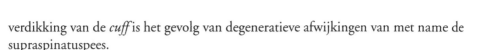

verdikking van de *cuff* is het gevolg van degeneratieve afwijkingen van met name de supraspinatuspees.

Deze zwelling van de *cuff* en de bursa subacromialis veroorzaakt scheurtjes in de *cuff*, die aanvankelijk symptoomloos kunnen zijn. Door extra zware inspanning kunnen de irritatie en zwelling van de *cuff* verhevigen en aanleiding geven tot inklemming, het *painful arc*-syndroom.

Een gedegenereerde *cuff* is zwakker dan normaal, waardoor bij plotselinge zware belastingen, bijvoorbeeld bij een trauma, een *cuff*-ruptuur kan ontstaan.

Bij dit subacromiale pijnsyndroom bij 60 tot 120 graden abductie spreekt men van het *impingement*-syndroom, terwijl de term rotatorensyndroom (*cuff*-syndroom) meestal gereserveerd wordt voor de situatie dat er een *cuff*-laesie bestaat. De twee syndromen lijken wel op elkaar en het tweede kan uit het eerste ontstaan.

De patiënten komen met pijnklachten voor en bovenop de schouder, nogal eens aansluitend aan een periode van overbelasting van de schouder, bijvoorbeeld na het schilderen van plafonds. Op de MRI-scan is een tendinitis van de pees, gepaard gaande met oedeem, goed te zien.

De behandeling bestaat in eerste instantie uit rust in een mitella. De geïrriteerde en verdikte bursa en kapsel kunnen daarbij tot rust komen, waardoor de zwelling afneemt en er weer meer ruimte ontstaat voor de doorgang van de pees.

Injecties met corticosteroïden, die in de bursa subacromialis gespoten worden, kunnen een onmiddellijk effect hebben zoals het verminderen en soms zelfs verdwijnen van de vaak zeer hevige pijn. Fysiotherapie kan worden geprobeerd, maar het resultaat ervan is bij deze kwaal vaak teleurstellend.

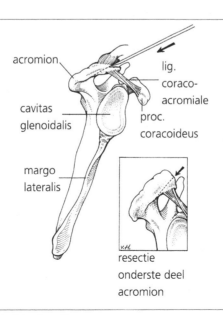

Afbeelding 3.12   Acromionplastiek volgens Neer

Bij onvoldoende reageren op deze conservatieve therapie is een operatie geïndiceerd, namelijk de acromionplastiek volgens Neer.

Bij deze operatie worden het voorste-onderste deel van het acromion en het ligament tussen het coracoïd en het acromion (het coraco-acromiale ligament) weggenomen, waardoor het dak boven de rotatorenmanchet plaatselijk wordt verwijderd. Veel orthopeden stellen als voorwaarde voor operatie een gunstige (tijdelijke) reactie op een lokale lidocaïne-inspuiting (de zogenoemde Neer-test).

Deze operatie kan zowel open als artroscopisch uitgevoerd worden.

Operatie-indicatie: Ernstige, niet op conservatieve therapie reagerende subacromiale pijnklachten, door een *impingement*-syndroom.

Doel van de operatie: Verruimen van het acromion waardoor de rotatorenmanchet ruimte krijgt.

3.3.1 Preoperatieve fase

Specifieke benodigdheden
- zaagapparatuur (oscillerende zaag met een smal zaagblad)
- boorapparatuur

Specifiek instrumentarium
- 2,0-mm-boor met boorgeleider
- bothevels volgens Hohmann
- schouderhaken
- dikke spoelnaald, Stamey-naald, els of *suture retriever*

3.3.2 Peroperatieve fase

Operatieprocedure
Met een buitenmes wordt de huid en de subcutis van de achterpunt van het acromion tot het coracoïd geïncideerd. Bloedende vaatjes worden met een fijn chirurgisch pincet gepakt en gecoaguleerd. De wond wordt opengehouden met behulp van scherpe Volkmann-haken. Nu wordt het acromion voornamelijk diathermisch vrijgeprepareerd. Om het acromion goed te kunnen identificeren wordt de arm en daarmee de humeruskop bewogen. Aan de voorpunt van het acromion wordt de musculus deltoideus opgezocht en in zijn vezelverloop gescheiden. De aanhechting van het voorste deel van de musculus deltoideus wordt subperiostaal met een raspatorium of beiteltje afgeschoven van de clavicula en het acromion, waardoor het ligamentum coraco-acromiale *à vue* kan worden gebracht. Dit wordt diathermisch over een Craoord-klem gekliefd. Onder het acromion wordt een stompe bothevel volgens Hohmann over de humeruskop gezet en vervolgens wordt het voorste onderste deel van het acromion met een smal zaagblad afgezaagd, waarbij het zaagblad gekoeld wordt met fysiologisch zout in een 20-cc-spuit. Door de arm te abduceren

wordt gekeken of de rotatorenmanchet niet vastloopt onder de voorpunt. Is dit het geval, dan wordt met een osteotoom en een hamer de onderzijde van het acromion nog wat verder bijgewerkt. Met een knabbeltang worden eventuele osteofyten aan de onderzijde van het acromioclaviculaire gewricht verwijderd. Op deze wijze wordt een ruime doorgang verkregen. Er wordt nogmaals gecontroleerd of er voldoende ruimte voor de rotatorenmanchet is ontstaan tussen het acromion en de humerus door de arm te abduceren en tegelijkertijd onder het acromion of in de subacromiale ruimte, dus tussen de rotatorenmanchet en de onderkant van het acromion, te voelen. Tevens wordt de rotatorenmanchet geïnspecteerd en een eventuele *cuff*-ruptuur wordt hersteld. De randen van de scheur worden geaviveerd met een mesje 10 en een grof chirurgisch pincet. Vervolgens wordt de manchet gehecht met losse draden oplosbare USP 2 in een kleine Bassini-naald. De hechtingen worden eerst allemaal gelegd en daarna één voor één geknoopt.

Meestal wordt ook gekeken of het acromioclaviculaire gewricht beschadigd is. Is dat het geval, dan zal er ook een distale clavicularesectie worden uitgevoerd.
Daarbij wordt, onder bescherming van twee (scherpe) bothevels volgens Hohmann, met een oscillerende zaag de distale 1 cm van de clavicula gereseceerd. Met een knabbeltang worden de scherpe randjes van het zaagvlak bijgewerkt.

Sluiten
De musculus deltoideus wordt gereïnsereerd met één of twee oplosbare USP-2 hechtingen in een kleine Bassini-naald. Soms moeten, voor de verankering van de hechtingen, enkele 2,0- of 2,5-mm-boorgaatjes in de clavicula en het acromion worden gemaakt. Het doorvoeren van de hechting gebeurt met behulp van een dikke spoelnaald, een Stamey-naald of een *suture retriever*. Meestal wordt een Redon-drain achtergelaten, waarna de subcutis gesloten wordt met oplosbare USP 2-0 hechtingen. De huid wordt met onoplosbare USP 3-0 hechtingen atraumatisch gesloten.

3.3.3 Postoperatieve fase

Verbinden
De wond wordt met een gaasverband bedekt en de Redon-drain wordt op een vacuümflesje aangesloten. De schouder wordt geïmmobiliseerd in een *sling*.

Mobilisatie
Zo snel mogelijk na de operatie begint de fysiotherapeut met mobiliserende oefeningen om postoperatieve stijfheid zoveel mogelijk te voorkomen. Pijn bij het mobiliseren wordt bestreden door, zeker de eerste dagen, de patiënt voor het oefenen een mild analgeticum toe te dienen.

Langetermijncomplicaties
Wanneer niet snel genoeg gemobiliseerd wordt, zal een zekere mate van stijfheid in het schoudergewricht optreden. Een eenmaal stijve schouder is zeer moeilijk los te krijgen.

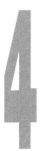

4 Schouderluxaties

De schouderluxatie is één van de oudst beschreven schouderafwijkingen. Reeds op muurschilderingen van 3000 jaar voor Christus in Egyptische graven is de behandeling van de schouderluxatie afgebeeld. De repositiemethode van Hippocrates (tractie aan de arm met de voet van de behandelaar als hevel in de oksel van de patiënt) dateert al uit de 4e eeuw voor Christus en wordt nog steeds toegepast.

De bewegingsmogelijkheid van het schoudergewricht wordt, behalve door de vorm van het caput humeri (benige kop) en het cavum glenoidale (kom), ook bepaald door het kapsel, de banden, de rotator-*cuff* en het labrum. Deze weke delen zijn belangrijk voor de stabiliteit van het gewricht; beschadiging veroorzaakt instabiliteit van de schouder.

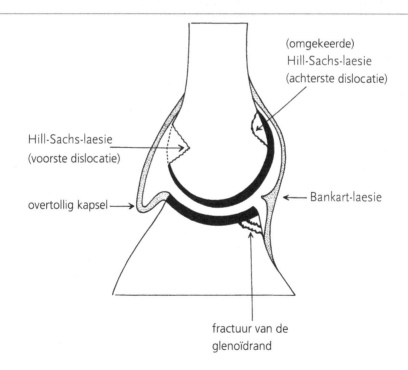

Afbeelding 4.1   Anatomische beschadigingen door schouderluxaties

Bij de meeste schouderluxaties is de kop naar voren verplaatst (luxatio anterior), een enkele maal ligt deze naar achteren (luxatio posterior) of naar de oksel (luxatio axillaris). Bij de luxatio anterior ligt de kop vóór het glenoïd.

Voor een eerste traumatische luxatie is een flinke kracht nodig. Omdat bij elke luxatie structuren uitrekken en beschadigen gaat elke volgende luxatie gemakkelijker en zo kan een recidiverende luxatie ontstaan. Hierbij zijn het kapsel en de banden verslapt, het labrum kan aan de voorzijde zijn beschadigd of losgescheurd van de glenoïdrand en achter op de kop, op de plaats waar deze tijdens de luxatie over de voorrand van het glenoïd schaaft of kantelt, kan een impressiefractuur ontstaan die 'de Hill-Sachs-laesie' wordt genoemd.

Als luxaties frequent en zeer gemakkelijk ontstaan, spreekt men van een *recidiverende* luxatie. Het is beter de term '*habituele*' luxatie te reserveren voor de congenitale vorm, omdat dit een aparte groep is met een meestal ernstige instabiliteit van het gewricht in alle richtingen die moeilijk te behandelen is.

Het aantal operaties om de recidiverende schouderluxaties te verhelpen is te groot om in dit hoofdstuk te beschrijven. De operatie volgens Putti-Platt wordt in zijn geheel besproken en het specifieke deel van de andere operaties zal kort worden behandeld.

4.1   Operatietechnieken bij schouderluxaties

4.1.1   Opheffen van een recidiverende schouderluxatie volgens Bankart

In 1906 beschreef Putti de behandeling van de luxatio anterior door vastzetting van het losgescheurde labrum en het kapsel aan de voorzijde van het glenoïd. In 1923 modificeerde Bankart deze methode. De laesie van het labrum staat sindsdien bekend als de Bankart-laesie. Bankart benadrukte het belang van reïnsertie van het losgescheurde labrum en het kapsel aan de voorste glenoïdrand waardoor de gewrichtskom wordt hersteld en de belangrijkste oorzaak voor de luxatierecidieven wordt weggenomen.

De reïnsertie wordt verricht met dikke USP-hechtingen door boorgaten in de voorrand van het glenoïd of door middel van *staples* of ankers.

Naast de open techniek wordt tegenwoordig vaak de artroscopische techniek toegepast. Deze wordt in paragraaf 18.1 beschreven.

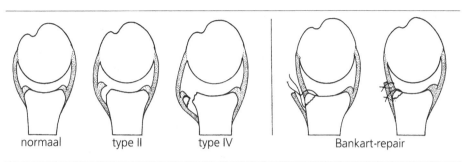

| normaal | type II | type IV | Bankart-repair |

Afbeelding 4.2   Bankart-laesie

normaal = normale aanhechting van het kapsel en het labrum aan de glenoïdrand

type II = 1,0 cm avulsie van het labrum en het kapsel

type IV = fractuur van de glenoïdrand

4.1.2   Opheffen van een recidiverende schouderluxatie volgens Bristow

Een operatie volgens Bristow wordt uitgevoerd als door de recidiverende schouderluxaties het voorste kapsel uitgebreid beschadigd is.

Bij de Bristow-procedure wordt de musculus subscapularis gespleten. Het coracoïd met de aanhechting van de musculus coracobrachialis en de musculus biceps wordt afgezaagd en op het glenoïd gefixeerd met behulp van een schroef. Op deze wijze wordt een 'nieuw' en verstevigd kapsel gecreëerd, waarbij de beide genoemde pezen een dynamische (actieve) stabilisatie geven.

4.1.3   Opheffen van een recidiverende schouderluxatie volgens Weber-Magnussen

Deze operatie bestaat uit een subcapitale osteotomie waarbij de humerus ten opzichte van de kop 30 graden wordt geëxoroteerd, waardoor de kop ten opzichte van de humerus in 30 graden retroversie komt te staan, in combinatie met een revingsplastiek van de subscapularis.

De indicatie voor deze operatie is de recidiverende schouderluxatie naar voren met een röntgenologisch aangetoonde Hill-Sachs-laesie (typisch kraakbeen- en botdefect) achter op de humeruskop. Ook bij patiënten die absoluut geen exorotatie mogen missen (zoals bepaalde overhead-sporters) kan een operatie volgens Weber-Magnussen geïndiceerd zijn.

Als een patiënt met deze afwijking zijn arm exoroteert, draait de Hill-Sachs-laesie naar voren en verhaakt zich om de voorrand van het glenoïd. Bij het terugdraaien van de arm wordt de kop, met als draaipunt de Hill-Sachs-laesie op de voorrand van het glenoïd, naar voren uit de kom geheveld. Dit gaat des te makkelijker als door het steeds maar weer luxeren het defect in de kop groter wordt en het kapsel aan de voorzijde slapper, waarbij bovendien een loslating en beschadiging van het labrum glenoidale aan de voorzijde ontstaat en daardoor een nog ernstiger instabiliteit aan de voorzijde.

Door de operatie wordt dit luxatiemechanisme tegengegaan: door het reven van de musculus subscapularis wordt de exorotatie beperkt, zodat de Hill-Sachs-laesie niet meer tot de voorrand van het glenoïd kan draaien. Door de subcapitale derotatie-osteotomie wordt de exorotatiebeperking gecompenseerd. Bovendien komt het defect verder naar achteren te liggen en het schuift niet meer op de glenoïdrand heen en weer.

4.2 Opheffen van een recidiverende schouderluxatie volgens Putti-Platt

Sir Henry Platt (1886-1986) vond dat niet bij alle gevallen van de recidiverende voorste luxatie een Bankart-laesie kon worden aangetoond. Hij ontwikkelde een eenvoudige techniek die erop neerkomt dat het voorste deel van het gewrichtskapsel en de subscapularispees door klieving en vervolgens overlappende hechting worden ingekort en verstevigd.

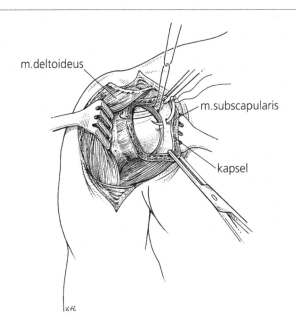

Afbeelding 4.3   Putti-Platt-operatie

De werking van deze operatie is tweeledig: ten eerste wordt door de verstevigde weke-delenbarrière verplaatsing van de kop naar voren tegengegaan en ten tweede wordt door de inkorting van kapsel en subscapularispees de exorotatie beperkt waardoor de (meestal aanwezige) Hill-Sachs-laesie niet meer bij exorotatie de voorste glenoïdrand kan bereiken en dit luxatiemechanisme dus ook is uitgeschakeld.

Omdat Vittorio Putti (1880-1940) tegelijkertijd dezelfde techniek ontwikkelde, kreeg de operatie de naam Putti-Platt. Met name tijdens de Tweede Wereldoorlog was deze techniek zeer populair.

Tijdens de operatie wordt door exoroteren van de arm de subscapularispees goed zichtbaar. Deze wordt samen met het kapsel 2,5 cm (*one inch*) mediaal van de insertie aan het tuberculum minus scherp gekliefd en vervolgens overlappend gehecht. Bij deze operatie hoort ook een nauwkeurige inspectie van het gewricht en sommige chirurgen combineren de ingreep met een herstel van de Bankart-laesie.

Het is een goede operatie met, naar verhouding, weinig recidieven. De met opzet aangebrachte exorotatiebeperking (in de loop van de tijd zal de exorotatie weer ruimer zijn) wordt door velen niet opgemerkt en zelfs door sportbeoefenaars niet als hinderlijk ervaren.

Operatie-indicatie: Recidiverende schouderluxatie naar voren (luxatio anterior).

Doel van de operatie: Inkorten van kapsel en subscapularispees waardoor luxeren onmogelijk wordt.

4.2.1   Preoperatieve fase

Specifiek instrumentarium
- bothevels volgens Hohmann
- schouderhaken

4.2.2   Peroperatieve fase

Operatieprocedure
Met een buitenmes worden de huid en de subcutis, verlopend over de delto-pectorale groeve van Mohrenheim (van coracoïd tot voorste okselplooi) geïncideerd.

De wond wordt opengehouden door scherpe Volkmann-wondhaken. Bloedende vaatjes worden met een fijn chirurgisch pincet gepakt en vervolgens gecoaguleerd.

De vena cephalica, die de plaats van de delto-pectorale groeve aangeeft, wordt met een Metzenbaum-prepareerschaar en een chirurgisch pincet aan de laterale zijde vrijgeprepareerd, waarbij kruisende zijvaatjes worden gecoaguleerd, onderbonden en gekliefd. Daarna worden de vena cephalica en de musculus pectoralis met ronde Middeldorpf-haken naar mediaal opzij gehouden.

De clavipectorale fascie wordt *à vue* gebracht en geïncideerd met een binnenmes. Eventuele bloedende vaatjes worden met behulp van een fijn chirurgisch pincet gecoaguleerd.

De arm wordt geëxoroteerd waardoor de musculus subscapularis zich spant en zijn pees duidelijk zichtbaar wordt. Een Crafoord-klem wordt van caudaal naar craniaal tussen de subscapularispees en het kapsel ingebracht. Vóór de klieving zijn aan weerszijden van het klievingsvlak drie hechtingen USP 2 lang, als teugels met daaraan Crile-klemmetjes, aangebracht. Over de Crafoord-klem wordt de subscapularispees 2,5 cm mediaal van zijn insertie aan het tuberculum minus, met een mesje of diathermisch gekliefd. Het kapsel wordt in dezelfde richting geopend (vaak gebeurt dit al bij klieving van de subscapularis).

Door exorotatie luxeert de schouderkop naar voren. Met behulp van Hohmann-bothevels of schouderhaken kan het glenoïd goed zichtbaar worden gemaakt. Het gewricht wordt geïnspecteerd en eventuele corpora libera worden verwijderd.

Met de arm in endorotatie worden kapsel en musculus deltoideus overlappend gehecht door middel van de eerder gelegde teugels oplosbare USP-2 hechtingen. Het laterale deel van het kapsel en de musculus deltoideus worden aan de voorrand van het glenoïd gehecht, en daaroverheen worden het mediale deel van het kapsel en de musculus deltoideus vlakbij de lange bicepspees gehecht.

Door de operatie is een sterke exorotatiebeperking ontstaan, wat de bedoeling was, en een stevige voorwand van het gewricht.

Na de overlappende hechting moet er zorgvuldig op worden gelet dat de arm gedurende het vervolg van de operatie steeds in endorotatie blijft. Een sterke exorotatiebeperking zal geaccepteerd moeten worden, anders ontstaat er onherroepelijk een recidief. Pas heel geleidelijk wordt de exorotatie in de maanden na de operatie weer ruimer.

Een Redon-drain wordt in de delto-pectorale groeve achtergelaten.

Sluiten

De musculus deltoideus en de musculus pectoralis worden eventueel adaptief gehecht met oplosbare USP-1 hechtingen. De subcutis wordt met een oplosbare USP 2-0 hechting en de huid met een onoplosbare atraumatische USP 3-0 hechting gesloten.

4.2.3   Postoperatieve fase

Verbinden

De wond wordt verbonden met een gaasverband of een wondpleister. De wonddrain wordt op een vacuümflesje aangesloten en opengezet. Om de arm te immobiliseren krijgt de patiënt een grenadiersverband.

Mobilisatie van de schouder

De dag na de operatie wordt het schouderverband vervangen door een kunststof schouderspica. De kunststof spica (*immobilizer*) zorgt ervoor dat de schouder geïmmobiliseerd blijft.

Al heel snel wordt met mobiliseren begonnen, alhoewel exorotatie in de eerste zes weken vermeden moet worden. De patiënten krijgen een oefenschema mee naar huis en kunnen vaak na twee weken hun werk weer volledig hervatten. Vanaf de tweede dag postoperatief dient de spica (*immobilizer*) regelmatig afgenomen te worden om te oefenen. Begonnen kan worden met voorzichtige draaibewegingen ('koffie malen'). Na drie dagen moet de patiënt zijn gezicht met de hand van de geopereerde schouder weer kunnen aanraken. Na ongeveer zes maanden hebben de meeste patiënten weer 90-100% van de functie terug; er resteert een vaak blijvende lichte exorotatiebeperking waarvan de patiënt geen last heeft.

Langetermijncomplicaties

Er bestaat een kans op recidivering van de schouderluxatie. Ook kunnen laesies van de nervus axillaris, de nervus musculocutaneus en/of de plexus brachialis voorkomen. Deze kunnen zich in de loop van de tijd herstellen, maar een blijvend letsel zal chirurgisch behandeld moeten worden.

4.3   Acromioclaviculaire luxaties

Een acromioclaviculaire luxatie ontstaat doordat bij een val op de schouder het acromion naar beneden wordt getrokken. De luxatie is te zien als een hoogstand van het clavicula-uiteinde boven het acromion. Door druk met de vinger is het clavicula-uiteinde te reponeren, om bij loslaten direct weer terug te veren. Dit wordt het pianotoetsfenomeen genoemd. De mate waarin de ligamenten (acromioclaviculair en

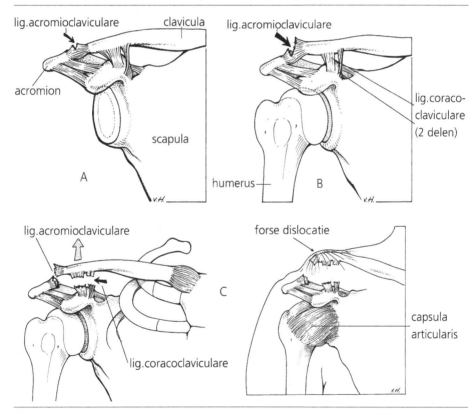

Afbeelding 4.4   Acromioclaviculaire luxaties

Indeling volgens Tossy:

Graad I (A)   Distorsie; alleen laesie van vezels van het acromioclaviculaire ligament. Er is geen dislocatie.

Graad II (B)   Ruptuur van het ligamentum acromioclaviculare. Er is weinig dislocatie.

Graad III (C)   Ruptuur van het ligamentum acromioclaviculare en het ligamentum coracoclaviculare. Er is een forse dislocatie (pianotoetsfenomeen).

coracoclaviculair) bij het trauma zijn geruptureerd, is bepalend voor de graad van instabiliteit.

De discussies over de behandeling van acromioclaviculaire luxaties (conservatief, direct operatief of eerst immobilisatie en daarna een operatief ingrijpen) zijn nog steeds actueel. Een volledig geluxeerd acromioclaviculair gewricht kan klachtenvrij zijn (dan geen operatie), terwijl na repositie en operatieve stabilisatie blijvende pijn kan ontstaan. In het algemeen kan gesteld worden dat een (sub)luxatie zonder klachten geen operatie-indicatie is. Een luxatie of subluxatie die klachten veroorzaakt kan een operatie-indicatie zijn.

In 1963 werden door Sage en Salvatore de acromioclaviculaire luxaties ingedeeld naar de ernst van de beschadigde ligamenten. Deze indeling werd de indeling volgens Tossy genoemd, waarbij de graad de ernst van de beschadiging aangeeft.

Een graad-III-instabiliteit is op de röntgenfoto duidelijk zichtbaar te maken door een opname te maken van de rechter- en linkerschouder, terwijl de patiënt een gewicht (van gelijke grootte) in elke hand houdt. Dit onderzoek heet een stressröntgenogram.

Een graad-II-instabiliteit is veel moeilijker op de röntgenfoto te zien en graad I is niet röntgenologisch zichtbaar te maken.

Operatie-indicatie: Pijnklachten van de patiënt na (sub)luxatie en krachtverlies; zelden uit cosmetisch oogpunt.

Doel van de operatie: Fixatie van het acromioclaviculaire gewricht met behulp van een Kirschner-draad, cerclage of een schroef van het acromion naar de clavicula, waarna het ligamentum coracoclaviculare gehecht wordt. Soms wordt de clavicula omlaag gebracht en gehouden met een schroef door de clavicula en de processus coracoideus.

4.3.1 Preoperatieve fase

Specifieke benodigdheden
– persluchtslang
– boorapparatuur

Specifiek instrumentarium
– Kirschner-draden
– 2,0-mm-boor
– 4,5-mm-schroef of cerclagedraden
– bothevels volgens Hohmann
– schouderhaken

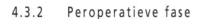

4.3.2   Peroperatieve fase

Operatieprocedure

Met een buitenmes wordt een (sabelhouw)incisie gemaakt van het coracoïd over het acromioclaviculaire gewricht. Er wordt een gaas aangegeven om het bloed weg te deppen. Bloedende vaatjes worden met een fijn chirurgisch pincet gepakt en geco-aguleerd. De wond wordt opengehouden met scherpe haken volgens Volkmann. Met een binnenmes of een diathermisch mes en een chirurgisch pincet wordt de wond verder vrij geprepareerd en geopend, waarbij de scherpe haken verwisseld worden voor kleine ronde haken volgens Middeldorpf. Met een prepareerschaar volgens Metzenbaum wordt de aanhechting van de musculus deltoideus van de clavicula en het acromion losgemaakt.

Er wordt gekeken of de beschadiging een Tossy graad II of graad III luxatie betreft.

Bij een Tossy III worden de ruptuureinden van het coracoclaviculare ligament geteugeld met oplosbare USP-2 hechtingen, maar nog niet geknoopt.

Het acromioclaviculaire gewricht wordt gereponeerd. Eventueel wordt een scherpe bothevel volgens Hohmann ingezet. Er vindt vaak eerst een tijdelijke fixatie plaats door van lateraal uit een of meer dikke Kirschner-draden via het acromion en het acromioclaviculaire gewricht in het clavicula-uiteinde te boren.

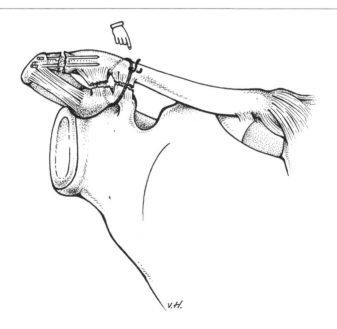

Afbeelding 4.5   Tijdelijke fixatie door middel van Kirschner-draden door het acromioclaviculaire gewricht en een cerclage (of: schroef) van clavicula naar processus coracoideus

Voordat het kapsel en de banden van het acromioclaviculaire gewricht en de coracoclaviculaire banden worden hersteld, wordt met een 4,5-mm-corticalisschroef of met cerclagedraad een verbinding gemaakt tussen clavicula en coracoïd. Hierdoor wordt de clavicula naar beneden in haar gereponeerde stand gehouden, waardoor kapsel en banden gedurende hun herstelfase worden ontlast.

Als er een goede fixatie is, zal de Kirschner-draad met behulp van de boor of een parallelpaktang weer verwijderd worden.

Nu worden de coracoclaviculare ligamenten met de oplosbare USP-2 teugels aan elkaar gezet. Daarna wordt het acromioclaviculaire kapsel gesloten en wordt de musculus deltoideus aan de clavicula en het acromion gereïnsereerd met oplosbare USP-2 hechting in een kleine Bassini-naald, zo nodig na met een priem of een 2-mm boortje gaatjes in het bot te hebben gemaakt.

Er wordt een Redon-drain achtergelaten waarna de subcutis gesloten wordt met oplosbare USP 2-0 hechting en de huid met een onoplosbare atraumatische USP 3-0 hechting.

Bij een chronische luxatie vindt tevens een peesplastiek plaats, waarbij de pees met behulp van Deschamps om de clavicula en om het coracoïd wordt gehaald en aan zichzelf wordt gehecht. Hiervoor kan bijvoorbeeld de plantarispees gebruikt worden. Een andere techniek is die waarbij het ligamentum coraco-acromiale gebruikt wordt; de acromiale aanhechting wordt dan verplaatst naar de clavicula.

Een late repositie leidt soms door irreversibele veranderingen in het gewricht tot blijvende pijnklachten, die ten slotte tot een laterale clavicularesectie doen besluiten.

4.3.3 Postoperatieve fase

Verbinden
De wond wordt afgedekt met een drukkend gaasverband. De Redon-drain wordt op een vacuümflesje aangesloten en opengezet. De arm wordt geïmmobiliseerd in een mitella.

Mobilisatie
De eerste zes tot acht weken mag de patiënt de arm niet voorbij de 90 graden abduceren.

Als de wond genezen is en het kapsel en de banden sterk genoeg zijn, kan het osteosynthesemateriaal worden verwijderd. Dit is na zes tot twaalf weken.

Langetermijncomplicaties
Hiertoe behoren een blijvende (sub)luxatie door onvoldoende stabiliteit en acromioclaviculaire artrose met blijvende pijnklachten, die misschien verholpen kunnen worden door een laterale clavicularesectie uit te voeren.

Wegens de kans op blijvende pijnklachten na een laat uitgevoerde operatieve repositie is het verstandig een niet binnen vier weken gereponeerde acromioclaviculaire (sub)luxatie, die geen pijnklachten veroorzaakt, niet meer te opereren en de kleine cosmetische fout te accepteren.

Deel 3
Operaties aan de bovenste extremiteiten

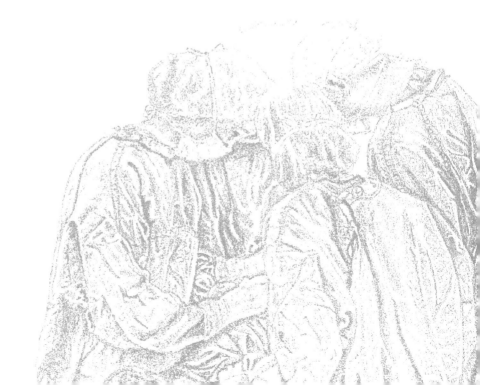

5 Inleiding

Operaties aan de bovenarm komen in de orthopedie niet vaak voor. Wel zien we sub-capitale humerusfracturen en humerusschachtfracturen die, hoewel ze meestal conservatief worden behandeld, in bepaalde gevallen zowel door de traumatoloog als de orthopeed geopereerd worden.

Daarnaast kunnen in de arm bottumoren voorkomen. De bottumorbehandeling is een apart terrein in de orthopedie en wordt meestal uitgevoerd in grotere centra waar nauw samengewerkt wordt met de oncoloog, de patholoog-anatoom, de radiotherapeut, de internist en vertegenwoordigers van diverse andere disciplines.

Ingrepen aan de elleboog komen in de orthopedie regelmatiger voor. Behalve de olecranonfractuur, de supra- en transcondylaire fracturen komen veel ingrepen voor aan de elleboog en pols ten gevolge van reumatoïde artritis, een niet-bacteriële ontsteking van de tunica synovialis (binnenbekleding) van het gewricht.

Door de synovitis ontstaan hydrops en artrose. Bovendien kan de woekerende tunica synovialis op de plaats van aanhechting, dit is op de grens van gewrichtskraakbeen en bot, erosies in het bot veroorzaken, die op den duur tot destructie van het gewricht kunnen leiden.

De behandeling van reuma door de reumatoloog is medicamenteus. Als dit onvoldoende succes heeft, kan tot synovectomie worden besloten. Synovectomie is het verwijderen van de door reumatoïde artritis ontstoken tunica synovialis van een gewrichtskapsel.

Zoals bij de meeste andere gewrichten kan ook een artrodese van de elleboog verricht worden. Hierbij moet er rekening mee gehouden worden, dat de arm in 80 tot 90 graden flexie en de onderarm in de neutrale onderarmstand gefixeerd zullen worden. De patiënt moet met zijn hand bij zijn mond kunnen komen, als hij tenminste zijn hoofd nog sterk kan buigen, wat bij patiënten met reuma een probleem kan zijn. Vaak is een hulpmiddel nodig.

De artroplastiek van de elleboog wordt minder toegepast dan de artroplastiek van de heup, knie of schouder, maar is toch niet onbelangrijk en wordt daarom ook beschreven.

Overige indicaties voor een operatie aan de elleboog zijn onder andere de bursitis olecrani, de epicondylitis medialis humeri (golferselleboog) en de epicondylitis lateralis humeri (de tenniselleboog). Het gaat bij alledrie om weke-delenoperaties, waarbij die van de epicondylitis lateralis humeri wel de bekendste is en dan ook wordt beschreven in paragraaf 6.2.

Bij de operaties aan de onderarm en de hand komen ook de fracturen weer ter sprake. Een fractuur van het os naviculare (os scaphoideum) is berucht vanwege of om zijn pseudo-artrosevorming en necrose door de specifieke, spaarzame vascularisatie. Een naviculare fractuur kan enerzijds conservatief met een naviculare gips (8-12 weken) behandeld worden; hierbij wordt de duim tot en met het interfalangeale gewricht geïmmobiliseerd. Anderzijds kan een operatie verricht worden waarbij men de naviculare fracturen primair fixeert, bijvoorbeeld met behulp van een compressie-gecanuleerde schroef (de zogenoemde Herbert*screw*). In geval van pseudo-artrodese kan men door middel van een operatie volgens Matti-Russe of door een cortico-spongieuze spaanplastiek de pseudo-artrose opheffen. Deze operaties zullen in de volgende hoofdstukken beschreven worden.

Artroplastieken aan pols, handpalm en vingers worden ook door de orthopeed verricht, maar worden in dit boek niet behandeld. Hiervoor wordt verwezen naar het boek OZT Plastische en Reconstructieve chirurgie. De operatieve therapie van het carpaletunnelsyndroom wordt hier wel behandeld (paragraaf 8.1).

5.1   Algemene richtlijnen voor operaties aan de bovenste extremiteiten

5.1.1.   Preoperatieve fase

Voorbereiding van de operatie

Temperatuur:	ongeveer 18 °C en een *down flow*.
Licht:	de tl-verlichting op normale sterkte en de operatielamp gecentreerd op 110 cm; lamp recht boven het operatieterrein hangen.
Randapparatuur:	diathermie, zuigunit, persluchtaansluiting en doorlichtingsapparatuur.
Operatietafel:	standaard operatietafel met warmtematras. Eventueel een armtafel.

Hechtmaterialen
– fascie: oplosbare USP 0, in een ronde naald, lengte 45 cm
– subcutis: oplosbare USP 2-0, lengte 45 cm
– huid: onoplosbare USP 4-0, atraumatisch met een huidnaald

Toestand van de patiënt bij ontvangst
Patiënten die aan hun arm of hand geopereerd moeten worden zijn, met uitzondering van patiënten met reumatoïde artritis of ernstige reuma, over het algemeen ge-

zond. De meesten komen via de dagopname en gaan dezelfde dag weer naar huis. Patiënten met reuma zijn dikwijls al vaker geopereerd en hebben over het algemeen veel pijn in de gewrichten. De positionering en begeleiding van deze patiënten dienen daarom extra zorgvuldig te gebeuren. Van deze patiënten zal de bloedgroep bepaald zijn en zal bloed gereserveerd zijn. Bij prothese-implantatie zal profylactisch antibiotica toegediend worden.

Ligging van de patiënt

Bij een operatie aan de elleboog wordt de patiënt in zijligging op de operatietafel gepositioneerd. De te opereren arm komt over een steun te hangen met afhangende onderarm, zodat de elleboog zich mooi presenteert en de operateur overal goed bij kan. Een andere methode is rugligging met de aangedane arm over de buik waardoor een goede expositie van de elleboog verkregen wordt.

Patiënten die geopereerd worden aan onderarm of hand worden in rugligging op de operatietafel gepositioneerd met de te opereren arm gestrekt op een armtafeltje. Vervolgens wordt de bovenarm gepolsterd en daar overheen wordt een bloedleegtemanchet aangebracht en aangesloten. De bloedleegtemanchet wordt pas, na omhooghouden van de arm, na desinfectie en afdekken opgeblazen. Er zijn ook orthopedisch chirurgen die de voorkeur geven aan het, na het afdekken, steriel *schlauchen* van de arm om deze bloedleeg te maken alvorens de bloedleegtemanchet op te blazen.

Desinfectie van het operatieterrein

De gehele arm en hand worden tweemaal ruim circulair gedesinfecteerd. Bij operaties aan de elleboog tilt de omloop de arm aan de hand. Nadat de elleboog ruim is gedesinfecteerd zal de assistent deze in een steriele doek opvangen. Hierna wordt de hand gedesinfecteerd.

Als de operatie de pols of hand betreft dient de omloop de arm bij de bovenarm op te tillen.

Afdekken van het operatieterrein

Eerst wordt een steriel laken tot in de oksel over de patiënt gelegd. Voor ellebonoperaties worden de hand en onderarm ingepakt in een steriel doekje of een steriele zak/kous, die vastgezet wordt met een plakstrook. Vervolgens wordt de arm afgedekt met een extremiteitenlaken en eventueel wordt gebruikgemaakt van incisiefolie. Bij operaties aan de pols en hand wordt de armtafel afgedekt met een steriele doek waarna met een extremiteitenlaken de gehele bovenarm en de patiënt worden afgedekt.

5.1.2 Peroperatieve fase

Opstelling van het operatieteam

De opstelling van het operatieteam bij een ellebonoperatie wordt weergegeven in afbeelding 5.1 en bij een pols- en handoperatie in afbeelding 5.2.

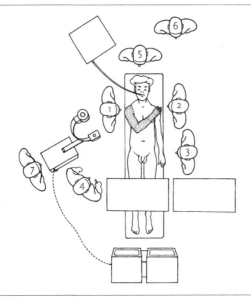

Afbeelding 5.1   Opstelling van het operatieteam bij elleboogoperaties

1 operateur   4 omloop   7 röntgenlaborant

2 assisterende   5 anesthesieassistent

3 instrumenterende   6 anesthesioloog

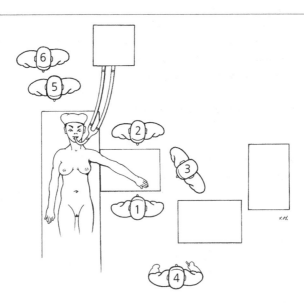

Afbeelding 5.2   Opstelling van het operatieteam bij pols- en handoperaties

1 operateur   4 omloop

2 assisterende   5 anesthesieassistent

3 instrumenterende   6 anesthesioloog

5.1.3 Postoperatieve fase

Verbinden

De wond wordt verbonden met gazen zonder looddraad of met een wondpleister, waarna een drukverband wordt aangelegd met synthetische watten en een crêpe-zwachtel.

Bij ingrepen aan de arm die onder bloedleegte plaatsvinden, is het verbinden met een drukverband van belang. Maar ook het naderhand hoog leggen en ondersteunen van de arm. Het eventueel vormen van een hematoom en het optreden van oedeem wordt hiermee voorkomen. Bovendien is de verse wond op deze wijze minder pijn-lijk. Het hoog houden wordt bereikt door middel van een kussen, terwijl een mitel-la voor de verdere ondersteuning zorgt.

Kortetermijncomplicaties (de eerste acht uur)

Een nabloeding kan ontstaan omdat het onder bloedleegte moeilijk is alle open-staande vaatjes op te sporen. Daarom heffen veel operateurs de bloedleegte op vóór het sluiten van de wond, zodat dan nog bloedende vaatjes zichtbaar worden en kun-nen worden gecoaguleerd. De kans op nabloeding wordt zo sterk verminderd. Als er toch een nabloeding ontstaat, kan een nieuw, extra stevig drukverband worden aan-gelegd. Een hardnekkige nabloeding kan een operatieve wondrevisie nodig maken. Ook kunnen drukplekken ontstaan door een (plaatselijk) te nauw aangelegd gips, een onvoldoende polstering of postoperatieve zwelling van het operatiegebied (bloe-ding, oedeem). De patiënt klaagt in dat geval over pijn. Er dient zonder uitstel hulp geboden te worden. Geprobeerd kan worden de arm hoger te leggen, eventueel op te hangen aan een infuuspaal. Als dit niet binnen één uur helpt, moet men het ver-band of gips verwijderen.

Langetermijncomplicaties

Naast een infectie behoort een zenuwlaesie, opgelopen tijdens de operatie, tot de mo-gelijke complicaties. Een niet ernstig zenuwletsel kan leiden tot tijdelijke motorische en sensibele uitval en paresthesieën in het door de zenuw verzorgde gebied. Spon-taan herstel is meestal mogelijk.

Een ernstig zenuwletsel veroorzaakt blijvende motorische en sensibele uitvalssymp-tomen, zodat een operatieve zenuwreconstructie nodig is.

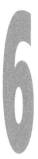

6 Elleboogoperaties

6.1   Artroplastiek van de elleboog

Net als de eerste schouderprothese bestond de eerste elleboogprothese uit een metalen humerusprothese met aan het eind een rubberen bal (Robineau 1927).

De eerste totale elleboogprothese werd in 1942 door dr. Boerema en dr. De Waard geïmplanteerd. Dit is een simpele voorloper van de tegenwoordige totale elleboogprothese, die eigenlijk pas vanaf het eind van de jaren zestig in ontwikkeling kwam. Door technische problemen, complicaties en slechte resultaten werden elleboogprothesen aanvankelijk maar weinig toegepast. Na verbeteringen in protheseontwerp, operatietechniek, nabehandeling en door meer inzicht in de juiste indicatiestelling worden langzamerhand meer elleboogprothesen geplaatst, vooral bij patiënten met een reumatische destructie van dit gewricht. Toch blijft de elleboog, wat het aantal geplaatste prothesen betreft, ver achter bij de heup, knie en schouder, mede doordat de indicatie tot inbrengen van een gewrichtsprothese bij de elleboog lager ligt dan bij de andere genoemde gewrichten.

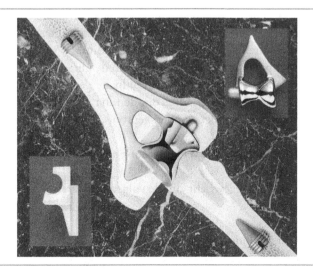

Afbeelding 6.1   Moderne elleboogprothese

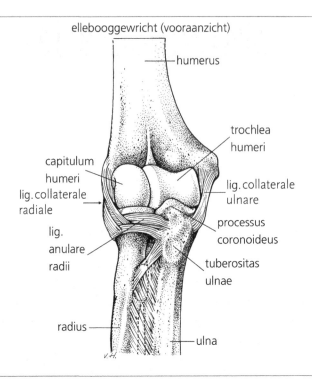

ellebooggewricht (vooraanzicht)

humerus

trochlea
humeri

capitulum
humeri

lig. collaterale
ulnare

lig. collaterale
radiale

processus
coronoideus

lig.
anulare
radii

tuberositas
ulnae

radius

ulna

v. H.

Afbeelding 6.2   Anatomie van het ellebooggewricht

Anatomie van het ellebooggewricht
– opperarmbeen (humerus)
– ellepijp (ulna)
– spaakbeen (radius)

De humerus, ulna en radius vormen samen drie gewrichtsvlakken: een scharnierge-
wricht tussen humerus en ulna, een kogelgewricht tussen humerus en radius en een
rolgewricht tussen de uiteinden van de ulna en de radius.
Doordat het radiuskopje in een gewrichtsvlakje van de ulna draait (en tevens de distale uiteinden van radius en ulna in het radio-ulnaire gewricht bij de pols ten opzichte van elkaar bewegen) kan de radius om de ulna heen en weer draaien, waardoor de onderarm en hand kunnen worden gepproneerd (voorover gekanteld) en ge-
supineerd (achterover gekanteld).
Het kapsel om het gewricht wordt versterkt door een tweetal collaterale banden.

Belangrijk voor het ellebooggewricht zijn de volgende spieren:
– m. brachialis
– m. brachioradialis
– m. biceps brachii [de buigers (flexoren) van de elleboog]
– m. triceps brachii en anconeus [de strekkers (extensoren)]

Belangrijke zenuwen die het ellebooggewricht passeren zijn:
- lateraal-voor de nervus radialis
- middenvoor de nervus medianus
- mediaal-achter de nervus ulnaris

Operatie-indicatie: Reumatische destructie van het ellebooggewricht met ernstige pijnklachten en functiestoornissen; vergevorderde afwijkingen door arthrosis deformans; ernstig botverlies in het ellebooggebied, bijvoorbeeld ten gevolge van een tumor of een trauma.

Doel van de operatie: Vervangen van het gewricht door een prothese waardoor de pijnklachten worden opgeheven en een voor de patiënt acceptabele gewrichtsfunctie wordt bewerkstelligd.

6.1.1 Preoperatieve fase

Specifieke benodigdheden
- bloedleegte-*schlauch* en polstering
- microboor
- zaagapparatuur
- persluchtslang
- prothesen
- pulse-lavageapparaat en toebehoren
- cement mixsysteem
- chirurgische inkt of steriele stift
- siliconen (vaat)teugel
- incisiefolie

Specifiek instrumentarium
- klein instrumentarium (fijne klemmetjes, klein raspatorium)
- ellebooginstrumentarium (met de mallen en de pasprothesen voor links of rechts)
- pluggenset (cementstopjes)
- bothevels volgens Hohmann
- bolfrees
- scherpe lepel (5 mm)

Hechtmaterialen
- teugel en ligamentum annulare radii: oplosbare USP 2, lengte 70 cm
- mediale band en ligamentum annulare radii: oplosbare USP 2, in kleine ronde scherpe naald

Ligging

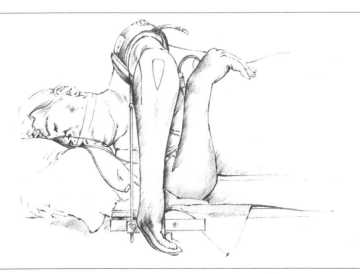

Afbeelding 6.3   Ligging voor een elleboogprothese

6.1.2   Peroperatieve fase

Operatieprocedure

Met een buitenmes worden de huid en de subcutis met een dorsale licht naar lateraal gebogen incisie over de elleboog geopend. Hierna wordt de operatie met een schoon mes vervolgd (binnenmes).

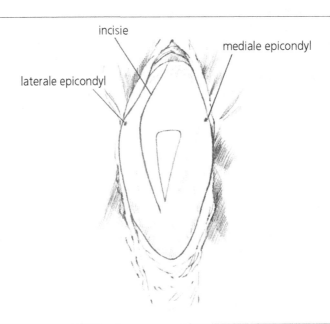

Afbeelding 6.4   Incisie over de ellebooghuid

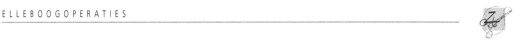

Een gaas wordt aangegeven om het bloed weg te deppen en eventuele bloedinkjes worden met behulp van een fijn chirurgisch pincet gecoaguleerd.

Allereerst wordt de nervus ulnaris opgezocht en eventueel geteugeld met een siliconen (vaat)teugel, zodat de zenuw zichtbaar blijft en niet per ongeluk wordt beschadigd.

De fascie van de musculus triceps wordt met een binnenmes en fijn chirurgisch pincet U-vormig geïncideerd en van proximaal naar distaal losgemaakt van de spier.

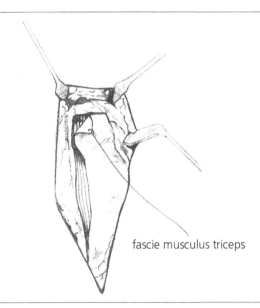

fascie musculus triceps

Afbeelding 6.5   U-vormige fascieflap

Vervolgens wordt deze naar distaal omgeslagen, terwijl deze bevestigd blijft aan het olecranon. De aldus gemaakte gesteelde fascieflap wordt in een vochtig gaas gewikkeld en naar beneden gehangen.

De spieren worden in de lengterichting gekliefd en vrijgeprepareerd (met behulp van een pincet, een Mayo- of Metzenbaum-schaar of een raspatorium) van het olecranon, het humeroradiaal gewricht, het humero-ulnair gewricht en het radio-ulnair gewricht.

Het ligamentum annulare radii van de radiuskop wordt gekliefd en met een USP-2 hechting in een kleine Bassini-naald geteugeld. Aan de hechting komt een arterieklem volgens Kocher, Péan of Crile.

Ook de mediale collaterale band van de elleboog wordt op dezelfde wijze gekliefd en van een teugel voorzien. Het ellebooggewricht wordt geopend met een Metzenbaum-prepareerschaar en een fijn chirurgisch pincet volgens Gillies, waarna het distale deel van de humerus en het olecranon vrijgeprepareerd worden.

De radius wordt vlak onder het kopje doorgezaagd, waarna het kopje wordt verwijderd.

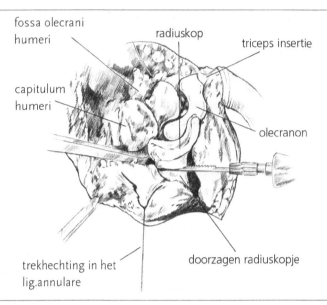

fossa olecrani
humeri

radiuskop

triceps insertie

capitulum
humeri

olecranon

trekhechting in het
lig.annulare

doorzagen radiuskopje

Afbeelding 6.6   Doorzagen van de radiuskop

Humerale gedeelte

Het humerale richtinstrument voor de linker- of rechterelleboog wordt haaks op de as van de humerus geplaatst, waarna wordt bepaald welk deel van het bot verwijderd moet worden zodat de prothese zo goed mogelijk gesteund wordt. Er zijn orthopedisch chirurgen die de zaagvlakken met chirurgische inkt of een steriele stift markeren voordat het bot ter plaatse oscillerend wordt doorgezaagd.

Na het afzagen van het afgetekende humerale gedeelte wordt met een bolfrees, rasp of scherpe lepel de mergholte aan de mediale en laterale condylus geopend.

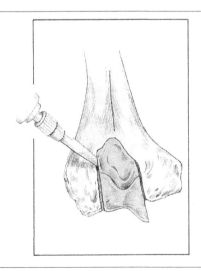
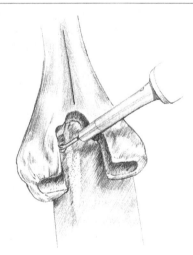

Afbeelding 6.7   Verwijderen en voorbereiden van het humerale gedeelte

Eventuele osteofyten of wekedelenresten worden verwijderd met een mes, chirurgisch pincet en knabbeltang. De humerusprothese wordt gepast. Soms moet nog wat gefreesd worden om de humerus pasklaar te maken voor de prothese.

Ulnaire gedeelte
Nu wordt het olecranon in de vooraf bepaalde hoek met de zaag voorbereid.

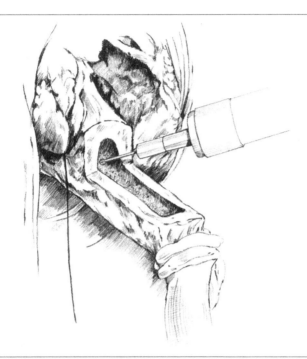

Afbeelding 6.8   Voorbereiden van het ulnaire gedeelte

De mergholte van de ulna wordt met een scherp lepeltje geopend en verder uitgefreesd met een bolfrees. Soms wordt een ulnarasp gebruikt om de ulnamergholte te modelleren.
De ulnapasprothese wordt ingebracht en de elleboog wordt gereponeerd. Bij een luxatieneiging wordt de oorzaak opgespoord. Vaak blijkt een teveel aan weefsel te moeten worden verwijderd met behulp van een mes, een chirurgisch pincet en een knabbeltang. Soms moet een deel van de processus coronoideus met de oscillerende zaag worden verwijderd. Als bij het passen de stabiliteit en beweeglijkheid voldoende zijn en er geen luxatieneiging bestaat, kan er na het verwijderen van de pasprothesen uitgebreid gespoeld en gedroogd worden.

Inbrengen prothese
Een cementrestrictor wordt in het humerale en ulnaire gedeelte ingebracht, nadat met een proefplug de juiste maat is gemeten.

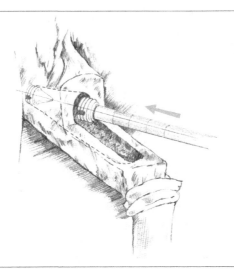

Afbeelding 6.9   Inbrengen van de cementrestrictor

Vervolgens wordt het cement aangemaakt en ingebracht. Eerst wordt de humerale component en daarna de ulnaire component geplaatst. De beide prothesedelen worden met behulp van speciaal daarvoor ontwikkelde inbrengklemmen ingebracht.

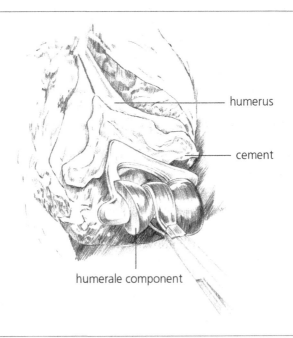

humerus

cement

humerale component

Afbeelding 6.10   Inbrengen van de humerale component

Na het inbrengen van de ulnaire component wordt de prothese op de plaats gehouden met een ulnaire repositieklem.

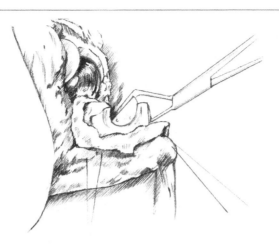

Afbeelding 6.11   Inbrengen van de ulnaire component

Als het cement uitgehard is, wordt de repositieklem verwijderd en de elleboog gereponeerd, waarna de bloedleegte (meestal) opgeheven wordt. Eventuele bloedinkjes
worden gecoaguleerd.

Sluiten

Voor het hechten van het ligamentum annulare radii en de mediale band wordt een
naaldvoerder met een kleine Bassini-naald (een zogenoemde weduwe) aangegeven.
Hierna wordt de wond, na achterlaten van een Redon-drain, in lagen gesloten. De fascie van de musculus triceps wordt met oplosbare USP 0 hechtingen gehecht. Soms wordt
nog een subcutane drain ingebracht. Dan wordt de subcutis met oplosbare USP 2-0 hechtingen en de huid met een niet-oplosbare atraumatische USP 4-0 hechting gesloten.

6.1.3   Postoperatieve fase

Verbinden

De Redon-drain wordt aangesloten op een vacuümflesje en opengezet.
De wond wordt afgedekt met een gaasverband en verder verbonden met synthetische watten en een zwachtel. De arm wordt verpakt in een Jones-verband, een *immobilizer* of gipsspalk, waarbij de elleboog in 90 graden en de onderarm in een neutrale positie tussen pro- en supinatie moeten worden gefixeerd.

Mobilisatie

Na 24 tot 48 uur wordt de Redon-drain verwijderd. De vijfde postoperatieve dag
wordt het verband afgenomen. Als de wond er goed uitziet, kan voorzichtig met
flexie- en extensieoefeningen worden begonnen. Bij voldoende spierbeheersing hoeft
de *immobilizer* overdag niet meer gedragen te worden. Twee tot zes weken postoperatief blijft deze 's nachts nog wel nodig.

Langetermijncomplicaties

Zoals bij elke gewrichtsprothese zijn luxatie, infectie en loslating van de prothese de gevreesde complicaties.

Luxatie van de elleboogprothese wordt behandeld met een onbloedige repositie, zo nodig gevolgd door gehele of gedeeltelijke immobilisatie gedurende een voor elk geval passende periode.

Een infectie wordt eerst bestreden met antibiotica.

Loslating wordt alleen behandeld bij ernstige klachten. Er zal dan een operatieve revisie nodig zijn, hetgeen overigens ook het geval is bij vaak recidiverende luxaties.

6.2   Operatie bij epicondylitis lateralis humeri

De bekendste wekedelenoperatie in het gebied van de elleboog is wel die van de epicondylitis lateralis humeri, ook wel de tenniselleboog genoemd.

Aan de epicondylus lateralis van de humerus hechten de pols- en vingerextensoren aan. Door herhaalde overbelasting van deze spieren kunnen kleine scheurtjes ontstaan in de aanhechting van de elastische peesvezels aan het bot. Door herhaalde traumatisering (door aanspannen van de polsextensoren) van het hier, bij het genezingsproces, gevormde verse littekenweefsel ontstaat een chronische irritatie van de peesinsertie en het periost. Dit wordt een tendoperiostose genoemd.

De patiënten geven drukpijn aan ter plaatse van de laterale humerusepicondylus en hebben pijn bij het aanspannen van de extensoren van de pols (bij het strekken van de pols).

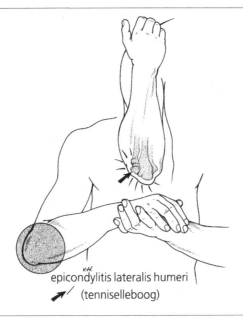

epicondylitis lateralis humeri
(tenniselleboog)

De behandeling bestaat in de eerste plaats uit rust, waarmee de peesinsertie de mogelijkheid krijgt te genezen. De patiënt krijgt het advies de activiteiten, die oorzaak van de kwaal zijn, radicaal te staken en een mitella, soms zelfs een spalk, te dragen. Helpt dit onvoldoende, dan kan door de fysiotherapeut massage- en warmtetherapie gegeven worden om de doorbloeding te bevorderen. Mocht ook dit onvoldoende zijn dan kan geprobeerd worden door middel van een lokale injectie met een hydrocortison en lidocaïne de klachten te bestrijden. De lokale injectie heeft vaak onmiddellijk succes. De pijn verdwijnt, soms voorgoed, soms tijdelijk. De injectie kan nog een- of tweemaal worden herhaald. Operatie wordt overwogen als al deze conservatieve behandelingsmethoden falen.

Operatie indicatie: Tendoperiostose waarbij de conservatieve therapie niet voldoende heeft geholpen.

Doel van de operatie: Het losmaken van de extensoren van het bot. Eventueel wordt de epicondylus met een osteotoom verwijderd. De peesinsertie komt nu bij het aanspannen van de polsextensoren niet meer onder spanning te staan en kan genezen.

6.2.1   Preoperatieve fase

Specifieke benodigdheden
– bloedleegteapparatuur
– bot/beenwas

Specifiek instrumentarium
– raspatorium
– knabbeltang

6.2.2   Peroperatieve fase

Operatieprocedure
Met een buitenmes wordt een lengte-incisie in de huid gemaakt over de laterale condylus, ongeveer vijf centimeter naar distaal over de onderarm. De huidranden worden met scherpe haakjes of een scherpe wondsperder opzij gehouden. Bloedinkjes worden met een fijn chirurgisch pincet gecoaguleerd. De fascie van de polsextensoren wordt in lengterichting gekliefd met een fijne prepareerschaar en een pincet. De aanhechtingen van de spiervezels aan de condylus worden losgemaakt met een raspatorium en een binnenmes.
Bovendien wordt door sommige operateurs met een osteotoom of een knabbeltang de insertieplaats van de polsextensoren aan de laterale condylus verwijderd (epicondylectomie). Met botwas kan de spongiosa van het osteotomievlak afgedicht worden. De bloedleegte wordt nu opgeheven.
Na hemostase wordt de fascie gesloten met geknoopte oplosbare USP 2-0 hechtingen.

De subcutis en de huid worden gesloten met respectievelijk geknoopte oplosbare USP 4-0 hechtingen en een oplosbare of onoplosbare doorlopende atraumatische USP 4-0 hechting.

6.2.3   Postoperatieve fase

Langetermijncomplicaties
Blijvende of recidiefklachten door onvoldoende wegnemen van de oorzaak van de tendoperiostose kunnen een reden zijn voor een hernieuwde, uitgebreidere operatie.

7 Polsoperatie

7.1 Polsartrodese

Bij ernstige pijn in de pols door een vergevorderd stadium van artrose door reumatische destructies of door posttraumatische misvorming van het gewricht kan een polsartrodese geïndiceerd zijn. Sommige vormen van neurologisch lijden kunnen, door paralysen en contracturen, vorm- en functieafwijkingen van onder andere de pols tot gevolg hebben. Soms kan in deze gevallen door een polsartrodese verbetering worden bereikt.

Operatie-indicatie: Vergevorderde afwijkingen in het polsgewricht ten gevolge van een trauma, reuma, artrosis, sommige vormen van paralysen en contracturen.

Doel van de operatie: In functionele stand vastzetten van het polsgewricht.

7.1.1 Preoperatieve fase

Specifieke benodigdheden
- bloedleegteapparatuur en bloedleegtemanchet
- boorapparatuur
- persluchtslang
- armtafel

Specifiek instrumentarium
- AO-kleinfragmentinstrumenten
- raspatorium volgens Willinger of Farabeuf
- knabbeltang
- scherpe lepel
- kleine bothevels volgens Hohmann

7.1.2   Peroperatieve fase

Operatieprocedure

Met een klein buitenmes worden over het metacarpale III tot aan het distale radius-uiteinde de huid en de subcutis geïncideerd. Met een binnenmesje wordt de wond verder geopend, waarbij het extensor retinaculum met een binnenmesje gekliefd wordt. Het operatiegebied wordt *à vue* gehouden met twee scherpe haken. Met een fijn chirurgisch pincet volgens Gillies worden bloedende vaatjes gecoaguleerd. Met het binnenmes en een chirurgisch pincet wordt verder gewerkt tot op het bot. Het periost wordt van het distale radiusuiteinde afgeschoven met een raspatorium volgens Willinger of Farabeuf. Vervolgens worden de handwortel en het proximale een-derde deel van de metacarpale III met een mesje en een raspatorium vrijgelegd. Nu worden kleine bothevels volgens Hohmann achter het metacarpale bot ingezet. Met een scherp lepeltje, een knabbeltang en eventueel met een 2,5-mm-boortje worden het gewrichtskraakbeen van het distale radiusuiteinde, de proximale delen van de metacarpalia, het os lunatum en het os scaphoideum weggekrabd en wordt het sub-chondrale bot opgeruwd (geaviveerd).

Om de pols te fixeren wordt meestal gebruikgemaakt van een zes- of zevengaats *Drit-telrohr*-plaatje of een 3,5-mm-DC-plaat. Deze platen moeten voorgebogen worden. Tegenwoordig zijn er speciale polsartrodeseplaten beschikbaar. Deze speciale plaat is al in de juiste vorm gebogen.

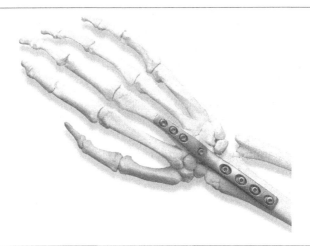

Afbeelding 7.1   Voorgevormde AO-plaat voor de pols

De plaat wordt gepositioneerd op de pols, waarna deze tijdelijk gefixeerd kan wor-den met repositieklemmen. Met 2,7-mm-corticalisschroeven wordt het plaatje eerst op de metacarpale III en daarna met 3,5-mm-corticalisschroeven op de distale radi-us gefixeerd.

Vaak wordt het ulnakopje gereseceerd en in versnipperde toestand als botplastiek in de radiocarpale spleet gelegd. Meestal zal, vóór de wond wordt gesloten, een controleröntgenfoto worden gemaakt om eventuele correcties nog te kunnen uitvoeren. Als de stand en de fixatie van de polsartrodese goed worden bevonden, wordt na achterlaten van een drain het retinaculum teruggehecht met een atraumatische oplosbare USP 3-0. De subcutis wordt gesloten met een geknoopte oplosbare USP 3-0 hechting en de huid met een niet-oplosbare atraumatische USP 3-0 hechting.

7.1.3   Postoperatieve fase

Mobilisatie
Patiënten kunnen de dag na een polsartrodese al gemobiliseerd worden. Zij moeten regelmatig de vingers, onder geleide van de fysiotherapie, bewegen (vingeroefeningen).

Langetermijncomplicaties
Een vertraagde consolidatie en daardoor pseudo-artrose behoren tot de mogelijke complicaties.

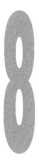

8 Handoperaties

8.1 Operatie van het carpaletunnelsyndroom

De aan de volaire zijde boogvormige handwortel vormt samen met het ligamentum carpi transversum (een krachtige vezelband aan de volaire zijde van de pols) de carpale tunnel, waardoorheen de pezen van de vingerbuigers en de nervus medianus lopen.

Het carpaletunnelsyndroom ontstaat door compressie van de nervus medianus in de carpale tunnel onder het ligamentum carpi transversum.

De compressie ontstaat door vernauwing van de tunnel, waarvoor verschillende oorzaken bestaan, zoals onder andere een reumatische verdikking van de buigpeesscheden, acromegalie of een vroegere polsfractuur.

De symptomen zijn uitstralende pijn in de handpalm en de duim, in de wijs- en middenvinger (vooral 's nachts), prikkelingen en een gevoelsstoornis, gestoorde duimoppositie, verzwakte mogelijkheid een vuist te maken en atrofie van de duimmuis. De patiënten klagen ook over blijvende krachtsvermindering en over aanhoudende pijn die in de arm uitstraalt.

Het carpaletunnelsyndroom komt vooral voor bij vrouwen in de leeftijdscategorie van dertig tot zestig jaar. Er bestaat een relatie met zwangerschap en menopauze.

De operatie, die zowel door de algemeen chirurg, de plastisch chirurg, de orthopedisch chirurg als de neurochirurg kan worden verricht, gebeurt meestal poliklinisch onder lokale analgesie. Op de klassieke en nog altijd toegepaste wijze wordt de operatie uitgevoerd via de open methode, dat wil zeggen via een volaire incisie. De laatste tijd wordt ook wel de scopische techniek gebruikt; deze wordt in dit boek echter niet behandeld.

Operatie-indicatie: Compressie van de nervus medianus.

Doel van de operatie: Klieven van het ligamentum carpi transversum, waardoor de klachten onmiddellijk verdwijnen.

8.1.1 Preoperatieve fase

Specifieke benodigdheden
– armtafel
– bloedleegteapparatuur en bloedleegtemanchet
– loden hand

Specifiek instrumentarium
– peesschaartje
– kleine wondspreider volgens Weitlaner

8.1.2 Peroperatieve fase

Operatieprocedure
Na de lokale analgesie wordt de huid in de handpalm met een klein buitenmes via een midvolaire incisie tot ongeveer 1 cm distaal van de distale polsplooi geopend. Een kleine zelfspreider wordt ingezet.

De aponeurose van de musculus palmaris longus wordt met een binnenmesje in het vezelverloop gekliefd.

Ter hoogte van het ligamentum carpi transversum wordt de nervus medianus opgezocht. Daarna wordt het ligamentum carpi transversum met een prepareer- of peesschaartje naar beide zijden gekliefd, waarbij zorgvuldig elk letsel aan de zenuw en het takje naar de duimmuis wordt vermeden. Als het ligament geopend is, ziet men vaak een reactieve hyperemie in de pezen. Een belangrijke compressie is dan opgeheven.

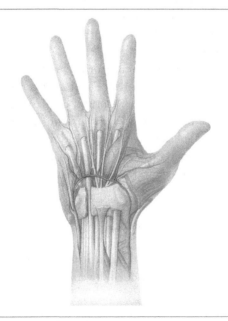

Afbeelding 8.1   De carpale tunnel (canalis carpi)

De aponeurose van de musculus palmaris longus kan met een oplosbare USP 4-0 hechting gesloten worden, maar het is beter om dat niet te doen. Meestal wordt alleen de huid met een niet-oplosbare geknoopte USP 4-0 hechting gesloten.

8.1.3   Postoperatieve fase

Verbinden
In de handpalm worden meerdere uitgevouwen gazen gelegd. Vervolgens wordt een drukverband aangelegd met synthetische watten en een crêpezwachtel om een hematoom en oedeem te voorkomen. De vingers worden hierbij vrij gelaten. Tevens krijgt de patiënt een mitella.

Mobilisatie
De patiënt mag zo snel mogelijk de vingers gaan bewegen om stijfheid te voorkomen.

8.2   Matti-Russe-plastiek

Door een val op de hand kan het os naviculare aan de duimzijde van het polsgewricht breken. De patiënten hebben asdrukpijn van de duim en drukpijn op de *tabatière anatomique* (de anatomische snuifdoos, de holte die bij gestrekt gehouden duim te zien is tussen de strekpezen van de duim, juist distaal van de processus styloideus radii).

Naarmate de fractuur meer naar proximaal ligt, is de kans groter dat het proximale fractuurstuk afgesneden wordt van zijn vaatvoorziening en daardoor necrotisch wordt. De fractuur geneest dan niet, er ontstaat een pseudo-artrose. Dit is op de röntgenfoto te zien, niet alleen door de open blijvende fractuurspleet, die wijder wordt dan kort na het ontstaan van de fractuur, maar ook doordat het necrotische proximale stukje sclerotisch wordt.

Het principe van de Matti-Russe-operatie is het overbruggen van de pseudo-artrosespleet door een spongiosaspaan. Tevens wordt het sclerotische proximale deel uitgehold en opgevuld met een spaan en eventueel nog aanvullend spongieus botweefsel. Daarna volgt langdurige immobilisatie in gips.

Met het os scaphoideum (Grieks) en het os naviculare manus (Latijn) wordt overigens hetzelfde bootvormige botje bedoeld.

Operatie-indicatie: Pseudo-artrose van het os naviculare van de hand (os scaphoideum).

Doel van de operatie: Verwijderen van de pseudo-artrose van het os naviculare en opvullen met een autologe spongiosaspaan.

8.2.1 Preoperatieve fase

Specifieke benodigdheden
- bloedleegteapparatuur en bloedleegtemanchet
- loodschorten
- steriele C-booghoes voor de beeldversterker
- gips

Specifiek instrumentarium
- raspatorium volgens Williger of Farabeuf
- knabbeltang
- scherpe lepel
- bolfrees
- osteotoom
- kleine guts
- hamer
- kleine drevel
- eventueel oscillerende zaag

Ligging van de patiënt
De patiënt wordt in rugligging op de operatietafel gepositioneerd met de te opereren arm gestrekt op het armtafeltje. Er zal in de meeste gevallen onder bloedleegte
geopereerd worden. Aan de kant waar een spaan uit de crista wordt verwijderd,
wordt een kussentje onder de heup gelegd.

Desinfectie en afdekken van het operatieterrein
Eerst wordt over en ruim om de te opereren crista gedesinfecteerd en daarna, terwijl
de omloop de arm bij de bovenarm optilt, circulair de gehele onderarm en hand.
De crista wordt vierkant afgedekt. Daarna gaat een steriel laken over het armtafeltje
en ten slotte wordt over de arm een extremiteitenlaken aangebracht.

8.2.2 Peroperatieve fase

Operatieprocedure
Met een buitenmesje wordt een 5 cm lange volaire lengte-incisie over de pols en
duimmuis, langs de radiaire rand van de flexor carpi radialispees, in de huid en subcutis gemaakt. De nervus radialistak wordt opgezocht en zorgvuldig opzij gehouden.
De wond wordt opengehouden met twee kleine scherpe haken. Met een klein binnenmes worden de fascie en de flexor retinaculum in dezelfde richting gekliefd,
waarbij de aldaar verlopende volaire arteria radialistak dient te worden gespaard. Met
een gaas en door coaguleren van vaatjes via een fijn chirurgisch pincet worden bloedinkjes gestelpt.
De scherpe wondhaken worden vervangen door twee stompe haken, waarmee de pezen opzij gehouden worden. Tussen de pezen van de musculus flexor pollicis longus

en de flexor carpi radialis wordt het kapsel bereikt, dat met een prepareerschaartje en een fijn chirurgisch pincet in dezelfde richting wordt geopend. Het os naviculare, de pseudo-artrose, het os lunatum en het os capitatum worden gelokaliseerd. Eventueel kan men een röntgenfoto maken of doorlichten met een lokalisatienaald in de pseudo-artrose. Door de hand in 30 graden te flecteren krijgt men beter zicht op het os naviculare. Met een mesje en een fijn chirurgisch pincet wordt de pseudo-artrose geaviveerd, waarbij het sclerotische bot met een bolfreesje of een scherp lepeltje tot op de doorbloede spongiosa verwijderd wordt.

Haaks op de fractuur wordt met een gutsje en een hamer of met een bolfrees een sleuf in beide fractuurdelen gemaakt, waar later het botspaantje in gedreveld zal worden.

De sleuf wordt gespoeld met NaCl 0,9% en de wond wordt met een gaas afgedekt.

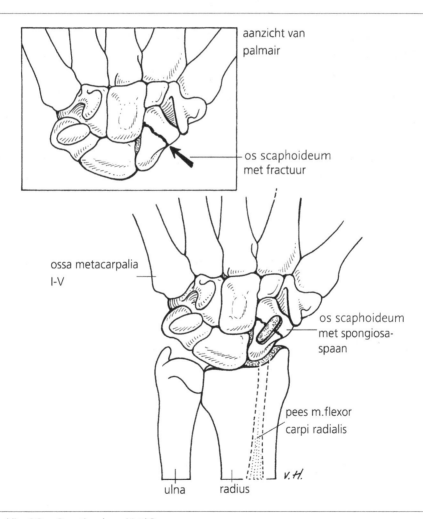

aanzicht van palmair

os scaphoideum met fractuur

ossa metacarpalia I-V

os scaphoideum met spongiosa-spaan

pees m.flexor carpi radialis

v. H.

ulna   radius

Afbeelding 8.2   Operatie volgens Matti-Russe

Er wordt nu een spongieuze spaan uit de crista gehaald. Met een buitenmes wordt er een kleine incisie gemaakt over de bekkenkam. Met een binnenmes wordt de wond verder geopend. De wond wordt opengehouden met twee scherpe haken volgens Volkmann. Eventuele bloedende vaatjes worden met een fijn chirurgisch pincet gepakt en gecoaguleerd. Met een raspatorium volgens Willinger of Farabeuf wordt het periost afgeschoven. Daarna wordt met een osteotoom en een hamer of met een oscillerende zaag uit de buitenste lamina van de crista een corticospongieuze spaan verwijderd.

De spaan wordt met een knabbeltang en een snijdende beentang tot een cilinder gevormd, die in de in het os naviculare gemaakte sleuf past. De spongiosa, welke van de spaan wordt afgeknabbeld, wordt door de instrumenterende zorgvuldig opgevangen en in een kommetje met een weinig fysiologisch zout bewaard. Het spaantje wordt in een droog kommetje onder een vochtig gaas bewaard.

De operatie aan de hand wordt vervolgd. De spaan wordt met een kleine drevel en een hamer in de gemaakte sleuf gedreveld. Hij dient zo goed te passen dat hij voldoende klem zit om de beide fractuurdelen ten opzichte van elkaar te immobiliseren, maar mag tevens niet de beide delen uit elkaar houden. Dan volgt controle van de goede stand en fixatie van beide fractuurdelen ten opzichte van elkaar. Als het goed is, beweegt het os naviculare bij bewegen van de pols op normale wijze als één geheel mee, dat wil zeggen er mag daarbij geen beweging in de pseudo-artrose te zien zijn. Als de constructie niet stabiel is, kan men door verder uithollen van de beide fractuurdelen, met bolfrees of scherp lepeltje, en door een groter spaantje te maken wel stabiliteit bereiken. Kleine resterende openingen kunnen nog worden opgevuld met overgebleven spongiosasnippers, maar deze mogen niet dienen als poging om stabiliteit te bereiken.

Met röntgendoorlichting worden de goede stand van de fractuurdelen en de opvulling van de holte gecontroleerd en, als men het resultaat accepteert, op een röntgenfoto vastgelegd.

Sluiten van de bekkenwond

Na het achterlaten van een Redon-drain wordt de fascie gehecht met geknoopte oplosbare USP 0 of 1 hechtingen. De subcutis wordt met geknoopte oplosbare USP 2-0 hechtingen en de huid met een niet-oplosbare atraumatische USP 3-0 hechting gesloten.

Sluiten van de polswond

Het kapsel wordt met enkele approximerende oplosbare USP 3-0 hechtingen gesloten. Vervolgens wordt het retinaculum, na het terugleggen van de pezen van de flexor carpi radialis en de flexor pollicis longus, met een oplosbare USP 2-0 hechting gesloten. Er wordt een dunne Redon-drain achtergelaten, waarna de subcutis met geknoopte oplosbare USP 3-0 en de huid met een atraumatische niet-oplosbare USP 4-0 gesloten worden.

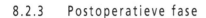

8.2.3   Postoperatieve fase

Verbinden

De Redon-drains worden op een vacuümflesje aangesloten en opengezet. Op de bekkenwond gaat een wondpleister. De polswond wordt afgedekt met gazen, waaruit de looddraad is verwijderd. Over de onderarm, hand en grondfalanx van de duim wordt een circulair gespleten gips aangelegd. Het gips wordt aangelegd met de pols in 10 tot 20 graden dorsaalflexie, de duimtop in oppositie met de wijsvingertop en het vlak van de eerste *webspace* en het eerste metacarpale in 90 graden met het vlak van de handrug. In de handpalm moet het gips tot de proximale buigplooi reiken en niet verder, om het buigen van de metacarpale gewrichten niet te belemmeren. Na een week wordt het gips circulair gemaakt.

Mobilisatie

Vanaf de eerste dag postoperatief wordt begonnen met oefeningen van de vingers, de elleboog en de schouder. Na ongeveer twaalf weken (afhankelijk van de consolidatie) wordt het gips verwijderd en kunnen ook de duim en de pols worden geoefend.

Langetermijncomplicaties

Indien de spongiosaspaan verplaatst is, kan een vertraagde consolidatie optreden of kan de pseudo-artrose niet genezen.

8.3   Sardella-plastiek

Operatie-indicatie: Artrose van het carpometacarpaal-I-gewricht (CMC-I).

Doel van de operatie: Het verminderen van de pijnklachten door het verwijderen van het os trapezium en opvullen van de holte met een peesslip van de palmaris longus of de flexor carpi radialis als *spacer*. Bij jonge patiënten die nog veel kracht moeten zetten gaat de voorkeur uit naar een artrodese van het CMC-I-gewricht.

8.3.1   Preoperatieve fase

Specifieke benodigdheden
– bloedleegteapparatuur
– bloedleegtemanchet

Specifiek instrumentarium
– arterieklemmen volgens Mosquito
– klein raspatorium
– peesstripper

8.3.2   Peroperatieve fase

Operatieprocedure

De incisie wordt gemaakt met een buitenmesje over het CMC-I-gewricht ter hoogte van de *tabatière anatomique* (snuifdoos). De wond wordt verder geopend met een binnenmesje, een fijne prepareerschaar en een fijn chirurgisch pincet. Er worden twee scherpe Freer-haakjes in de wondranden geplaatst om de wond open te houden. De nervus radialistak wordt opgezocht en zorgvuldig met een stomp haakje opzij gehouden. Tussen de duimextensoren wordt het CMC-I-gewricht opgezocht. De arteria radialistak wordt gespaard. Het proximale deel van het CMC-I-gewricht wordt gevormd door het os trapezium, dat rondom met een mesje en een chirurgisch pincet scherp uitgeprepareerd wordt. Om het botje op te tillen, zodat het uitpellen makkelijker zal gaan, kan een klemmetje volgens Kocher aangegeven worden. Wanneer het os trapezium geheel verwijderd is, wordt met behulp van een peesstripper de pees van de musculus palmaris longus weggehaald. Deze pees is in het midden van de pols goed zichtbaar wanneer men duim en pink naar elkaar beweegt en tegelijk de pols iets naar binnen buigt (10% van de bevolking mist deze pees). Deze pees wordt als een 'deksel van een blikje sardientjes' opgerold en in de ontstane holte gehecht met enkele oplosbare USP 2-0 hechtingen. Een dunne (Ch 8) Redon-drain wordt ingebracht, waarna de huid met onoplosbare USP 4-0 gesloten wordt.

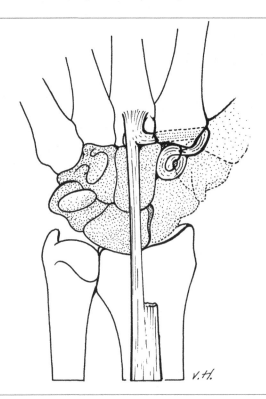

Afbeelding 8.3   Sardella-plastiek

8.3.3   Postoperatieve fase

Verbinden
De wond wordt verbonden met uitgehaalde gazen en synthetische watten. Daarna wordt een dorsale onderarmgipsspalk aangelegd, die zich naar distaal uitstrekt over de grondfalanx van de duim.

Mobilisatie
Vanaf de eerste postoperatieve dag wordt begonnen met oefeningen voor de vingers, de elleboog en de schouder. In bed wordt de hand hoog gelegd op kussens. De patiënt mag vanaf de eerste postoperatieve dag lopen met de arm in een hoge mitella. Zeven tot tien dagen postoperatief worden de hechtingen verwijderd en wordt een circulair onderarmgips tot en met de grondfalanx van de duim aangelegd (naviculair gips). Zes weken postoperatief wordt het gips verwijderd en mag de patiënt ook de duim gaan oefenen.

Langetermijncomplicaties
In sommige gevallen kan het voorkomen dat de pijn onvoldoende is verdwenen. Men kan overwegen alsnog een artroplastiek te verrichten. Ook kunnen instabiliteitsklachten van de duim optreden en krachtsverlies.

8.4   Artrodese van de duim

Operatie-indicatie: Een idiopathische of posttraumatische artrose en chronische pijnklachten.

Doel van de operatie: Het verstijven van het duimgewricht door middel van osteosynthesemateriaal zoals een *Zuggürtung* of twee Kirschnerdraden, of één of meer schroefjes. Soms wordt de gewrichtsholte opgevuld met spongiosa afkomstig uit de crista. Het kraakbeen van de gewrichtsvlakjes wordt in ieder geval verwijderd om een hecht aaneengroeien van de ossa metacarpalia en de proximale falanx te bewerkstelligen.

8.4.1   Preoperatieve fase

Specifieke benodigdheden
– kleine boor- en zaagapparatuur

Specifiek instrumentarium
– klein instrumentarium (fijne klemmetjes, klein raspatorium)
– spongiosaplastiekset
– cerclageset, draadkniptang/buigtang

113

8.4.2 Peroperatieve fase

Operatieprocedure

De incisie van de huid en de subcutis verloopt dorsaal over de duimbasis. Met kleine wondhaken worden de wondranden uiteengehouden. Met het binnenmes wordt de strekpees van de duim in de lengte gekliefd en met stompe wondhaakjes opzij gehouden. Het periost wordt afgeschoven met een klein raspatorium. Vervolgens worden onder de falanx kleine smalle Hohmann-bothevels geplaatst. Met een 1,5-mm-boortje, dat met behulp van de Jacobs-klauw op de boor geplaatst is, wordt een tunnel in het os metacarpale voor de cerclagedraad geboord. Met het microzaagje worden de gewrichtsvlakken van de metacarpale en de proximale falanx gereseceerd, zodanig dat een fysiologische stand bereikt wordt na repositie. Tijdens het zagen en boren spoelt de operatieassistent het wondbed. Door de tunnel wordt een korte dunne cerclagedraad geleid. Met een dikkopje wordt de draad door de tunnel getrokken. Eventueel wordt wat spongiosa afkomstig uit de crista tussen de gewrichtsvlakken gelegd.

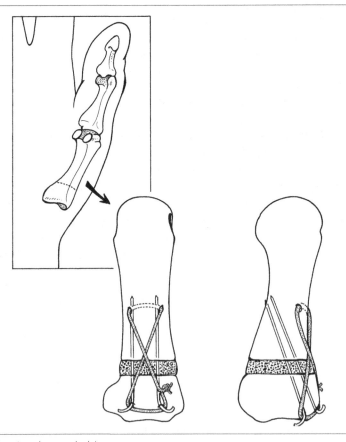

Afbeelding 8.4   Artrodese van de duim

Carpo-metacarpale I/cmc I

Een korte Kirschner-draad wordt in de boormachine geplaatst. Deze wordt in de lengterichting door het os metacarpale geboord. Vervolgens wordt parallel hieraan een tweede Kirschner-draad geboord.

Nu wordt de cerclagedraad zowel proximaal als distaal om de uiteinden van de Kirschner-draden geslagen zodat de vorm van een acht ontstaat.

De cerclagedraden worden aangespannen met een dikkopje en getwist. De Kirschner-draden worden afgeknipt en met de buigtang worden de uiteinden naar binnen gedraaid.

Het kapsel wordt met enkele oplosbare hechtingen USP 2-0 gesloten en de huid met onoplosbaar USP 4-0 hechtmateriaal.

8.4.3   Postoperatieve fase

Verbinden

De hand wordt verbonden met een drukverband, eventueel voor de eerste week verstevigd met een (licht) gipsspalkje. De cristawond wordt bedekt met een absorberend wondverband.

Kortetermijncomplicaties

Een nabloeding uit de afgezaagde gewrichtsvlakken is denkbaar. Het opnieuw aanleggen van het drukverband in combinatie met het omhoogleggen van de onderarm en hand zal meestal afdoende zijn. Bij groot bloedverlies kan een re-exploratie nodig zijn. Het in eerste instantie opheffen van de bloedleegte alvorens de wond gesloten wordt, kan nog enkele openstaande vaatjes aan het licht brengen.

Deel 4 Operaties aan de wervelkolom

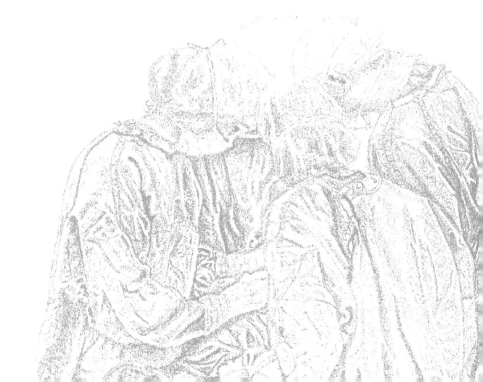

9 Inleiding

De lage-rugpijn, die iedereen wel eens heeft, kan samenhangen met het verstrijken van de jaren, de belasting van de rug en de constitutie. De klachten gaan meestal spontaan over. Aandacht voor de lichaamshouding en lichaamsbeweging (licht sporten) kunnen zinvol zijn. Een gunstig effect van bedrust is niet aangetoond. Soms is fysiotherapie of Mensendieck voor instructie en begeleiding bij ernstiger of langduriger klachten aangewezen. Operatieve behandeling van chronische rugpijn is zelden geïndiceerd.

Operaties aan de wervelkolom worden zowel door orthopedisch chirurgen als door neurochirurgen uitgevoerd. De rugafwijkingen variëren van de veelvoorkomende hernia nuclei pulposi (HNP) tot de minder frequente maar veel moeilijker te behandelen scoliose.

De meest voorkomende tumoren van de wervelkolom zijn metastasen van een long-, prostaat-, nier-, mamma-, maag- of colontumor.

Soms kan een benigne tumor van de wervelkolom ontstaan, het zogenoemde osteoïd osteoom. Deze tumor kenmerkt zich door hevige pijnen en een eventuele dwangstand van de wervelkolom. Ook het snelgroeiende osteoblastoom is benigne, maar doordat de tumor zo snel groeit kunnen neurologische uitvalsverschijnselen ontstaan door verdringing van ruggenmerg en zenuwwortels.

Een osteosarcoom is een maligne primaire bottumor. De maligne tumoren manifesteren zich door hevige rugpijn en vaak als een inzakkingsfractuur; ze geven na verloop van tijd vaak neurologische uitvalsverschijnselen.

Neurogene tumoren gaan uit van het ruggenmerg, de wortels of van de bekledende dura.

9.1 Algemene richtlijnen

9.1.1 Preoperatieve fase

Voorbereiding van de operatie

Temperatuur: ongeveer 18 °C en een *down flow*.

Licht: tl-verlichting op normale sterkte en de operatielamp gecentreerd op 110 cm; de lamp recht boven het operatieterrein hangen.

Randapparatuur: bipolair-diathermie, zuigunit.

Operatietafel: standaard operatietafel met warmtematras. Voor een spondylodese kan de tafel in verband met de doorlichting in zowel AP als LP soms omgebouwd worden.

Ligging van de patiënt

Voor wervelkolomoperaties kan de patiënt gepositioneerd worden in salaamhouding of de *Jack-knife*-ligging, in buikligging met afhangende benen. Als het ziekenhuis beschikt over Maquet-operatietafels kan ook voor een *Andrew's spinal surgery frame* gekozen worden.

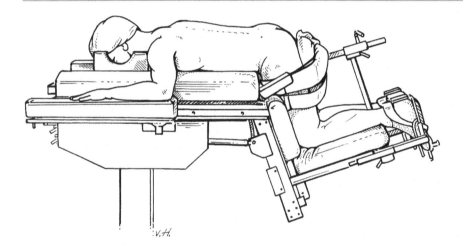

Afbeelding 9.1   Andrew's spinal surgery frame

In salaamhouding ligt de patiënt voorover. Deze knie-ellebooghouding wordt bereikt met een groot rond kussen onder de thorax, zodat de buik vrij ligt, een bilsteun en een kleine rol onder de voeten van de patiënt.

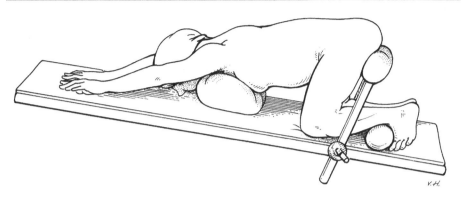

Afbeelding 9.2   Salaamhouding

Sommige operateurs prefereren de *Jack-knife*-ligging en weer anderen opereren de patiënt liever in zijligging. Omdat het merendeel (80% van de operateurs) de salaamhouding prefereert, wordt hiervan uitgegaan.

De bedoeling van de salaamhouding is:
– dat de lumbale wervelkolom wordt gekyfoseerd, waardoor meer ruimte tussen de wervelbogen ontstaat;
– dat de buik vrij hangt, waardoor minder stuwing in de vaten plaatsvindt en er daardoor minder bloedingen in het operatiegebied zullen ontstaan.

De patiënt steunt, met de bovenbenen licht gespreid, op de knieën met de onderarmen op steunen naast het hoofdeind van de tafel. De elleboog ligt hierbij vrij zodat geen druk op de nervus ulnaris kan ontstaan. Een groot rolkussen ondersteunt de thorax, maar men kan in plaats van één rolkussen ook twee wigvormige kussens vanuit de zijkanten onder de schouders aanbrengen. Soms zijn twee zijsteunen aan de tafel nodig om afglijden van de knieën van de tafel te voorkomen. Deze zijsteunen mogen dan niet op de fibulakopjes drukken, vanwege de kans op peroneusparese.

De billen worden ondersteund door een dun rolkussen, dat met twee zijstangen aan de tafel is bevestigd, de zogenoemde bilsteun. De knieën mogen niet te sterk gebogen zijn (dus niet de billen op de hielen) in verband met het gevaar van afknikken van vaten en zenuwen in de lies en knieholte.

Onder de enkels komt een klein rolkussen te liggen, zodat de voeten niet op tafel in spitsstand worden gedrukt. Ten slotte wordt de tafel in anti-Trendelenburg gezet, zodat het operatiegebied horizontaal komt te liggen.

Desinfectie en afdekken van het operatieterrein

De gehele rug wordt gedesinfecteerd vanaf de schouderbladen tot en met de billen en zover mogelijk naar lateraal. Er wordt met een standaardpakket vierkant afgedekt. Het operatieterrein wordt met incisiefolie bedekt, waarbij voor de spondylodese één van beide crista iliaca (hier wordt uiteraard bot uit de achterzijde van de crista genomen) tot het operatieveld behoort.

9.1.2 Peroperatieve fase

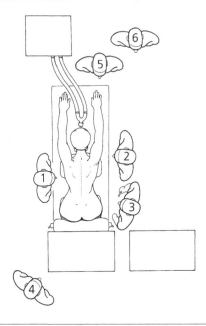

Afbeelding 9.3   Opstelling van het operatieteam bij wervelkolomoperaties

1 operateur	4 omloop
2 assisterende	5 anesthesieassistent
3 instrumenterende	6 anesthesioloog

9.1.3 Postoperatieve fase

Verbinden

Indien een Redon-drain is achtergelaten, wordt deze aangesloten. De wond wordt afgeplakt met een wondpleister, waarna de patiënt, meestal in de operatiekamer, door zijdelings omrollen van de operatietafel in bed wordt gelegd.

Kortetermijncomplicaties (de eerste acht uur)

Een nabloeding kan optreden en uit zich in overmatige drainproductie, hematoomvorming en een doorgelekt verband.

Het gevaar van een doorgelekt verband is een infectie, omdat migratie van micro-organismen mogelijk is tussen de buitenlucht en de wond.

Een hematoom wordt ontlast.

Indien een nabloeding niet te stelpen is door een drukverband is heroperatie noodzakelijk.

Langetermijncomplicaties

Er kan infectie optreden, die behandeld zal worden met antibiotica.

10 Wervelkolomoperaties

10.1 Operatie van een lumbale hernia nuclei pulposi (HNP)

De HNP is een uitpuiling van de weke en onder druk staande nucleus pulposus van een tussenwervelschijf (discus intervertebralis) door een scheurtje in de vezelige buitenrand, de annulus fibrosus. De hernia drukt op de op dat niveau uittredende zenuwwortel of, als deze hernia zeer groot is, op de cauda equina (paardenstaart; de bundel zenuwwortels in het lumbale wervelkanaal).

Het uiteinde van het ruggenmerg ligt ter hoogte van de discus tussen de 1e en 2e lumbale wervel. Boven dit niveau kan een hernia ook op het ruggenmerg drukken, maar een lumbale HNP boven het niveau L3-L4 is zeldzaam. Op de meest voorkomende niveaus van een HNP, dus L4–L5 en L5–S1, kan de hernia dus niet op het ruggenmerg drukken, alleen op de uittredende zenuwwortels.

Op het cervicale niveau echter, waar de HNP ook regelmatig voorkomt, kan behalve op de uittredende wortels ook druk op het ruggenmerg (halsmerg) ontstaan. Ditzelfde geldt voor een thoracale HNP, die echter uitermate zelden voorkomt.

Een operatieve behandeling is maar in 15% van de HNP -gevallen geïndiceerd. In het merendeel van deze gevallen treedt binnen een aantal weken spontaan herstel op. In Nederland worden per jaar ruim 10.000 herniaoperaties verricht door neurochirurgen en/of orthopedisch chirurgen.

De tussenwervelschijf bestaat uit de nucleus pulposus (zachte kern) met eromheen de annulus fibrosus (fibreuze ring).

Door overbelasting (bijvoorbeeld flexie-rotatiebelastingen) kan een scheur ontstaan in de annulus fibrosus, waardoor een deel van de nucleus pulposus, die normaal altijd onder druk staat, naar buiten gaat puilen (vergelijk de binnenband van een fiets die door een gaatje in de buitenband naar buiten puilt). Zodra deze uitstulping een zenuwwortel (radix) beknelt, ontstaat een radiculair syndroom (symptomen zoals prikkelings- en uitvalsverschijnselen, die berusten op een of meerdere laesies van de voor- en/of achterwortels van de ruggenmergszenuwen). Meestal blijft dit beperkt tot prikkeling met uitstralende pijn in het worteltraject (dermatoom: huidgedeelte dat geïnnerveerd wordt door de achterwortel van één ruggenmergszenuw), hetgeen pijn in het been geeft, die niet gepaard gaat met neurologische uitvalsverschijnselen. Activiteit en ook drukverhogende momenten als hoesten, niezen en persen geven toename van klachten.

De conservatieve therapie bestaat uit medicamenteuze pijnstillers en pijn vermijdend gedrag en is erop gericht om de acute pijn te laten afnemen. Dit lukt in 80% van de gevallen. Faalt deze 'symptomatische' behandeling en houden de klachten langdurig aan dan kan de patiënt voor een operatieve behandeling kiezen.

Door belangrijke gevoelsstoornissen of spierparesen moet soms op medische indicatie sneller tot operatief ingrijpen besloten worden. Bij het caudasyndroom (neurologisch uitvalsverschijnsel waarbij mictie en/of defecatieaandrang zijn opgeheven en paresen kunnen optreden; ook wel rijbroekhypalgesie met blaasretentie genoemd) bestaat zelfs een spoedindicatie voor operatie binnen 24 uur. Dit geldt ook voor de *sciatique paralysante*, waarbij een beknelde wortel aanvankelijk pijn veroorzaakt (sciatique) en door overmatige druk helemaal uitvalt (paralyse). De pijn is dan over, maar er bestaat een ernstige verlamming.

Ter bevestiging van de op grond van het neurologisch onderzoek gestelde diagnose van een hernia nuclei pulposi gebruikt men tegenwoordig de MRI (magnetic resonance imaging) en/of de CT (computer tomografie) -scan. De caudografie (röntgenografisch onderzoek van de arachnoïdale ruimte beneden de onderste grens van het ruggenmerg) wordt steeds minder gebruikt omdat het een invasief onderzoek is (via lumbaalpunctie) en ook omdat met de moderne niet-invasieve beeldvormende technieken (MRI- en CT-scan) even goede en zelfs betere informatie kan worden verkregen. Met een gewone röntgenfoto kan men soms een discopathie (vernauwing van de tussenwervelruimte) aantonen, maar geen HNP.

De operatie vindt meestal eenzijdig plaats via een zogenoemde transflavale benadering. Het ligamentum flavum (geel ligament), dat tussen de wervelbogen is uitgespannen, wordt hierbij verwijderd. Een bilaterale benadering is mogelijk via een zogenoemde interarcuaire expositie, waarbij het ligamentum interspinosum mede verwijderd wordt. Een laminectomie is bij een ongecompliceerde HNP niet noodzakelijk en zelfs ongewenst. De beknelde wortel wordt vrijgelegd door het uitpuilend deel van de discus (de hernia) te verwijderen, waarna discotomie volgt: de annulus wordt ingesneden, waarna in de intervertebrale ruimte de rest van de nucleus pulposus uitgeruimd wordt.

Het is ook mogelijk het uitgestulpte nucleusweefsel endoscopisch te verwijderen. Omdat dit niet algemeen toegepast wordt, zal deze techniek hier niet beschreven worden.

Operatie-indicatie: Lumbale hernia nuclei pulposi.

Doel van de operatie: Opheffen van de radiculaire pijnklachten.

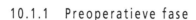

10.1.1 Preoperatieve fase

Specifieke benodigdheden
- kussens voor het positioneren van de patiënt

Specifiek instrumentarium
- breed osteotoom
- laminectomiesperder
- knabbeltang volgens Leksell
- duraspatels
- lang mesheft voor incisie van het ligamentum flavum
- laminectomierongeurs volgens Kerrison, eventueel ook Hajeck
- discuspaktangetjes

10.1.2 Peroperatieve fase

Operatieprocedure
De huid, de subcutis en de fascie worden lumbosacraal in de mediaanlijn geïncideerd met een buitenmes. De lange rugspieren worden met een breed osteotoom of een breed raspatorium zijwaarts afgeschoven van de processi spinosi en de wervelbogen. Eventuele bloedinkjes worden gecoaguleerd met een bipolair pincet, waarna een hemilaminectomiesperder volgens Finochetto wordt ingezet.

Met een knabbeltang volgens Leksell worden spierresten en eventueel een randje van de bovenliggende wervelboog verwijderd, zodat het ligamentum flavum zichtbaar wordt. Met een mesje op een lang mesheft of met een vast durames wordt het ligamentum flavum zeer voorzichtig, om de daaronder liggende dura niet te raken, geïncideerd tot de zilverachtige dura zichtbaar wordt. Er wordt een brede duraspatel ingezet om de onderliggende dura te beschermen. Daarna volgt verdere resectie met een Kerrison-punchtang of een laminectomietang volgens Hajeck (meestal worden verschillende maten gebruikt), waarbij zo nodig ook een klein deel van de aangrenzende boog (laminus) verwijderd wordt. De durazak met de daar uittredende zenuwwortel wordt nu zichtbaar.

Eventueel wordt ook een klein deel van het wervelgewricht met een beitel of punchtang gereseceerd om de toegang te vergroten. Zoveel mogelijk dienen de intervertebrale of facetgewrichten te worden gespaard in verband met de stabiliteit.

De uitpuiling van de hernia is dan te zien of onder de wortels te palperen met behulp van een durataster.

Sommige operateurs zetten nu een gebogen duraspatel in om de uittredende zenuwwortel en de durazak opzij te houden en te beschermen. Soms kost het moeite de wortel en de durazak af te schuiven van de hernia. Mocht er hierbij een beschadiging in de durazak ontstaan, dan kan het defect gehecht worden met een USP 5-0 vaathechting.

De 'discotomie' wordt verricht door met een binnenmesje op een lang mesheft of met een vast lang Halle-discotomiemes de annulus onder de wortel te inciseren, ter plaatse van het discusperforaat dat zich meestal ter hoogte van de discusspleet bevindt.

Eerst wordt de wortelcompressie opgeheven door het perforaat of de sequester met behulp van verschillende discushappers (smalle rechte, brede rechte, smalle opgebogen en brede opgebogen paktangen) te verwijderen, waarna de tussenwervelspleet verder wordt uitgeruimd met een curette of kleine gebogen scherpe lepel.

De wond wordt, eventueel na achterlaten van een vacuüm Redon-drain, in lagen gesloten. De fascie wordt gehecht met oplosbare USP-1 hechtingen in een ronde fascienaald, de subcutis met een oplosbare USP 2-0 hechting en de huid met een niet-oplosbare doorlopende USP 3-0 hechting. Soms wordt de huid intracutaan gesloten. Direct postoperatief wordt het bewegen van de tenen gecontroleerd. Indien de tenen bewegen zijn er geen laesies.

10.1.3 Postoperatieve fase

Mobilisatie

De eventuele Redon-drain wordt de eerste dag postoperatief verwijderd. De patiënt wordt vanaf de eerste dag door de fysiotherapeut gemobiliseerd. De pijn in het been is weg. Diepe wondpijn is de eerste dagen postoperatief een heel normaal verschijnsel. Het advies luidt de activiteiten geleidelijk op te bouwen.

Al naar gelang de ernst van de neurologische uitvalsverschijnselen zal het herstel korte of langere tijd vergen. Het caudasyndroom is berucht voor blijvende mictie- en/of potentiestoornissen.

Langetermijncomplicaties

Tijdens de operatie bestaan risico's voor zenuwwortel- (of ruggenmergs-) beschadiging; deze risico's zijn in ervaren handen tegenwoordig zeer gering.

Een recidief komt in 2-4% van de gevallen voor en is dan aanleiding voor een reoperatie. Bij sommige patiënten zullen de pijn en/of de uitvalssymptomen in het been onvoldoende verdwenen zijn.

Ook bij een geslaagde operatie met verdwijnen van de radiculaire klachten in de benen blijft vaak nog wat rugpijn of een moe gevoel in het lendengebied bestaan.

Een gevreesde, maar door het profylactisch gebruik van antibiotica gelukkig zeldzaam geworden complicatie is de spondylodiscitis.

10.2 Spondylodese

Spondylodese is het vastzetten van twee of meer wervels aan elkaar en wordt verricht bij patiënten met een spontane of traumatische wervelafglijding of een ernstige scoliose. De scoliose is een zijwaartse verkromming van de wervelkolom. Vrijwel altijd gaat dit gepaard met een torsie van de wervels, hetgeen op thoracaal niveau de door de ribben gevormde bochel (gibbus) veroorzaakt. De meest bekende vorm van scoliose is de idiopathische scoliose (dat wil zeggen zonder bekende oorzaak). Dit is de scoliose, die op elke leeftijd bij kinderen kan ontstaan en die, zolang het kind groeit, erger kan worden. De ernst van de scoliose wordt uitgedrukt in de hoek van Cobb, die normaal 0 graden is.

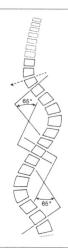

Afbeelding 10.1a Hoek van Cobb

Bovenstaande afbeelding laat de methode volgens Cobb zien om een scoliose röntgenologisch te meten. Trek een raaklijn langs de sluitplaten van de proximale en meest distale wervel die nog bij een bocht hoort. De erop geplaatste loodlijnen vormen samen een hoek die de scoliosehoek wordt genoemd.

Bron: dr. A.J. van der Linden en dr. H. Claessens, *Leerboek Orthopedie*.

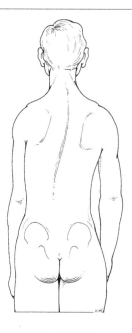

Afbeelding 10.1b Voorbeeld van een persoon met scoliose

Als de hoek meer wordt dan 40 tot 50 graden (dit is afhankelijk van de uitrijping van het skelet, de skeletleeftijd), is operatieve correctie en spondylodese (verstijving van de wervelkolom) geïndiceerd. Onder de 40 tot 50 graden is conservatieve behandeling, dat wil zeggen een corrigerende *brace* en oefentherapie, geïndiceerd. Een kind met een scoliose moet regelmatig worden gecontroleerd tot het volwassen is, in verband met de kans op progressie.

Een tweede belangrijke, hoewel zeldzamere, vorm van scoliose is de scoliose op grond van wervelmisvormingen, zoals halswervels, asymmetrische synostosen, enzovoort. Dit wordt de congenitale scoliose genoemd. Ook deze scoliosen kunnen tijdens de groei steeds ernstiger worden en een tijdige operatieve ingreep dringend gewenst maken.

Behalve de twee genoemde vormen van scoliose zijn er vormen met zeldzame oorzaken, zoals de paralytische scoliose, de scoliose bij neurofibromatosis en de scoliose ten gevolge van een vroegere thoracotomie. Ook deze vormen van scoliose kunnen een operatieve behandeling nodig maken.

De houdingsscoliose is niet, zoals de bovengenoemde scoliosen, een structurele scoliose, maar slechts een gevolg van een slappe houding of van een beenlengteverschil en bij vooroverbuigen verdwijnt de houdingsscoliose. Behandeling is meestal niet nodig; eventueel kan oefentherapie of een hakverhoging worden gegeven.

Het materiaal, waarmee men de spondylodese verricht is botweefsel uit het os ileum en/of de tibia van de patiënt zelf, of donorbot uit de botbank. Omdat het maanden duurt voordat zich een stevige botverbinding tussen de wervels heeft gevormd, is na de operatie langdurige immobilisatie nodig. Een langdurige gipsperiode kan worden voorkomen of worden bekort als men osteosynthesemateriaal gebruikt. Daarbij heeft men de keus uit verschillende fixatiesystemen (cerclagedraden, pedikelschroeven, haken, platen, stangen, connectors, kabel, enzovoort), tot uitgebreide constructies (instrumentaties) toe, waarmee men niet alleen stabiliseert maar ook corrigerende krachten (compressie, distractie, dwarstractie, torsie) kan uitoefenen. Met nadruk moet erop worden gewezen, dat door het osteosynthesemateriaal slechts een tijdelijke, zij het vaak onmisbare, stabilisatie, eventueel tevens correctie, wordt bereikt, maar dat de definitieve correctie pas is ontstaan als zich door de botplastiek een stevige benige verbinding tussen de wervels heeft gevormd.

De plaatsen in de wervelkolom waar men een spondylodese verrichten kan, zijn:
– dorsaal (wervelbogen en facetgewrichten);
– lateraal (processus transversi);
– ventraal (tussen de wervellichamen);
– een combinatie van deze plaatsen.

De dorsale toegangsweg is operatief de eenvoudigste, maar niet alle spondylodeses kunnen via deze weg goed uitgevoerd worden. De ventrale benadering wordt via een thoracotomie, laparotomie of lumbotomie of in combinatie uitgevoerd. De indicatie voor ventrale benadering wordt tegenwoordig minder vaak gesteld door de rigide dorsale systemen die op de markt zijn.

Het indicatiegebied van de spondylodese is uitgebreid, maar niet altijd even onomstreden. Vooral de degeneratieve aandoeningen, waarbij de indicatie wordt gevormd door rugpijn, vormen wat dat betreft een punt van discussie.

Operatie-indicaties
– Ernstige vormen van spondylolisthesis. Dit is het afglijden van een wervel naar voren ten opzichte van de onderliggende wervel met als oorzaken: spondylolysis (defect van het interarticulaire boogdeel door congenitale zwakte of een stressfractuur), congenitaal defect van de intergewrichten, trauma of degeneratieve afwijkingen van de disci en de intergewrichten. Spondylolisthesis komt meestal voor bij de 5e en de 4e lumbale wervel, waarbij, als de afglijding ernstig is, druk op de cauda equina kan ontstaan met als gevolg radiculaire klachten in de benen.
– Tumoren, in combinatie met een resectie.
– Instabiele wervelfracturen en/of luxaties.
– Ideopathische scoliosen met een hoek van Cobb van 50 graden of meer. De spondylodese wordt gecombineerd met correctie door middel van een min of meer uitgebreide instrumentatie.
– Congenitale scoliosen die progressief zijn (oorzaak: wervelmisvormingen zoals halswervels en asymmetrische wervelsynostosen).
– Zeer ernstige kyfose bij de ziekte van Bechterew. De gehele wervelkolom kan in het eindstadium van deze ziekte tot één starre kolom zijn geworden (*Bamboo spine*). Er kan daarbij zo'n ernstige kyfose bestaan, dat de patiënt niet meer vooruit kan kijken en alleen nog zijn eigen benen kan zien. Een correctieosteotomie van de wervelkolom gecombineerd met spondylodese kan dan geïndiceerd zijn.
– Neurofibromatosis (ziekte van Von Recklinghausen).
– Paralytische scoliosen.
– Reumatische destructie van cervicale wervels, waardoor de stabiliteit in gevaar komt en een cervicale dwarslaesie dreigt.

Fixatie van het spondylodesegebied met behulp van osteosynthesemateriaal
In sommige gevallen zal een spondylodese met uitsluitend botspanen niet mogelijk zijn, omdat het botdefect te groot is of de botspanen te weinig stabiliteit bieden. Er zal dan een keuze gemaakt moeten worden voor een bepaald fixatiesysteem. De meeste firma's leveren implantaten met een modulair systeem, zodat tijdens de operatie beslist kan worden of met een plaat, schroeven of een staaf gefixeerd wordt. De fixatiesystemen kunnen behalve voor een spondylodese (een goede indicatie bij spondylolisthesis) ook gebruikt worden voor instabiele fracturen van de thoracolumbale wervelkolom of na resectie van wervels bij primaire of secundaire tumoren. Ten slotte wordt een uitgebreide instrumentatie toegepast bij correcties en spondylodesen wegens scoliosen.
Hoe instabieler de situatie is, des te eerder wordt de indicatie gesteld om zowel dorsaal als ventraal te opereren, meestal in één zitting.
In deze paragraaf wordt één methode beschreven, namelijk de posterolaterale spondylodese met gebruikmaking van pedikelschroeven met plaat of staafverbindingen.

Tegenwoordig wordt ook veel gebruikgemaakt van de zogenoemde *cages*.
Dit zijn kleine titanium 'doosjes' die tussen een wervel geplaatst kunnen worden.
Deze 'doosjes' worden opgevuld met spongiosasnippers.

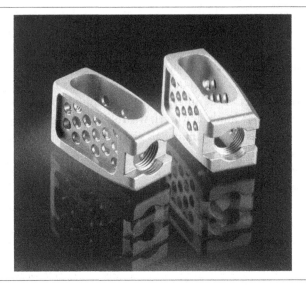

Afbeelding 10.2   Cages

10.2.1   Preoperatieve fase

Specifieke benodigdheden
- persluchtslang
- bot uit de botbank en botmolen
- C-boog en hoes
- kussens en steunen voor het positioneren
- boor- en zaagapparatuur

Specifiek instrumentarium
- spondylodesenet
- raspatoria volgens Cobbs
- rongeurs
- knabbeltangen
- beitelset/gutsenset/spongiosaset
- osteotomen volgens Lexer
- set met specifiek instrumentarium en implantaten:
  - pedikelschroeven zijn er in diverse lengten en de diameter varieert van 4,75 mm tot en met 7,75 mm. De verschillende lengten en dikten van de pedikelschroeven hebben ook betrekking op de plaats waar de schroef wordt ingebracht. Voor het sacrale en/of iliacale gedeelte worden andere schroeven (met een kortere winding) gebruikt dan voor het thoracale of lumbale ge-

deelte; ook zijn er gecanuleerde pedikelschroeven, die onder doorlichting over een geleidedraad ingeschroefd worden;

- staven: een modificatie van de verouderde Harrington-staven. Er zijn staven in diverse lengten (men kan een staaf op iedere gewenste lengte afknippen) en leverbaar in verschillende diameters. De staven worden als lengteverbindingen gebruikt;
- haken: als geen pedikelschroef gebruikt kan worden zal men gebruik kunnen maken van een open of een gesloten haak. De haken zijn ook in diverse uitvoeringen en bladbreedten verkrijgbaar;
- dwarsverbindingen (*cross-connectors*): dit zijn staven/ogen die als dwarsverbinding tussen de staven worden gezet teneinde het ruitenwissereffect te verminderen.

10.2.2   Peroperatieve fase

Operatieprocedure

Over de mediaanlijn van de rug wordt een incisie gemaakt. De subcutis wordt met een mes of met een diathermisch mes gekliefd. Met een mes wordt de fascie over de processus spinosi gekliefd, waarna met een breed osteotoom (40 mm breed) of met een raspatorium volgens Cobbs de paravertebrale spieren van de processus spinosi en de wervelbogen worden afgeschoven. Eventuele bloedende vaatjes worden gecoaguleerd. Er wordt een Finochetto-sperder ingezet om de spieren te spreiden.

Op de plaats voor een lumbosacrale spondylodese worden met behulp van verschillende maten raspatoria en met een grove en fijne knabbeltang de facetgewrichten, het sacrum, de wervelbogen en de processus transversi vrijgelegd. Eventueel pseudo-artroseweefsel (bij een spondylolisthesis) wordt verwijderd, waarna de processus spinosi, de wervelbogen, de processus transversi en de facetgewrichten geaviveerd worden.

Met behulp van de röntgendoorlichting zal de plaats om de pedikelschroef te plaatsen opgezocht worden. In geval van een spondylolisthesis in L4 zullen in de wervellichamen van L4 en L5 pedikelschroeven geplaatst worden.

Plaatsen van de pedikelschroef

Met een lange priem of met behulp van een pedikeltaster (wiebelaar) wordt de richting in de pedikel van bijvoorbeeld L4 bepaald, waarna de pedikel met de priem geopend wordt. Men kan ook eerst een opening maken met een 3,2-mm-boortje om daarna met de priem een kanaal te maken in de pedikel.

Met een gekalibreerde tap (passend bij de pedikelschroefdiameter) wordt het voorgepriemde kanaal getapt, waarna met een taster met schaalverdeling het traject (gevoeld wordt of het pedikelkanaal rondom door bot wordt omgeven) en de schroeflengte vastgesteld worden. Soms wordt de schroeflengte met behulp van de tap vastgesteld. De pedikelschroef wordt met een schroevendraaier in de pedikel en het wervellichaam gedraaid. De pedikelschroeven aan de andere zijde en een niveau lager (L5) worden op dezelfde wijze ingebracht.

Bij de sacrale fixatie (S1) moet de pedikelschroef door de ventrale cortex heen gedraaid worden.

Nu kan een plaat of een staaf aan de schroeven bevestigd worden. De staaf moet meestal eerst met een staafbuiger in de gewenste vorm worden gebogen.

De plaat wordt over de schroeven geschoven en dan gefixeerd door de moeren op de pedikelschroeven aan te draaien.

Distractie, waardoor de lumbale wervelkolom wordt gebogen (gedelordeerd), kan gegeven worden met behulp van de spreidtang. De moeren van de pedikelschroeven moeten dan worden losgedraaid en na de distractie weer aangedraaid. Hierbij moet de pedikelschroef met een tang worden vastgeklemd om meedraaien te voorkomen.

Bij gebruik van een staaf wordt deze eerst op de juiste lengte afgeknipt. Op de pedikelschroeven worden koppelstukken (die een sterke, stabiele verbinding moeten geven) geplaatst en aangedraaid. De staaf wordt met behulp van een staafhouder door de koppelstukken gevoerd, waarna na het assembleren ten slotte de klemschroefjes van de koppelstukken worden aangedraaid.

Spongieus bot wordt aan beide kanten over en in de facetgewrichten (deze worden eerst opengemaakt, om het donorbot ingroeikans te geven) en de processus transversi gelegd, waarna, na het inbrengen van een Redon-drain en eventueel bloedstelpende sponsjes, de wond gesloten wordt.

Daarbij worden voor de fascie oplosbare USP -1 hechtingen, voor de subcutis oplosbare USP 2-0 hechtingen en voor de huid een niet-oplosbare USP 3-0 hechting gebruikt.

10.2.3 Postoperatieve fase

Mobilisatie
De nazorg verschilt per kliniek. Meestal wacht men de wondgenezing tijdens plattebedrust af om dan de patiënt te mobiliseren in een (afneembaar) kunststof korset.

Langetermijncomplicaties
Het kan gebeuren dat geen consolidatie plaatsvindt of dat er een breuk komt in de implantaten.
Infectie.

Deel 5 Operaties aan bekken, heup en proximale femur

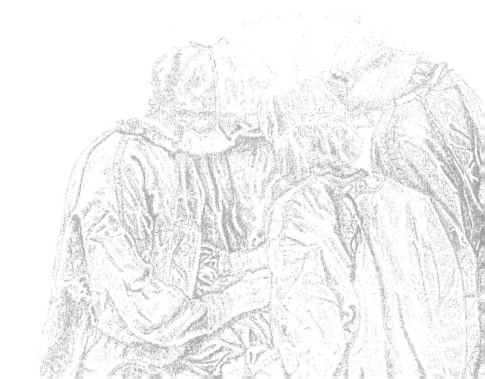

Inleiding

In dit deel worden operaties aan het bekken, het heupgewricht en het proximale femur behandeld. Deze operaties behoren in het orthopedische operatieassortiment tot de grotere ingrepen. De vaak uitgebreide technische aspecten vergen de nodige voorbereiding en inzet. Voor de patiënt betekent de operatie de afsluiting van een periode van wachten en pijn en het begin van een revalidatieperiode en een levensfase waarin opnieuw goed kunnen lopen met recht een hele stap is.

Het vinden van oplossingen voor het slijtageproces van heupgewrichten is al sinds lange tijd een uitdaging waar veel onderzoekers en operateurs zich intensief mee hebben beziggehouden. Niet alleen door slijtageprocessen of door ziekten zoals reuma, maar ook door aangeboren heupafwijkingen kunnen ingrepen aan het heupgewricht noodzakelijk zijn om achteruitgang in het functioneren van het gewricht te voorkomen, de gewenste mobiliteit te verbeteren en/of om pijnklachten te verminderen. Het herstel van de bewegingsfunctie van een gewricht is één mogelijkheid. Een andere methode is het juist niet meer laten bewegen van een gewricht, de artrodese.

In hoofdstuk 12 worden voornamelijk diverse bekkenosteotomieën behandeld. De behandeling van bekkenfracturen komt aan bod in het boek OZT Traumatologie van extremiteiten en bekken. De patiënten met bekkentumoren worden veelal in speciale centra geopereerd. Gelukkig is door de komst van de allografts (bot van donoren), voor sommige patiënten met een dergelijke tumor een reconstructie mogelijk. Helaas zal er altijd een aantal patiënten met een bekkentumor zijn, die alleen genezen kan worden met een hemipelvectomie, waarbij meestal ook het heupgewricht in zijn geheel verwijderd wordt. De operaties van grote bottumoren, meestal uitgevoerd door orthopeden die zijn gespecialiseerd in de oncologie, vallen buiten het bestek van dit boek.

In paragraaf 11.1 worden de algemene richtlijnen voor bekken- en heupoperaties beschreven. Deze richtlijnen gelden ook voor operaties aan het proximale femur omdat het proximale femur op heupniveau benaderd wordt. Paragraaf 12.1 is een inleidende bespreking omtrent bekkenoperaties waarna een aantal bekkenosteotomieën wordt beschreven. In hoofdstuk 13 komen de heupoperaties aan bod en wel de artroplastiek, de revisie en de gewrichtsverwijdering (operatie volgens Girdlestone). De intertrochantere osteotomie wordt in hoofdstuk 14 beschreven.

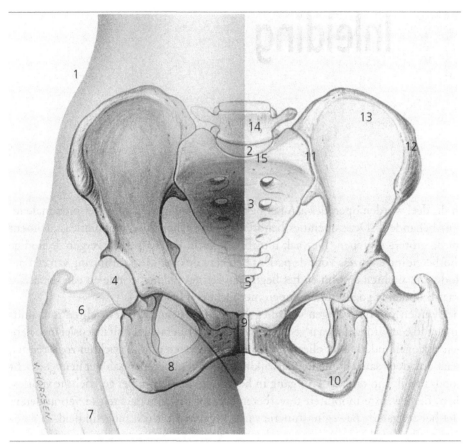

Afbeelding 11.1   Anatomie van het bekken en de heup

1   lende

2   onderste tussenwervelschijf tussen vijfde lendenwervel en heiligbeen

3   heiligbeen (os sacrum)

4   kop van het dijbeen (femur)

5   staartbeen (os coccygis)

6   dijbeenhals (collum femoris)

7   dijbeen (femur)

8   schaambeen (os pubis)

9   kraakbeenverbinding tussen de schaambeenderen (symphysis)

10   zitbeen (os ischii)

11   gewricht tussen bekken en heiligbeen

12   bekkenkam (crista iliaca)

13   darmbeen (os ilium)

14   vijfde lendenwervel

15   vooruitstekend deel van het heiligbeen (promontorium)

Het heupgewricht bestaat uit de kop van het femur (caput femoris) en de kom (acetabulum) in het heupbeen (os coxae). Het os coxae is samengesteld uit het os pubis, het os ilium en het os ischii. Deze drie botten komen in het acetabulum samen. Het collum (de hals) vormt de verbinding tussen de kop en de femurschacht. Aan de basis van de hals en aan het proximale uiteinde van de femurschacht bevinden zich de trochanter major en minor, waaraan belangrijke spieren ter oriëntatie dienen. Het gewricht is omgeven door een gewrichtskapsel en diverse ligamenten. Eén ligament vormt ook de verbinding tussen de kop en de kom: het ligamentum teres. De belangrijkste spieren die de heup omgeven, en tijdens een totale heupoperatie voor een deel te zien zijn, zijn: de grote, de middelste en de kleine bilspier (gluteus maximus, medius en minimus) en de spanner van het peesblad van het bovenbeen (tensor fasciae latae). De groep van de korte rotatoren (onder andere de tweelingspier – musculi gemelli – en de peervormige spier – musculus piriformis –) zijn in dit verband ook te noemen. Deze en andere spieren maken het mogelijk dat het heupgewricht in de drie hoofdrichtingen is te bewegen: abductie en adductie, anteflexie en retroflexie, endorotatie en exorotatie. De heupzenuw – nervus ischiadicus – is de grote zenuw die in het heupgebied ligt.

11.1 Algemene richtlijnen voor operaties aan het bekken, heupgewricht en proximale femur

11.1.1 Preoperatieve fase

Voorbereiding van de operatie

Temperatuur:	ongeveer 18 °C en een *down flow*.
Licht:	tl-verlichting op normale sterkte en de operatielamp gecentreerd op 110 cm; de lamp over de schouder van de operateur op het operatieterrein richten.
Randapparatuur:	diathermie, zuigunit, persluchtaansluiting en doorlichtingsapparatuur.
Operatietafel:	standaard operatietafel of extensietafel met warmtematras.

Toestand van de patiënt bij ontvangst

Operaties aan heup en bekken vergen veel van het incasseringsvermogen van patiënten. De ingrepen zijn over het algemeen zwaar. Vaak worden heupoperaties onder regionale anesthesie uitgevoerd, wat voor de patiënt vaak een lange lig betekent. Ook is de herstelperiode lang.

Voordat zowel door de patiënt als door de orthopeed het besluit tot operatie is genomen, zijn soms weken tot maanden en soms zelfs jaren verstreken. Dan komt de patiënt op een wachtlijst en dat vergt meestal nog eens weken of maanden geduld. Opmerkingen en vragen hierover en ook zorgen over een belastende revalidatieperiode, de situatie thuis en nog veel andere problemen kunnen vóór de operatie door de patiënt aan de omloop worden toevertrouwd en vergen een tactvolle behandeling.

Ligging van de patiënt

Bij operaties aan het bekken zijn rug-, zij- en buikligging mogelijk. De vervanging van een heupgewricht kan zowel in zijligging als in rugligging worden gedaan.

Voor operaties aan het bekken ligt de patiënt in rugligging op een röntgendoorlaatbare tafel met röntgencassettehouder onder het heupgebied, zodat in de eindfase van de operatie controlefoto's kunnen worden gemaakt. In de eerdere operatiefasen worden de röntgencontroles over het algemeen met de beeldversterker verricht.

Bij operaties aan het heupgewricht in rugligging komt onder de te opereren heup een opgevouwen doek of een kussentje.

Bij gebruik van de extensietafel voor operaties aan het proximale femur (fractuurchirurgie) wordt de patiënt in rugligging opgespannen met beide voeten door middel van schoenen of zwachtels gefixeerd op de voetplaten. Voor kleine kinderen worden meestal speciale kindervoetplaten gebruikt.

Desinfectie van het operatieterrein

Voor desinfectie van het operatiegebied gebruikt men bij voorkeur jodiumtinctuur 1%, maar als de patiënt een jodiumallergie heeft, is Hibitane® een goed alternatief. Het te desinfecteren gebied voor de bekken- en heupoperaties strekt zich uit vanaf de mediaanlijn tot over het heupgewricht zover mogelijk naar lateraal en van de tepels tot onder het kniegewricht of tot aan de voet, waarbij het bovenbeen circulair gedesinfecteerd wordt.

Afdekken van het operatieterrein

Bij rugligging wordt allereerst een steriele doek met een impermeabele laag onder de heup geschoven. Hiervoor kan het nodig zijn dat de omloop het been abduceert over het gezonde been. Vervolgens wordt het been weer in middenstand gehouden zodat de heup weer op de operatietafel rust. Dan wordt onder het been een ruim steriel laken gelegd. De omloop houdt het been bij de hiel omhoog. Vervolgens wordt over de voet een zak of stockinette getrokken. De stockinette wordt door de instrumenterende uitgerold tot halverwege het bovenbeen. De assistent houdt het been bij de voet omhoog. De stockinette wordt rondom afgeplakt. Hierna wordt een U- of splitlaken onder het been doorgehaald en vastgeplakt. Aan de binnenzijde wordt het U-laken zo geplakt, dat de genitaliën volledig bedekt zijn. Aan de bovenzijde wordt een groot laken geplakt. Dit wordt door de anesthesieassistent tussen twee infuuspalen gespannen. Er moet wel voldoende ruimte voor de C-boog zijn. Tot slot wordt het incisiefolie geplakt.

Bij gebruik van de extensietafel wordt meestal gebruikgemaakt van een verticaal isolatielaken, waarmee het operatieterrein in één keer wordt afgedekt.

11.1.2 Peroperatieve fase

Opstelling van het operatieteam

De positie van het team is onder andere afhankelijk van de positie van de te gebruiken randapparatuur. De operatietafel kan, indien nodig, zodanig gedraaid worden dat het operatieterrein optimaal benaderd kan worden. Bij de operaties aan bekken en heup is, zoals eerder gezegd, vaak röntgenapparatuur nodig. Hiervoor is een speciale operatietafel vereist, de extensietafel of rektafel; daarmee kunnen de posities van de benen apart worden ingesteld, zodat het heupgebied optimaal bereikbaar is voor de röntgenapparatuur.

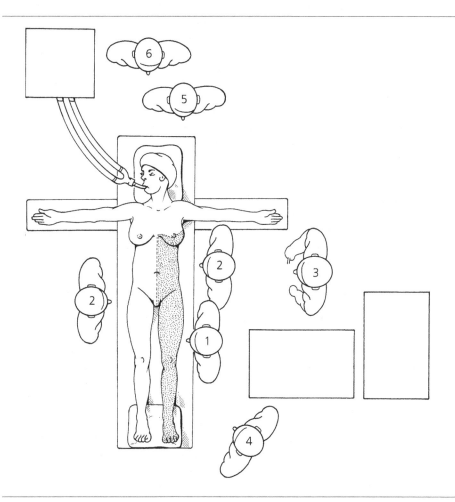

Afbeelding 11.2   Opstelling van het operatieteam bij operaties aan bekken, heup en proximale femur

1 operateur   4 omloop

2 assisterende   5 anesthesieassistent

3 instrumenterende   6 anesthesioloog

11.1.3   Postoperatieve fase

Toestand van de patiënt bij vertrek

Soms is de patiënt na de operatie onrustig, koud en rillerig. Ervan uitgaand dat de anesthesioloog gezorgd heeft voor voldoende aanvulling van het vochtverlies en de patiënt niet in shock is, kan hypothermie na de operatie een gevolg zijn van de lange tijd ontkleed stilliggen zonder spieractiviteit bij een lage operatiekamertemperatuur. Bovendien zal de lichaamstemperatuur door koude spoel- en infuusvloeistoffen en door het openliggen van een groot wondgebied ook dalen. Men zal hier al tijdens de operatie rekening mee moeten houden door het warmteverlies zoveel mogelijk tegen te gaan en na de operatie de patiënt direct te verwarmen. In veel ziekenhuizen worden de patiënten tijdens de operatie ingepakt in speciaal aluminiumfolie en warme moltons en maakt men gebruik van warme spoelvloeistoffen.

Kortetermijncomplicaties (de eerste acht uur)

Na bekken- en heupoperaties kan een nabloeding optreden die zich uit in overmatige drainproductie, hematoomvorming en een doorgelekt verband. Het gevaar van een doorgelekt verband is een infectie omdat migratie van micro-organismen mogelijk is tussen de buitenlucht en de wond en dus de prothese en het bot. Als het een kleine nabloeding is, wordt met steriele handschoenen en met steriele gazen over het bestaande verband, dat op de wond moet blijven zitten, bijverbonden. Daaroverheen wordt weer een stevig spicaverband aangelegd.

Een met bloed doorweekt gaas werkt als een hevel op de wond. Het doorweekte gaas moet met steriele handschoenen worden verwijderd. Daarna moet men de wond desinfecteren, afdekken met steriele gazen en daarover weer een stevig spicaverband. Als de wond desondanks ernstig blijft doorbloeden, is een wondrevisie op de operatiekamer noodzakelijk. Gedacht moet worden aan een te hoge spiegel van anticoagulantia. Laboratoriumonderzoek is bij hardnekkige bloedingen geïndiceerd.

Luxatie of subluxatie kan optreden en zal gereponeerd moeten worden.

Langetermijncomplicaties

Ten aanzien van infecties wordt onderscheid gemaakt tussen vroege en late infectie. De vroege infectie ontstaat door contaminatie tijdens de operatie. De late infectie wordt veroorzaakt door een hematogene verspreiding van een infectie elders in het lichaam, bijvoorbeeld een urineweginfectie. Omdat de late infectie moeilijk te bestrijden is door antibiotica zal een operatie nodig zijn om de wond te reinigen, waarbij de prothese verwijderd moet worden. Ter plaatse worden antibioticakralen of -matjes achtergelaten.

Luxatie kan optreden en de heup zal gereponeerd moeten worden. In het ernstigste geval is reoperatie geïndiceerd.

Een peroperatieve laesie van de nervus cutaneus femoralis lateralis geeft sensibele stoornissen aan de laterale zijde van het been. Over het algemeen herstelt zich dit na verloop van tijd.

12 Bekkenoperaties

12.1 Inleiding

Veel orthopedische operaties aan het bekken en het proximale femuruiteinde vormen een belangrijk onderdeel van de behandeling van aangeboren heupafwijkingen en de late gevolgen daarvan.

Een congenitale heupluxatie, die niet tijdig en volledig via een conservatieve behandeling is gereponeerd, zal, als de tijd voor een succesvolle conservatieve behandeling is verstreken, bloedig dienen te worden gereponeerd. Dit gebeurt vaak in combinatie met een bekken- en/of femurosteotomie om door de daarmee bereikte standverandering van acetabulum en/of proximale femuruiteinde de stabiliteit van het gewricht te verhogen, dat wil zeggen een recidiverende (sub)luxatie te voorkomen. Op latere leeftijd kan een dysplastisch gewricht, bestaande uit een zich niet 100% concentrisch in de heupkom (acetabulum) bevindende heupkop (subluxatie), een te steil verlopend (vluchtend) pandak (bovenste deel van het acetabulum), een te ondiepe kom en/of een te steil staand kop-halsdeel van het femur (coxa valga), een vervroegde arthrosis deformans veroorzaken met als symptomen pijn en functiestoornissen zoals stijfheid van het gewricht en mank lopen. Door een pandakplastiek of bekkenosteotomie kan worden bereikt dat het acetabulum meer steun geeft aan de heupkop. Ook kan de passing van kop en kom door een standveranderende osteotomie van het proximale deel van het femur worden verbeterd.

Bij een subluxatie zit de kop niet zo diep mogelijk in de kom zoals normaal, maar is er ook niet helemaal uit. De subluxatie gaat samen met de heupdysplasie. Zeker is dat het heupgewricht zich alleen normaal kan ontwikkelen als de kop goed in de kom zit.

Bij de congenitale heupluxatie ligt de kop volledig uit de kom. Deze toestand is al voor de geboorte ontstaan, vaak bij een stuitligging. Een erfelijke belasting is dikwijls wel, soms niet aantoonbaar (dit geldt ook voor de dysplasie en subluxatie). De eerste weken na de geboorte kan de heup nog makkelijk spontaan of door manipulatie terugschieten in de kom, maar er ook weer uitraken. Meestal ontstaat er binnen enkele dagen tot weken vanzelf een repositie. Als de repositie volledig is, ontstaat een normale heup. Als de repositie onvolledig is, ontstaan een subluxatie en dysplasie.

Als de heup geluxeerd blijft en de kop na enkele weken niet meer zonder behande-ling terug kan in de kom, ontstaat de echte congenitale heupluxatie en naarmate de luxatie langer onbehandeld blijft, een toenemende dysplasie.

Het symptoom van Ortolani en Barlow

Ortolani (1937) en Barlow (1962) beschreven een onderzoek om bij pasgeborenen heupluxaties op te sporen. Bij ab- en adduceren van de bovenbeentjes van de baby voelt de onderzoeker, als de heup luxeerbaar is, dat de kop in respectievelijk uit de kom schiet. Dit onderzoek moet kort na de geboorte plaatsvinden, want na enkele dagen tot weken, dit verschilt per baby, is het symptoom niet meer op te wekken, onafhankelijk van het feit of de heupkop wel of niet in de kom zit.

Behandeling van dysplasie, subluxatie en luxatie van de heup

Naarmate de behandeling later begint, zal deze langduriger en ingrijpender zijn. De volgende korte opsomming van behandelingen van oplopende uitgebreidheid en tijdsduur bij toenemende leeftijd geeft daarvan een beeld.

Kort na de geboorte zal men een afwachtende houding hebben. Meestal volgt een spontaan herstel.

Treedt geen spontaan herstel op dan bestaat de behandeling uit:

1   het aanbrengen van een abductieapparaat (spalk, kussen, spreidbroek, Pavlik-bandage);
2   op de leeftijd van drie tot zes maanden kan ziekenhuisopname volgen voor trac-tie in bed, daarna repositie en gipsbroek (vaak in narcose), gevolgd door een ab-ductieapparaat, eventueel een abductie-loopapparaat;
3   als 2 aangevuld met een adductoren tenotomie;
4   achttien tot vierentwintig maanden: bloedige repositie met het uitruimen van het acetabulum (het wegnemen van bindweefselingroei) en een kapselplastiek. Daar-na een gipsbroek, gevolgd door een abductieapparaat en daarna een abductie-loopapparaat;
4   twee jaar en ouder: als de heup bij repositie onvoldoende stabiel is en als de dys-plasie voldoende ernstig is, behandeling als bij 4 met daaraan toegevoegd een bek-kenosteotomie om het te steile en te korte pandak een betere stand te geven, zo-dat het een betere bedekking (steun) voor de kop geeft. Er kan ook worden ge-kozen voor een femurosteotomie om het te steile en te veel naar voren gerichte kop-halsdeel een betere stand te geven. Bekken- en femurosteotomie kunnen af-zonderlijk of gecombineerd worden uitgevoerd.

12.2   Overzicht van bekkenosteotomieën

Salter-osteotomie

Eigenlijk heet deze ingreep de innominate osteotomie volgens Salter, omdat de osteotomie door de linea innominata gaat.

Bij kinderen die in aanmerking komen voor een Salter-osteotomie is het heupgewricht geluxeerd of gesubluxeerd en er heeft al een operatieve repositie plaatsgevonden, waarbij onvoldoende stabiliteit is verkregen. Bij een Salter-osteotomie wordt bij kinderen van achttien maanden tot de leeftijd van zes jaar het te steile acetabulum door een iliumosteotomie net boven het acetabulum naar beneden gekanteld, waarbij het distaal van het osteotomievlak gelegen iliumdeel scharniert in de beweeglijke symphysis ossis pubis. Door het been te flecteren en te adduceren ontstaat op de plaats van de osteotomie een opening, waar een botwig uit de crista ingedreveld wordt. Deze botwig wordt gefixeerd met twee Kirschner-draden.

Tevens wordt bij deze operatie een psoas tenotomie (intrapelvine) gedaan, omdat er anders te veel spanning op het gewricht komt te staan.

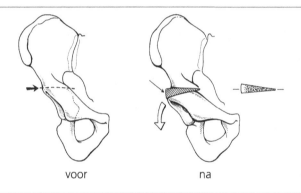

voor   na

Afbeelding 12.1   Salter-osteotomie

Chiari-osteotomie

Als de artrose van de heup wordt veroorzaakt door een ondiep acetabulum met een te kort en steil pandak, waardoor er een onvoldoende overkapping van de femurkop bestaat, kan een bekkenosteotomie geïndiceerd zijn. Een osteotomie volgens Chiari is een mediale verschuivingsosteotomie van het acetabulum ten opzichte van het erboven liggende deel van het ilium en wordt uitgevoerd bij kinderen ouder dan vier jaar met een congenitale subluxatie.

Er wordt een dwarse iliumosteotomie verricht, vlak boven de kapselaanhechting en onder het caput reflexum van de musculus rectus femoris. Door abductie van het been en druk naar mediaal wordt het distale deel met het heupgewricht naar mediaal verplaatst ten opzichte van het proximale deel, waardoor het osteotomievlak van het proximale deel op het heupkapsel en de kop komt te liggen en zo een uitbreiding naar lateraal van het oorspronkelijk te korte pandak gaat vormen.

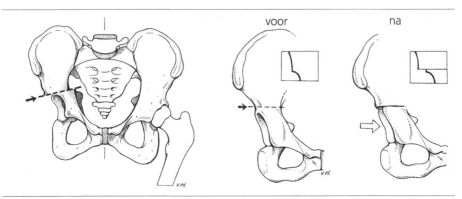

Afbeelding 12.2a en 12.2b   Chiari-osteotomie

Pemberton-osteotomie

De Pemberton-osteotomie wordt bij kinderen van achttien maanden tot de leeftijd van tien jaar uitgevoerd. Bij de Pemberton-osteotomie bevindt het osteotomievlak zich vlak boven het pandak tot vlakbij, maar niet door, de mediale iliumcorticalis. Na de osteotomie wordt het pandak met de osteotoom als hevel naar beneden gekrikt en de spleet, die zo boven het pandak ontstaat, wordt opgevuld met botspaantjes. Hier wordt dus niet het hele distale deel gekanteld met als scharnierpunt de symphysis, zoals bij de Salter-osteotomie, maar ligt het scharnierpunt mediaal van het acetabulum in het ilium.

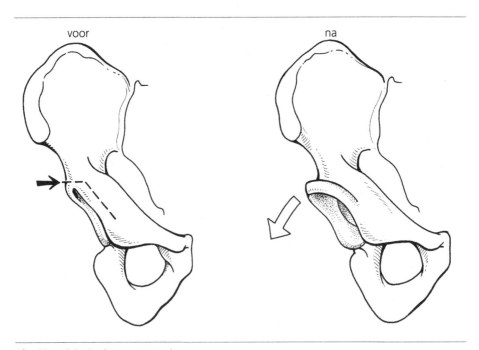

Afbeelding 12.3   Pemberton-osteotomie

Tönnis- of triple osteotomie

De Tönnis- of triple osteotomie (ook wel Steel's operatie genoemd) wordt vooral toegepast bij oudere kinderen en jongvolwassenen, bij wie de symphysis ossis pubis niet meer beweeglijk genoeg is om, zoals bij de Salter-osteotomie, als scharnierpunt te dienen bij de draaiing van het distaal van het osteotomievlak gelegen ilium en acetabulum. In plaats daarvan doet men osteotomieën van de ramus superior en inferior ossis pubis. Samen met de osteotomie boven het acetabulum zijn dit dus drie osteotomieën, vandaar de naam 'triple osteotomie'. Door kanteling van het gehele acetabulum ontstaat een volledige kraakbeenbedekking van de femurkop. Technisch is deze operatie moeilijker dan de osteotomie volgens Chiari of Salter.

Ischemie van de heupkop en daardoor kopnecrose is een gevaar bij alle bloedige reposities. Maar ook bij onbloedige reposities geldt: hoe groter de kracht waarmee wordt gereponeerd en hoe langer en hoe vollediger wordt geïmmobiliseerd, hoe groter de kans is op kopnecrose. Hoe uitgebreider de afwijkingen en de ingrepen zijn des te groter is het gevaar.

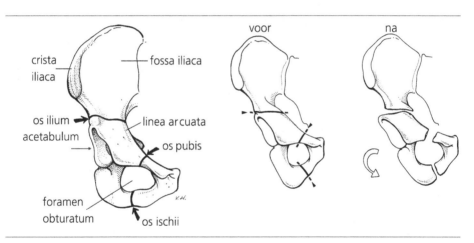

Afbeelding 12.4a en 12.4b   Tönnis- of triple osteotomie

Naast deze osteotomieën zijn er nog vele andere technieken mogelijk. In dit hoofdstuk beperken wij ons tot de osteotomieën volgens Salter, Chiari en Tönnis.

Bij een te kleine *center edge* kan ook goed een augmentatietechniek worden toegepast. De *center edge* (CE-hoek) is een hoekmeting die de maat aangeeft voor de overdekking van de femurkop. Bij een augmentatie wordt de overdekking van de heupkop vergroot door het bovenste deel van de heupkom, de zogenoemde pandakplastiek. Hierbij wordt in het os ilium, net proximaal van de kapselaanhechting, een boogvormige gleuf gebeiteld. In deze gleuf worden één of meerdere botspanen uit de crista gedreveld, die vast tegen het kapsel aanliggen en zo een laterale uitbouw vormen van het te korte pandak. De laterale panrand wordt dus breder gemaakt met behulp van een botspaan of meerdere botspanen.

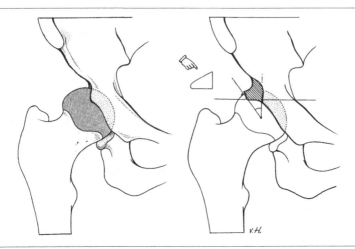

Afbeelding 12.5 Pandakplastiek

12.3   Bekkenosteotomie volgens Salter

Operatie-indicatie: Dysplasie van het acetabulum; ziekte van Perthes (dit is een vorm van heupkopnecrose bij kinderen die zonder aanwijsbare oorzaak ontstaat.

Doel van de operatie: Verbetering van de overdekking van de heupkop door het te steile pandak via een innominate osteotomie in een betere positie te kantelen en te schuiven.

12.3.1   Preoperatieve fase

Specifieke benodigdheden
- zaagapparatuur
- boorapparatuur
- persluchtslang
- beeldversterkerhoes
- incisiefolie
- loodschorten

Specifiek instrumentarium
- drevelset
- Gigli-zaagje
- snijdende beentang
- Kirschner-draden
- lamina- of fractuurspreider
- Deschamps, groot en klein

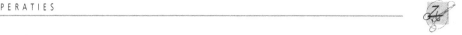

- draadkniptang
- buigtangetje
- bothevels volgens Hohmann
- osteotomen volgens Lexer
- kop- of spongiosadrevel

12.3.2 Peroperatieve fase

Operatieprocedure
Soms wordt bij deze ingreep voor het positioneren/opspannen en voor volledig desinfecteren en afdekken met een puntmesje een adductorentenotomie gedaan, omdat bij de heupdysplasie en (sub)luxatie vaak een adductorencontractuur bestaat die een volledige repositie onmogelijk maakt.

Met een buitenmes wordt een iliofemorale incisie, 2 cm onder de crista, langs de bekkenkam via de spina iliaca anterior superior tot iets onder het midden van het ligamentum inguinale, gemaakt. Met een fijn chirurgisch pincet worden bloedende vaatjes gecoaguleerd.

De nervus cutaneus femoralis lateralis wordt opgezocht en vrijgeprepareerd, geteugeld met behulp van een prepareerklem en een siliconen (vaat)teugel en opzij gehouden.

De musculus tensor fasciae latae aan de laterale zijde en de musculus sartorius aan de mediale zijde worden met een prepareerschaar stomp vrijgeprepareerd, geteugeld met een oplosbare USP 0 hechting en losgesneden van de spina iliaca anterior superior en naar distaal omgeklapt om de musculus rectus femoris en de spina iliaca anterior vrij te leggen. Het caput breve van de musculus rectus femoris wordt opgezocht, geteugeld met een oplosbare USP 0 hechting en losgesneden van de spina iliaca anterior inferior. Vervolgens wordt de epifyse van de crista iliaca met een binnenmes op een lang mesheft in de lengterichting gekliefd. Hierna worden met een raspatorium de intrapelvine (de musculus iliacus) en de extrapelvine (de musculus gluteus medius en de musculus gluteus minimus) musculatuur subperiostaal tot aan het foramen ischiadicum losgemaakt of afgeschoven van het os ilium, waarna met grote gazen tussen ilium en afgeschoven spieren wordt getamponeerd en daarna nog resterende bloedinkjes worden gecoaguleerd. Bothevels volgens Hohmann worden in de incisura ischiadica geplaatst, zodat de intrapelvine en de pelvitrochantere musculatuur opzij gehouden kan worden en de nervus ischiadicus wordt beschermd.

Met een mes, pincet en schaar en met behulp van een knabbeltang worden eventuele adhesies en weke delen uit het heupgewricht en eventueel vals acetabulum verwijderd, omdat ze een volledige repositie verhinderen, maar dat kan pas als het kapsel is geopend.

De meningen over de noodzaak en wenselijkheid van het verwijderen van het ligamentum teres lopen uiteen. Wel is het zeer belangrijk om het acetabulum goed uit te ruimen en een volledige, diepe repositie te bereiken. Het is soms moeilijk te beoordelen en dan is op dit moment een röntgencontrolefoto op zijn plaats. Er wordt nu gekeken of de heup te reponeren is. Als de femurkop niet of te weinig in het acetabulum past, wordt het heupkapsel met een mesje T-vormig geopend. De boven-kant van de T loopt evenwijdig van en op ongeveer 1 cm van de acetabulumrand. De poot van de T loopt craniaal voor in de richting van het collum femoris (de hals van de heup).

Het ligamentum teres wordt in de meeste gevallen met een mes en een chirurgisch pincet geëxcideerd. Als de heup volledig te reponeren is maar niet stabiel blijkt te zijn, wordt overgegaan tot de osteotomie.

Bij een heup(sub)luxatie is de musculus iliopsoas verkort waardoor zonder de ilio-psoasklieving (en de eerder beschreven adductorenklieving wegens verkorte adduc-toren) een repositie niet goed mogelijk is. Bovendien wordt door de Salter-osteoto-mie de druk op de heupkop, ten gevolge van de verplaatsing van het pandak, ver-groot, waardoor er zonder iliopsoastenotomie meer kans op een kopnecrose zou zijn. Voor de iliopsoastenotomie wordt de heup in exorotatie gehouden, waarna aan de binnenzijde van het bekken, ter hoogte van het heupgewricht, de pees van de mus-culus psoas wordt opgezocht en gekliefd met een mesje.

Met behulp van een prepareerklem, een Craford-klem of een Deschamps wordt een Gigli-zaagje door de incisura ischiadica gehaald waarna een osteotomie richting spi-na iliaca anterior inferior verricht wordt. De osteotomie kan ook met een oscille-rende zaag of een osteotoom worden uitgevoerd, maar de kans op een nervus ischia-dicuslaesie is dan eerder aanwezig.

Met een snijdende beentang wordt een *full thickness graft* van de crista afgeknipt, waarna deze graft met behulp van een snijdende beentang en een knabbeltang tot een wig gemodelleerd wordt. Distaal en proximaal van het osteotomievlak wordt een doe-kenklem volgens Backhaus geplaatst, waarmee het osteotomievlak aan de voorzijde wordt opengetrokken. Met de distaal geplaatste doekenklem wordt het bekken naar lateraal en naar voren getrokken, waarna de wig tussen de osteotomievlakken wordt gedreveld. Het acetabulum is nu naar beneden gedraaid en de femurkop past mooi in het acetabulum, zonder neiging tot luxatie. Vanuit het bovenste iliumgedeelte wor-den twee Kirschner-draden door de wig naar het onderste gedeelte geboord.

Met de beeldversterker of door middel van röntgenfoto's worden de repositie, de os-teotomie met de spaan en de positie van de Kirschner-draden gecontroleerd. Als geen verdere correcties nodig zijn worden de uiteinden van de Kirschner-draden 2 cm bo-ven hun entreeplaats in het bot afgeknipt. De uiteinden worden omgebogen en ten slotte met hamer en drevel verder in het bot geslagen.

Er wordt een Redon-drain onder de spieren tot bij het kapsel ingebracht.

Na repositie van een (sub)luxatie is het meestal nodig een kapselplastiek te doen. Hierbij worden eventuele overtollige kapseldelen met een mes en pincet verwijderd. De plastiek bestaat uit het overlappend hechten van het kapsel met oplosbare USP 0 hechtingen in een ronde naald. De spieren worden gehecht met oplosbare USP 0 hechtingen, de subcutis met oplosbare USP 2-0 hechtingen en de huid met een intra-cutane USP 4-0 hechting.

Tot het gips is aangelegd wordt door de assistent het been in flexie, abductie en lich-te endorotatie gehouden.

12.3.3 Postoperatieve fase

Verbinden

De wond wordt met gazen verbonden. De Redon-fles wordt aangesloten en open-gezet. Er wordt direct postoperatief op de operatiekamer door de gipsmeester een gipsbroek aangelegd. Het been aan de geopereerde kant wordt in lichte flexie, ab-ductie en endorotatie en de knie in lichte flexie tot en met de voet ingegipst en het andere been tot boven de knie. Naar proximaal wordt het gips tot en met de rib-benboog met ruimte voor de buik aangebracht.

Mobilisatie

Na vier tot zes weken wordt het gips verwijderd en wordt er een controleröntgenfo-to gemaakt. Langere immobilisatie geeft meer kans op functiebeperking en kopne-crose. Het kind oefent zelf door te doen wat het kan. De Kirschner-draden worden vaak na enkele maanden op de polikliniek verwijderd.

Kortetermijncomplicaties

Indien de Kirschner-draden te ver zijn doorgeboord, bevinden ze zich in het heup-gewricht. In dat geval zullen de draden onder röntgencontrole teruggetrokken moe-ten worden.

Langetermijncomplicaties

Door een slecht aangelegde gipsbroek kan een adductiecontractuur ontstaan. Ook kan blijken dat de ingedrevelde spaan te klein is. Ook is collaps van de spaan moge-lijk. In al deze gevallen zal een heroperatie noodzakelijk zijn.

12.4 Bekkenosteotomie volgens Chiari

Operatie-indicatie: Artrose ten gevolge van heupdysplasie, waarbij de heupkop niet volledig door het acetabulum wordt bedekt.

Doel van de operatie: Verbeteren van de overdekking van de heupkop door via een verschuivingsosteotomie van het ilium vlak boven het aceta-bulum het acetabulum naar lateraal uit te breiden.

12.4.1 Preoperatieve fase

Specifieke benodigdheden
- zaagapparatuur
- boorapparatuur
- persluchtslang
- beeldversterkerhoes
- incisiefolie
- loodschorten

Specifiek instrumentarium
– drevelset
– Gigli-zaagje
– snijdende beentang
– Kirschner-draden of AO-schroeven
– lamina- of fractuurspreider
– Deschamps, groot en klein
– draadkniptang
– buigtangetje
– bothevels volgens Hohmann
– osteotomen volgens Lexer
– kop- of spongiosadrevel

12.4.2 Peroperatieve fase

Operatieprocedure

Met een huidmes wordt een ileofemorale incisie gemaakt. Met een binnenmes wordt de fascie scherp gekliefd, waarna de musculus tensor fasciae latae met een schaar en pincet van de musculus sartorius gescheiden wordt. De musculus sartorius wordt geteugeld met een oplosbare USP 0 hechting en met een diathermisch mes losgemaakt van de spina iliaca anterior superior en naar distaal omgeklapt. De nervus cutaneus femoralis lateralis wordt vrij geprepareerd en geteugeld met een oplosbare USP 0 hechting of siliconenteugel en opzij geschoven. Eventueel worden bothevels volgens Hohmann geplaatst. Vervolgens wordt het caput breve van de musculus rectus geteugeld met resorbeerbare USP 0 en diathermisch losgesneden van de spina iliaca anterior inferior. Het caput reflexum musculi recti wordt vervolgd naar de bovenkant van het acetabulum. De pelvitrochantere en de intrapelvine musculatuur worden vervolgens subperiostaal van het bekken losgemaakt met behulp van een mes, pincet en raspatorium, waarna een stompe bothevel volgens Hohmann wordt geplaatst in de incisura ischiadica. Vervolgens wordt het kapsel vrijgelegd.

Als een ernstige dysplasie bestaat, zal de heupkop nauwelijks door een pandak bedekt zijn. De panrand wordt tussen kapsel en caput reflexum geïdentificeerd en een Kirschner-draad wordt onder doorlichting ingeboord. Aan de hand van de Kirschner-draad worden de plaats en de richting van de osteotomie bepaald. Het osteotomievlak komt tussen de aanhechting van het kapsel en de pees en de aanhechting van het caput reflexum van de musculus rectus femoris te liggen. Met de oscillerende zaag of een osteotoom wordt vanaf de panrand van ventraal naar dorsaal, richting incisura ischiadica, een boogvormige osteotomie gemaakt. De bothevels volgens Hohmann worden zorgvuldig in de incisura gehouden. Door het been naar mediaal (naar binnen) te abduceren, wordt het distale deel van het bekken met het heupgewricht en het kapsel verplaatst ten opzichte van het proximaal van het osteotomievlak gelegen ilium. Hierdoor komt het ilium met zijn osteotomievlak als een pandak op het heupkapsel te liggen.

Controle vindt plaats door middel van doorlichting. Is de overkapping van de femurkop voldoende, dan wordt de osteotomie gefixeerd met schroeven of Kirschnerdraden. Hierna wordt het resultaat nogmaals gecontroleerd met de beeldversterker. Onder de fascie wordt een vacuümdrain achtergelaten, waarna de fascie gesloten wordt met oplosbare USP 0 of 1, de subcutis met oplosbare USP 2-0 en de huid met niet-oplosbare USP 4-0 of met huidnietjes.

12.4.3 Postoperatieve fase

Verbinden
De Redon-drain wordt aangesloten op een vacuümfles. De wond wordt verbonden met uitgehaalde gazen zonder looddraad. Door de gipsmeester wordt op de operatiekamer een gipsbroek aangelegd, waarbij het heupgewricht in 30 graden abductie en 30 graden flexie en een lichte endorotatie wordt ingegipst.

Mobilisatie
Na zes weken wordt het gips verwijderd en kan worden begonnen met oefeningen onder leiding van de fysiotherapeut.

12.5 Triple osteotomie van het bekken volgens Tönnis

Operatie-indicatie: Ernstige heupdysplasie ten gevolge van een congenitale (sub)luxatie bij kinderen boven de acht jaar. (Bij kinderen boven de acht jaar is de symfyse te stug geworden om te kunnen scharnieren.)

Doel van de operatie: Het verbeteren van de bedekking van de heupkop door kanteling van het acetabulum dat door de triple (drievoudige) osteotomie van het os ischii, os pubis en os ilium los komt te liggen.

Let op: de eerste fase voor de osteotomie van het os ischii wordt in zij- of buikligging uitgevoerd. De tweede fase, de osteotomie van het os ilium en os pubis, gebeurt in rugligging.

12.5.1 Preoperatieve fase

Specifieke benodigdheden
- zaagapparatuur
- boorapparatuur
- persluchtslang
- beeldversterkerhoes

- incisiefolie
- loodschorten

Specifiek instrumentarium
- drevelset
- Gigli-zaagje
- snijdende beentang
- Kirschner-draden of Steinmann-pennen van 2,5 mm doorsnede
- lamina- of fractuurspreider
- Deschamps, groot en klein
- draadkniptang
- buigtang
- bothevels volgens Hohmann
- osteotomen volgens Lexer
- kop- of spongiosadrevel

Ligging van de patiënt
De patiënt wordt voor de eerste fase van de operatie in zij- of buikligging en voor de tweede fase in rugligging gepositioneerd. Bij het beschrijven van deze operatie wordt uitgegaan van de zijligging in de eerste fase.
De patiënt wordt op de niet te opereren zijde in de stabiele zijligging gepositioneerd en wordt in deze positie gefixeerd met brede pleisters. Een bekken- en/of pubissteun wordt meestal niet gebruikt, omdat deze tijdens de operatie in de weg kan zitten.

Desinfectie van het operatieterrein
Het te desinfecteren gebied ligt van ruim craniaal boven de navel, via het bekken, de billen en het genitaal gebied tot onder de knie. Het been wordt circulair gedesinfecteerd.

Afdekken van het operatieterrein
Er wordt voor beide liggingen vaak in één keer afgedekt. Eerst wordt een steriel laken onder het been gelegd. Daarna wordt het been in een steriele kous of zak ingepakt. Met een U- of splitlaken wordt dan verder ruim afgedekt, waarna de thorax en de arm met een groot laken worden afgedekt. Het operatieterrein wordt met incisiefolie afgeplakt.

12.5.2 Peroperatieve fase

Operatieprocedure

Osteotomie van het os ischii
Met een buitenmes wordt een dwarse incisie vanaf een punt vlak naast de anus naar lateraal dwars over de bil gemaakt. De subcutis wordt met behulp van de diathermie of met een binnenmes geopend. De assistent houdt met twee scherpe zestands-

wondhaken volgens Volkmann het operatieterrein open. Met een fijn chirurgisch pincet worden de bloedende vaatjes gecoaguleerd. Met behulp van een mes en een pincet wordt de fascie van de musculus gluteus maximus scherp gekliefd. De musculus gluteus maximus wordt met een schaar stomp in zijn vezelrichting gescheiden, waarna de onderliggende fascie in de lengte met een mes wordt geopend. Een stompe bothevel volgens Hohmann wordt van mediaal in het foramen obturatorium geplaatst. De exorotoren worden geïdentificeerd en de kleine exorotoren worden met een schaar gekliefd, waarbij beschadiging van de nervus ischiadicus vermeden moet worden.

De tuber ischii wordt vrijgelegd. Het ligamentum sacro tuberale en het ligamentum sacro spinale worden opgezocht. Een tweede bothevel wordt van lateraal in het foramen obturatorium gezet.

Na controle met de röntgenbeeldversterker wordt met een 25-mm-Lexer-osteotoom de osteotomie van het os ischii uitgevoerd. De osteotomie verloopt proximaal van het ligamentum sacro spinale door de spina schuin verlopend naar distaal, waarbij het vlak nagenoeg evenwijdig is met het coronaire vlak (frontale vlak) van de patiënt. Het loopt verder in de richting van het centrum van het os sacrum.

Nadat met behulp van de röntgendoorlichting gecontroleerd is of de osteotomie uitkomt in het foramen obturatorium en de osteotomie volledig is, wordt de wond gesloten.

De subcutis wordt met een aantal oplosbare USP 2-0 hechtingen geapproximeerd, waarna de huid met niet-oplosbare USP 3-0 hechtingen gesloten wordt. De wond wordt met een steriele wondpleister afgeplakt.

De fixatiepleisters worden losgetrokken en de patiënt wordt op de rug gedraaid. Voordat men aan de tweede fase gaat beginnen worden de dubbele handschoenen gewisseld.

Osteotomie van het os ilium en het os pubis

Met behulp van de röntgendoorlichting wordt de plaats bepaald voor de osteotomie van de ramus superior ossis pubis. Met een buitenmes wordt een kleine dwarse incisie boven het os pubis gemaakt. De assistent houdt met twee scherpe zestandswondhaken volgens Volkmann het operatieterrein open. De bloedende vaatjes worden gecoaguleerd, waarna met een schaar en pincet de weke delen worden gekliefd. De scherpe haken worden verwisseld voor twee ronde haken volgens Middeldorpf of twee Langenbeck-haken. Met deze haken wordt de wond zodanig opengehouden, dat het operatieterrein goed zichtbaar blijft. De vaatzenuwstreng (de arteria, vena en de nervus femoralis) wordt met deze haken naar lateraal opzij gehouden.

Met een mes wordt het periost gekliefd. Dit wordt afgeschoven met een raspatorium.

Vervolgens worden twee scherpe bothevels volgens Hohmann in het foramen obturatorium gezet.

Onder röntgendoorlichting wordt met een instrument, dat op het röntgenbeeld te zien is, gekeken totdat de juiste plaats voor de osteotomie is bepaald.

Wanneer de juiste plaats bereikt is, wordt met een Lexer-osteotoom de osteotomie van lateraal naar mediaal door het os pubis gemaakt. Dit is de tweede osteotomie. Hierna wordt de wond gesloten.

Voor de derde osteotomie wordt met een buitenmes vervolgens een incisie gemaakt over de bekkenkam. De spieren van het bekken, de musculus tensor fasciae latae, de musculus sartorius en de musculus rectus femoris, worden met een schaar en pincet stomp vrijgeprepareerd. De musculus sartorius wordt met een stevige oplosbare USP-2 hechting geteugeld en diathermisch doorgenomen. De spinae iliacae anteriores superior en inferior worden vrij geprepareerd met een mes en een chirurgisch pincet. De nervus cutaneus femoris lateralis wordt opgezocht en geïdentificeerd. Met een raspatorium wordt het ventrale deel van het os ilium subperiostaal vrijgelegd. De musculus iliacus en de musculi gluteus medius en minimus worden subperiostaal met een raspatorium afgeschoven van het os ilium. Eventuele bloedende vaten worden gevat met een lang pincet of blauwe Crafoord-klem en gecoaguleerd.

Twee scherpe bothevels volgens Hohmann worden in het foramen ischiadicum geplaatst, waarna onder doorlichting een Steinmann-pen op ongeveer 1 cm boven het pandak, parallel aan het osteotomievlak, ingetikt wordt. Sommige orthopeden gebruiken in plaats van een Steinmann-pen een Schanzsche-schroef.

Met de oscillerende zaag met een smal, lang zaagblad of met de Lexer-osteotomen wordt de osteotomie van het os ilium verricht. Het bekkenfragment ligt nu los. Tijdens het zagen koelt de instrumenterende het zaagvlak door te spoelen met fysiologisch zout.

Het bekkenfragment (met het acetabulum) kan nu onder doorlichting naar keuze worden gekanteld (meestal wordt het naar lateraal en naar voren gekanteld), waarbij de Steinmann-pen of Schanzsche-schroef als handvat dient.

Met de oscillerende zaag en/of een Lexer-osteotoom wordt een wig (botplug) uit de crista gezaagd of gebeiteld, waarna deze met behulp van een spongiosadrevel en een hamer voorzichtig in de osteotomiespleet gedreveld wordt.

Onder röntgendoorlichting wordt met behulp van de boormachine de wig met een aantal Kirschner-draden gefixeerd. Een laatste controle of de osteotomie naar tevredenheid is uitgevoerd gaat aan het sluiten van de wond vooraf. Zo nodig worden de Kirschner-draden opnieuw geplaatst.

Meestal wordt de wond met fysiologisch zout gespoeld, waarna een vacuümdrain onder de fascie wordt achtergelaten.

De fascie wordt gesloten met oplosbare USP-1 hechtingen. De subcutis wordt met enkele approximerende oplosbare USP 2-0 hechtingen gesloten. De incisiefolie wordt verwijderd, waarna de dubbele handschoenen uitgetrokken worden. De huidranden worden eventueel gedesinfecteerd, waarna de huid gesloten wordt.

12.5.3 Postoperatieve fase

Verbinden

Nadat de vacuümfles is aangesloten en de wonden met wondpleisters zijn verbonden, krijgt de patiënt een spicaverband. Soms wordt er op de operatiekamer door de gipsmeester een gipsbroek aangelegd.

Mobilisatie
Onder begeleiding van de fysiotherapeut wordt begonnen met de mobilisatie. Tot twaalf weken postoperatief mag de heup niet volledig belast worden.

Langetermijncomplicaties
Pseudarthrosis pubis waardoor een instabiel bekken ontstaat. Deze zal conservatief behandeld worden.

12.6   Pandakplastiek

Bij een heupdysplasie kan op verschillende manieren de overdekking van de femurkop verbeteren. In de vorige paragrafen zijn de verschillende bekkenosteotomieën besproken. Bij de pandakplastiek wordt gebruikgemaakt van een botspaan uit de crista, die aan de bovenrand van het acetabulum wordt ingeslagen. De botspanen kunnen gefixeerd worden. Er zijn meerdere fixatietechnieken, waarvan sommige bestaan uit een schroeffixatie.
De pandakplastiek wordt meestal toegepast bij volwassenen.

Operatie-indicatie: Een te kort pandak met heupklachten door lokale overbelasting van het gewricht.

Doel van de operatie: Verbeteren van de overdekking van de heupkop door het pandak door middel van een of meer boven de heupkop in de acetabulumrand bevestigde botspanen met als beoogd gevolg dat de pijn vermindert doordat de druk tussen de heupkop en het pandak wordt verdeeld over een groter oppervlak.

12.6.1   Preoperatieve fase

Specifieke benodigdheden
– zaagapparatuur
– boorapparatuur
– persluchtslang
– beeldversterkerhoes
– incisiefolie
– loodschorten

Specifiek instrumentarium
– drevelset
– Gigli-zaagje
– snijdende beentang
– Kirschner-draden
– lamina- of fractuurspreider

- Deschamps, groot en klein
- draadkniptang
- buigtangetje
- bothevels volgens Hohmann
- osteotomen volgens Lexer
- kop- of spongiosadrevel
- AO-basisinstrumentarium
- AO-schroevendoos
- gutsen (holle beitels)
- spongiosadrevel
- pandakdrevel

12.6.2 Peroperatieve fase

Operatieprocedure

Met een buitenmes wordt een incisie volgens Smith Petersen gemaakt. De subcutis wordt diathermisch of met een binnenmes geïncideerd. Bloedende vaatjes worden met behulp van de diathermie en een fijn chirurgisch pincet gecoaguleerd. Met twee scherpe Volkmann-haken wordt de wond opengehouden. Met een binnenmes wordt de diepe fascie over de musculus sartorius geïncideerd en daarna met een Mayo-schaar en een chirurgisch pincet verder geopend. De nervus cutaneus femoris lateralis wordt opgezocht en geteugeld. Nu wordt het interval tussen mediaal de musculus rectus femoris en de musculus sartorius en lateraal de musculus tensor fasciae latae ontwikkeld. Er worden bothevels volgens Hohmann geplaatst om het operatiegebied beter te exposeren. Met het binnenmes wordt een incisie gemaakt in het periost van de bekkenkam, waarna met een raspatorium het periost en de kleine gluteusmusculatuur worden afgeschoven.

De aanhechting van de musculus tensor fasciae latae wordt door middel van een dikke resorbeerbare USP-teugel gemarkeerd en daarna diathermisch doorgenomen. Met een schaar en pincet wordt het heupkapsel vrijgelegd. Met een lange Craaford-klem worden eventuele vaten gevat en vervolgens gecoaguleerd. Dan wordt het caput reflexum van de musculus rectus met een mes, pincet en/of schaar vrijgeprepareerd en gekliefd.

Onder doorlichting wordt nu tussen het kapsel en het caput reflexum een Kirschner-draad in de rand van het acetabulum ingeboord ter bepaling van plaats en richting van het pandak.

Met een 3,2-mm-boor, Lexer-osteotomen en beitels wordt de sleuf gemaakt waarin de botspanen uit de crista geplaatst zullen worden.

De afname van de drie wigvormige corticospongieuze spanen uit de crista

Met een buitenmes wordt een kleine incisie gemaakt over de bekkenkam. De wond wordt verder geopend met een binnenmes, waarna het periost met een raspatorium volgens Willinger of Farabeuf wordt afgeschoven. Met behulp van een (Lexer-)osteotoom of de oscillerende zaag met een lang smal zaagblad worden drie wigvormige

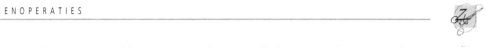

spanen uit de crista gehaald. De spanen bevatten de buitenste iliumcorticalis en spongiosa. De binnenste iliumcorticalis wordt hierbij ongemoeid gelaten. Met behulp van een guts worden vaak nog enkele spongiosastrippen gewonnen. Dit alles wordt bewaard in een kommetje onder een vochtig gaas.

De drie spanen worden passend gemaakt met een snijdende beentang en/of knabbeltang. Eventueel wordt de donorplaats van het ilium afgedekt met beenwas tegen bloedingen uit de spongiosa.

Terug naar de pandakplastiek

Over het heupkapsel wordt een dikke strip spongieus bot gelegd. Hierover worden de drie spanen lateraal en begin anterolateraal met behulp van een pandak- of spongiosadrevel in de sleuf gedreveld. Soms worden de spanen vlak boven het heupkapsel gefixeerd met een aantal lange spongiosaschroeven. Hier overheen wordt vaak nog meer spongieus bot gelegd, waarna het caput reflexum met een oplosbare USP 1 in een kleine Bassini-naald teruggehecht wordt. Onder doorlichting wordt de ligging van de spanen, het nieuwe pandak, gecontroleerd. Na het achterlaten van een drain wordt de wond in lagen gesloten.

De musculus tensor fasciae latae en de kleine gluteusmusculatuur worden teruggehecht met de oplosbare USP 1 teugels. De fascie wordt met oplosbare USP -1 hechtingen in een scherpe ronde naald gesloten. Subcutaan wordt vaak nog een vacuümdrain achterlaten, waarna de subcutis met oplosbare USP 2-0 en de huid met een atraumatische onoplosbare USP 3-0 hechting gesloten worden.

12.6.3 Postoperatieve fase

Verbinden

De wonden worden met een wondpleister afgeplakt en de Redon-drains aangesloten. Hierna wordt een spicaverband aangelegd. Tijdens het overtillen dient men erop te letten het been niet te abduceren of te flecteren om de pandakplastiek te beschermen.

Langetermijncomplicaties

Soms kan het voorkomen dat de botspanen te laag of te hoog geplaatst zijn. Hierdoor wordt niet het gewenste resultaat bereikt en dient men te overwegen of heroperatie noodzakelijk is.

13 Heupoperaties

13.1   Inleiding

Het heupgewricht kan op verschillende manieren benaderd worden. De keuze wordt bepaald door de orthopeed op grond van onder andere zijn opleiding, opgedane ervaring en/of persoonlijke voorkeur.

Voorwaarden voor een goede benadering van de heup zijn:
- het acetabulum en het proximale femur moeten goed bereikbaar zijn voor het voorbereiden en plaatsen van de implantaten;
- er moet zo weinig mogelijk operatieschade aan de abductoren veroorzaakt worden.

De meest gebruikte benaderingen zijn de directe laterale, de posterieure en de anterolaterale benadering. Deze benaderingen worden hier nader toegelicht.

Directe laterale benadering
Voor de directe laterale benadering kan de patiënt in rug- of zijligging worden gepositioneerd.

Voordelen van deze benadering zijn:
- alle spieren en pezen worden in hun vezelrichting gescheiden zonder dat ze gekliefd hoeven te worden;
- weinig tot geen beschadiging van de abductoren;
- goede expositie van het acetabulum en het proximale femur;
- de operatie kan worden uitgevoerd door de operateur, een instrumenterende en één assisterende;
- de kans op luxatie en zenuwbeschadigingen is klein.

Als nadeel moet gezegd worden dat het een bewerkelijke techniek is. Bewerkelijk zijn vooral het positioneren en afbeitelen van het voorste deel van de spierpeesinsertie van de trochanter major.

Posterieure benadering volgens McFarland en Osborne

Hiervoor moet de patiënt in zijligging liggen. Bij deze benadering kan een redelijke expositie van het acetabulum, vooral van de achterwand, en het proximale femur verkregen worden.

Nadelen van deze benadering zijn:
– een hogere kans op luxatie dan bij de andere benaderingen, die mogelijk veroorzaakt wordt door het klieven en niet meer terughechten van de exorotoren en het kapsel;
– door de moeilijke oriëntatie bestaat de kans de femursteel verkeerd te plaatsen;
– kans op beschadiging van de nervus ischiadicus;
– gedurende een deel van de operatie moet een assistent of de instrumenterende het been vasthouden.

Anterolaterale benadering volgens Watson Jones

Deze benadering wordt uitgevoerd bij een patiënt in rugligging.

Voordelen zijn:
– weinig kans op beschadiging van de abductoren;
– goede expositie van het acetabulum;
– weinig kans op luxaties.

Nadelen zijn:
– kans op beschadiging van de nervus gluteus superior en de nervus femoralis door verkeerd inzetten van een bothevel;
– het proximale femur is vaak moeilijk bereikbaar.

In dit hoofdstuk wordt uitgegaan van de anterolaterale benadering.

13.2   Artroplastiek van de heup (totale heupprothese)

Het vinden van oplossingen voor het slijtageproces van heupgewrichten is al sinds lange tijd een uitdaging die vele onderzoekers en operateurs een dagtaak heeft bezorgd. Er zijn tal van heupprothesen bedacht en uitgeprobeerd. De meest fantasievolle namen en modellen kwamen op de markt en verdwenen weer in het archief. Namen van pioniers op dit gebied zijn dr. Charnley (Engeland) en dr. Müller (Zwitserland), die sinds het begin van de jaren zestig al actief waren op het terrein van de totale heupimplantaten.

Er zijn tegenwoordig diverse goede heupprothesen met voldoende follow-up. De keuze wordt bepaald door de orthopeed.

Operatie-indicatie: Ernstige aantasting van het gewricht door:
1 Coxartrose:
   – idiopathisch;
   – dysplasie;

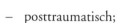

- posttraumatisch;
- postperthes;
- postepifysiolyse;
- zeldzame oorzaken.
2 Reumatoïde artritis.
3 Avasculaire necrose.
4 Zeldzame oorzaken:
 - tumoren;
 - infecties;
 - andere auto-immuunziekten.

Doel van de operatie: Vervangen van het gehele heupgewricht door een prothese.

13.2.1 Preoperatieve fase

Specifieke benodigdheden
- persluchtslang
- boor/zaagapparatuur
- incisiefolie
- operatietafelsteunen
- implantaten
- door perslucht aangedreven spoelsysteem (pulse-lavagesysteem)
- cement vacuümmixsysteem (bij een gecementeerde prothese)
- botcement
- steriel potje voor het bewaren van de heupkop (eventueel)

Specifiek instrumentarium
- heupnetten
- instrumenten voor het acetabulum
- instrumenten voor het femur
- cementspuit

13.2.2 Peroperatieve fase

Operatieprocedure
Om de totale heupoperatie enigszins overzichtelijk te maken, wordt iedere fase van de operatie afzonderlijk beschreven in de volgende volgorde:
- het openen van de 'weke delen' zoals huid, subcutis, fascie, spieren en kapsel;
- het afzagen en luxeren van de kop;
- het voorbereiden van het acetabulum ('frezen');
- het passen en plaatsen van de kom (gecementeerd);
- het passen en plaatsen van de kom (ongecementeerd);
- het voorbereiden van de femurschacht ('raspen');
- het passen en plaatsen van de steel (gecementeerd of ongecementeerd);

- de repositie;
- het sluiten van de wond.

Openen van de weke delen

Met een buitenmes wordt een anterolaterale incisie volgens Watson-Jones gemaakt. Dit is een 15 cm lange, licht gebogen incisie over de trochanter major afbuigend naar de spina iliaca anterior superior.

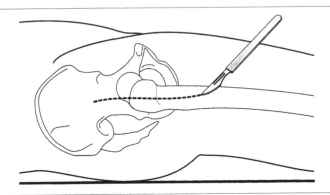

Afbeelding 13.1 Anterolaterale incisie volgens Watson-Jones

Met een binnenmes of met het diathermisch mes wordt de subcutis tot op de fasciae latae geopend. De fasciae latae wordt ter hoogte van de trochanter major geïncideerd met een binnenmes en naar distaal en proximaal verder geopend met een stevige prepareerschaar. Met scherpe wondhaken volgens Volkmann worden de wondranden uit elkaar gehouden. Met een lange stevige prepareerschaar en een lang chirurgisch pincet wordt de bursa trochanterica weggeknipt. Hierna wordt eerst het interval tussen de musculus tensor fasciae latae en de musculus vastus lateralis opgezocht. Vervolgens wordt met een schaar en pincet het interval tussen de musculus tensor fasciae latae en de musculus gluteus medius geopend waardoor de voorzijde van het heupkapsel zichtbaar wordt. Eventueel worden de musculus gluteus medius en minimus met een prepareerschaar een stukje losgemaakt van de voorzijde van de trochanter major. De scherpe haken worden verwisseld voor twee scherpe Hohmann-bothevels welke om de hals van het femur worden geplaatst. Het heupkapsel wordt met een mes geïncideerd. Met een lange prepareerschaar wordt het heupkapsel verder ingeknipt en gedeeltelijk met behulp van een kapselklem en mes of schaar verwijderd.

De scherpe Hohmann-bothevels worden verwisseld voor twee stompe bothevels. Het verder vrijprepareren van de heupkop gebeurt met een lang mes en een lang chirurgisch pincet of kapselklem.

Afzagen en luxeren van de kop

De assistent houdt het been vast en zorgt ervoor dat de patella recht naar boven (ten opzichte van de patiënt naar voren) wijst. Met een breed lang osteotoom en een hamer wordt meestal 1 cm boven de trochanter minor een markering voor de plaats en richting van de latere zaagsnede gemaakt. Daarna wordt de heupkop onder een hoek van ongeveer 90 graden ten opzichte van de hals van de femurkop langs de markering afgezaagd, waarbij rekening gehouden moet worden met de anteversie. In de afgezaagde kop wordt een kopextractor (kurkentrekker) gedraaid, waarmee de kop wordt geëxtraheerd uit het acetabulum. Soms is hierbij een heuplepel nodig en soms moet het ligamentum teres met een lang mes losgesneden worden voordat men de kop kan verwijderen. De stompe bothevels worden verwijderd.

De kop wordt tijdens de operatie zorgvuldig bewaard, omdat spongiosa uit de kop voor een spongiosaplastiek nodig kan zijn. Na de operatie kan de heupkop, indien daar afspraken over gemaakt zijn, steriel worden verpakt voor de botbank, na afname van materiaal voor bacteriologisch onderzoek.

Voorbereiden van het acetabulum

Voor een optimale expositie van het acetabulum worden verschillende bothevels rondom het acetabulum geplaatst. Deze kunnen met een scherpe punt in het bot worden geslagen zodat ze niet hoeven te worden vastgehouden. Bij voldoende assistentie is dit niet nodig. Vaak wordt een grote gebogen Hohmann-, een Cobra- of Bennett-bothevel gebruikt.

Met een lang mes, lang grof chirurgisch pincet, kapselklem, lange prepareerschaar en knabbeltang worden de kapselresten, het labrum acetabulare (de kraakbeenachtige rand op de grens van het acetabulum en het kapsel) en de eventueel aanwezige randosteofyten verwijderd. Vervolgens wordt het acetabulum met een lang mes, een lang chirurgisch pincet en een getande scherpe lepel ontdaan van overtollig weefsel, zoals resten van het ligamentum teres.

Daarna wordt het acetabulum uitgefreesd met frezen van oplopende maat, totdat het subchondrale bot licht bloedt.

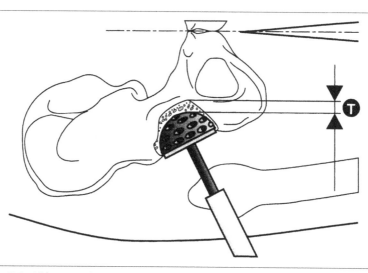

Afbeelding 13.2   Uitfrezen van het acetabulum

De botpulp uit de laatste frees wordt bewaard om er eventueel pseudo-cysten van het acetabulum mee op te vullen (hiervoor kan ook spongiosa uit de kop worden gebruikt). Het acetabulum wordt ten slotte mechanisch schoongespoeld met behulp van de pulse-lavage en met gesteelde deppers goed gedroogd.

Passen en plaatsen van de kom (gecementeerd)

Met een pascup op een T-handvat wordt de maat van de acetabulumprothese nog eens gecontroleerd. De maat van de pascup en de laatst gebruikte frees komt overeen met de maat van de te implanteren acetabulumprothese inclusief cementmantel. Pas nadat is vastgesteld dat de pascup mooi in het acetabulum past, wordt de te implanteren acetabulumprothese uitgepakt.

Met een boor worden verankeringsgaten in het acetabulum geboord.

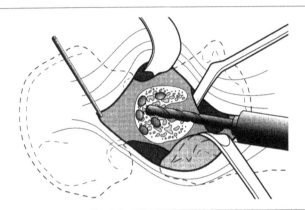

Afbeelding 13.3   Boren van de verankeringsgaten in het acetabulum

Meestal worden multipele kleinere (2-4 mm) gaten geboord voor de verankering (houvast) van het cement.

Terwijl de instrumenterende met een vacuümmixsysteem het cement bereidt, wordt het acetabulum nogmaals met het pulse-lavagesysteem gespoeld. Het botbed moet namelijk goed schoon zijn voor een betere hechting van het botcement. Met een anatomisch pincet worden nu twee tot drie uitgehaalde gazen in het acetabulum gebracht. Voor het inbrengen van het implantaat worden schone handschoenen aangetrokken.

Als het cement goed gemixt is, legt de instrumenterende alles klaar voor het inbrengen van de acetabulumprothese.

Zodra het cement de gewenste dikte heeft, worden de gazen met het chirurgische pincet uit het acetabulum verwijderd. De verankeringsgaten worden nogmaals droog gezogen. Met een gesteelde depper wordt voor de laatste maal gedroogd. Hierna wordt het cement ingebracht en met een gesteelde depper wat aangedrukt. De acetabulumprothese wordt op het inbrengapparaat ingebracht. Soms is dit voorzien van een richtapparaat. Om luxaties tot een minimum te beperken en anderzijds de beweeglijkheid van het heupgewricht in geen enkele richting te belemmeren, wordt de

cup in 45 graden inclinatie, gemeten van het horizontale vlak, en 15 graden anteversie, gemeten van het sagittale vlak, geplaatst.

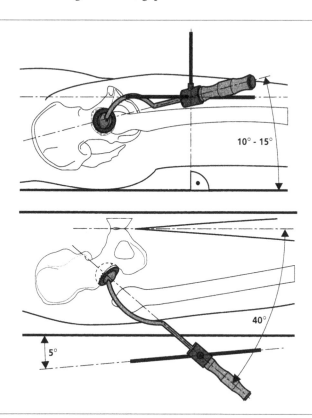

Afbeelding 13.4   Positionering van de heupkom

Het overtollige cement wordt met een scherp lepeltje en een pincet verwijderd. De
druk wordt op het acetabulumcupje gehouden totdat het cement is uitgehard. Een
gaas wordt in het acetabulum achtergelaten ter voorkoming van beschadiging van
het polyethyleen door instrumenten. De bothevels volgens Hohmann worden verwijderd.

Passen en plaatsen van de kom (ongecementeerde klemcup)

Na het frezen wordt met een pascupje op een inbrenginstrument de juiste maat van
de protheseschaal bepaald. Vaak is de maat van het pascupje twee tot vier millime-
ter groter dan de laatst gebruikte acetabulumfrees. Na de proefpassing kan de protheseschaal geplaatst worden. Soms wordt er spongieus bot onder gelegd en met een
drevel aangeduwd.
De acetabulumschaal kan nu uitgepakt worden. Meestal wordt de te gebruiken maat
van het polyethyleen binnencupje op de verpakking van de schaal aangegeven. De
instrumenterende trekt schone ongepoederde handschoenen aan. De acetabulumschaal wordt met een gaas aangepakt. Bij een ongecementeerde prothese is het van

zeer groot belang dat er geen bloed, poeder of andere ongerechtigheden aan het ruwe buitenoppervlak van de schaal blijven kleven.

De acetabulumschaal wordt met een cardanschroevendraaier op een inbreng/richtapparaat geschroefd en in het acetabulum geplaatst. Met een hamer wordt op het inbreng/richtapparaat geslagen, waarbij de schaal zich vastklemt in het acetabulum. Als deze goed geplaatst is, wordt het richtapparaat met behulp van de cardanschroevendraaier losgedraaid en verwijderd. Met een haakje wordt gevoeld of de schaal echt goed vastgeklemd zit. Is dit niet het geval, dan zal deze met schroeven in het acetabulum verankerd moeten worden. Meestal worden er twee of drie schroeven ingebracht. Met een flexibele boor worden één voor één de bevestigingsgaten voor de schroeven geboord. Met een meetinstrument wordt de diepte van het geboorde gat gemeten. Met een flexibele tap wordt het gat voorgetapt, waarna de schroef met een schroevendraaier wordt ingedraaid. Soms heeft een acetabulumschaal meer schroefgaten dan er gebruikt worden. Deze gaten kunnen opgevuld worden met kleine stukjes spongieus bot.

Voor het inbrengen van het polyethyleen binnencupje (cupjes zijn er in standaarduitvoering en uitgevoerd met een verhoogde of antiluxatierand) wordt gebruikgemaakt van een *cuppusher*. Hiermee wordt het cupje in de schaal geslagen. Als het cupje goed vastzit, wordt een gaasje in het acetabulum achtergelaten.

Voorbereiden van de femurschacht

Het proximale femuruiteinde wordt nu gepresenteerd in extreme exorotatie-adductie, waarbij de assistent ervoor moet zorgen, dat het onderbeen horizontaal komt te liggen. Er worden verschillende bothevels (Cobra, Bennett en een scherpe Hohmann) achter de trochanter minor en het collum geplaatst.

Het prepareren van de femurschacht begint met het openen van de mergholte met een scherpe lepel eventueel gevolgd door een femurschachtboor.

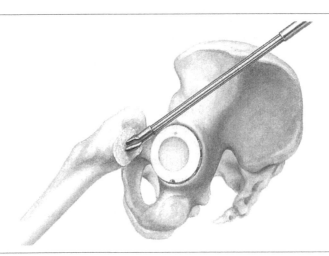

Afbeelding 13.5 Preparatie van de femurschacht

Hierna wordt met de blokbeitel een rechthoekige vorm gegeven aan de opening in het proximale uiteinde.

Met femurraspen van oplopende maat en een hamer wordt de opening in de mergholte verder gevormd en verwijd naar de vorm en maat van de prothesesteel, totdat een raspmaat is bereikt waarbij de rasp stevig contact maakt met de corticalis van de schacht.

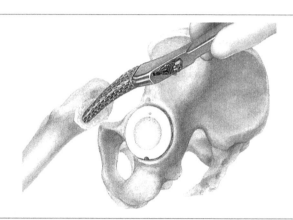

Afbeelding 13.6   Vorming van de opening van de femurschacht met een rasp

De diepte waarop de rasp moet worden ingebracht wordt bepaald door het type prothese en op geleide van de röntgenfoto's. Toen in een eerdere fase van de operatie het collum werd doorgezaagd, is het niveau van het zaagvlak zo gekozen dat nu, als de rasp op de juiste diepte is ingebracht, de bovenkant van het raspgedeelte (hier heeft de rasp vaak een richel of ander merkteken) iets onder het zaagvlak ligt. Als de te plaatsen prothese een kraag heeft, dan wordt meestal gebruikgemaakt van een calcarfrees om het afsteunvlak egaal passend te maken. Als de rasp een afneembaar handvat heeft, wordt – terwijl de rasp in situ in de femurschacht blijft – het handvat vervangen door de calcarfrees, waarmee het resectievlak in de juiste hoek ten opzichte van de femurschacht wordt gefreesd. Hierdoor zal de prothesekraag straks onder zijn gehele omtrek goed worden gesteund door het bot.

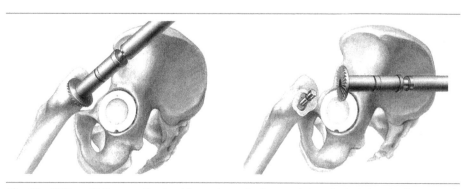

Afbeelding 13.7a en 13.7b   Voorbereiding met een calcarfrees van het proximale deel van het femur voor de prothesekraag

Voor de prothesentypen zonder kraag zijn de precieze plaats en richting van het resectievlak van iets minder belang. De rasp heeft in dat geval dan ook een vast handvat en het resectievlak hoeft niet te worden gefreesd.

Passen en plaatsen van de steel

Ongecementeerde prothese

Op de nog steeds in de femurschacht in situ blijvende rasp wordt de calcarfrees vervangen door een halsdeel en een paskopje. Wat het paskopje betreft kan worden gekozen uit vier neklengten: kort, standaard, lang of extra lang.

Het acetabulumgaas wordt met een lang chirurgisch pincet verwijderd en een uitgehaald gaas wordt om de hals van de pasprothese geslagen om de heup na de repositie weer makkelijk te kunnen luxeren.

Dan volgt de proefrepositie. De assistent trekt in de lengterichting aan het been en roteert het been op aanwijzing van de operateur die met een kopduwer de kop in het acetabulum drukt. Er wordt nagegaan of de heup in alle bewegingsrichtingen voldoende beweeglijk en stabiel is. De neklengte van het kopje is van invloed op de beweeglijkheid en stabiliteit van de heupprothese. De juiste beenlengte kan op verschillende manieren worden gecontroleerd:
- door vergelijking van de kniehoogtes rechts en links;
- door tijdens de operatie voor de kophalsresectie en na de plaatsing van de pasprothese de spina-trochanterafstand te meten;
- door vergelijkende metingen van de preoperatieve röntgenfoto's;
- door vergelijkende metingen tijdens de operatie, bijvoorbeeld van de afstand van resectievlak tot trochanter minor.

Na luxatie wordt de pasprothese verwijderd en wordt opnieuw een gaas in het acetabulum gebracht. Een niet-gecementeerde prothese kan nu, eventueel met extra spongiosa uit de kop of uit de laatst gebruikte acetabulumfrees, op een inbrengapparaat met behulp van een hamer in de femurschacht gedreveld worden. Op de conus van de steel wordt, nadat deze met natte en droge gazen is gereinigd, het kopje met de bij de proefrepositie gekozen neklengte, geplaatst en met een kopdrevel en hamer vastgetikt. Ten slotte volgt, nadat met een lang chirurgisch pincet het gaas uit het acetabulum is verwijderd, de repositie.

Gecementeerde prothese

Om het cement onder druk te kunnen inbrengen, zodat het goed in alle botopeningen naar binnen dringt en zich zodoende goed aan het bot hecht, en om te voorkomen dat het cement te ver naar distaal in de mergholte binnendringt, wordt een zogenoemde cementplug in de mergholte ingebracht, juist distaal van de plaats waar het distale uiteinde van de prothesesteel komt te liggen. De maat van de cementplug wordt bepaald door middel van meetpluggen van oplopende maat, die op een gekalibreerd inbrengapparaat in de mergholte op de juiste diepte worden gebracht tot de maat is bereikt die vastloopt. Deze maat cementplug wordt ingebracht en eventueel met een gekalibreerde mergholtedrevel verder ingeslagen tot de gewenste diepte.

Na het inbrengen van de plug wordt de mergholte zorgvuldig gespoeld met fysiologisch zout, indien mogelijk met een pulserende straal en onder flinke druk. Daarna wordt de mergholte getamponneerd met uitgehaalde gazen (tellen!) en een anatomisch pincet.

De instrumenten voor het incementeren van de femurprothese worden klaargelegd, want als het cement gemixt is, is er vanwege de uithardingstijd van het cement slechts weinig tijd.

De instrumenterende en de operateur trekken schone handschoenen aan, waarna het botcement wordt aangemaakt.

Even voordat het cement in de cementspuit klaar voor gebruik is, worden de gazen met een lang chirurgisch pincet uit de femurmergholte verwijderd, waarna het cement er met behulp van een cementspuit met lange inbrengcanule ingebracht wordt. Met een speciaal op de cementspuit passende *pressurizer* en een gesteelde depper wordt het cement verder aangedrukt, waardoor het cement nog verder verdicht en in de botopeningen wordt geperst. Ten slotte wordt de femursteel met een inbrengapparaat in de schacht gebracht.

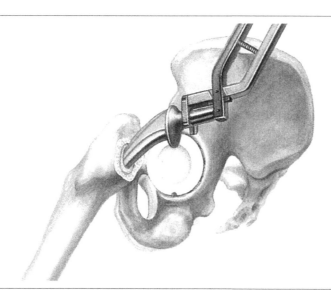

Afbeelding 13.8   Inbrengen van de femursteel met een inbrengapparaat

Het inbrengapparaat wordt nu verwijderd en met een puntdrevel wordt de steel onder druk gehouden, totdat het cement is uitgehard.

Cementresten worden verwijderd met een scherpe lepel, een anatomisch pincet en eventueel een beiteltje.

Nadat het cement is uitgehard, wordt mechanisch gespoeld om cementresten te verwijderen en eventueel om reactiewarmte van het cement af te voeren.

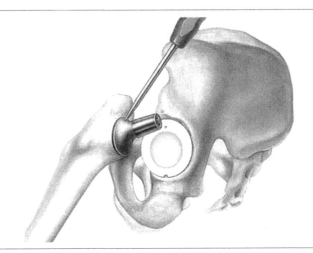

Afbeelding 13.9   De prothesesteel wordt met de puntdrevel onder druk gehouden

Op de conus van de steel wordt net als bij de ongecementeerde prothese, nadat deze met natte en droge gazen is gereinigd, het kopje met de bij de proefrepositie gekozen neklengte geplaatst en met een kopdrevel en hamer vastgetikt.

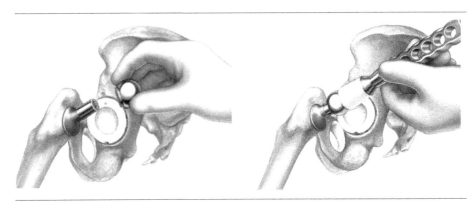

Afbeelding 13.10 Aanbrengen van de prothesekop   Afbeelding 13.11 Fixeren van de prothesekop met
op de steel   behulp van de kopdrevel

Maakt men gebruik van een prothese met een vaste kop, dan wordt deze, nadat men de gewenste neklengte heeft gekozen, geplaatst op dezelfde wijze als boven beschreven voor de prothesesteel.

Repositie

Met een lang chirurgisch pincet wordt het gaas uit het acetabulum verwijderd. Er wordt voor de laatste keer gespoeld en eventuele bot- of cementresten worden verwijderd. Dan volgt de repositie.

De assistent trekt in de lengterichting aan het been en roteert het been volgens aanwijzingen van de operateur. Deze duwt de kop met de kopduwer in de kom. Hier-

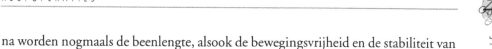

na worden nogmaals de beenlengte, alsook de bewegingsvrijheid en de stabiliteit van de kunstheup gecontroleerd.

Sluiten

Er wordt een diepe vacuümdrain in het gewricht gebracht en eventueel een drain subfasciaal. De gluteus medius wordt gehecht met een atraumatische USP 2 draad met een scherpe naald. Vervolgens wordt de fascie via een geknoopte of doorlopende naad gehecht met USP 2 op een snijdende naald. Voor het achterlaten van een subcutane drain wordt voor een laatste maal de wond gespoeld, waarna de subcutis met oplosbare USP 2-0 gesloten wordt.

Het incisiefolie wordt verwijderd van de incisieranden. De wond wordt gedesinfecteerd.

De huid wordt, na het uittrekken van de dubbele handschoenen, met onoplosbare USP 3-0 of nietjes gesloten.

13.2.3 Postoperatieve fase

Verbinden

De vacuümdrains worden vastgeplakt met een pleister of vastgezet met een hechting, waarna de drains worden aangesloten op een flesje met laag vacuüm. De wond wordt verbonden met een gaasverband of met een wondpleister, waarna het vacuümflesje wordt opengezet.

Vaak wordt na de operatie een spicaverband met behulp van twee tricotzwachtels van 20 cm breedte aangelegd, ter voorkoming van een hematoom. Er bestaan ook kant-en-klare spicaverbanden, die gesloten worden met klittenband.

Mobilisatie

De patiënt krijgt op de verkoeverkamer een zweefrekverband of het geopereerde been wordt in een beenlade gelegd. De patiënt zal zo snel mogelijk gemobiliseerd worden om complicaties van de bedverpleging te voorkomen. De mate waarin het geopereerde been belast mag worden verschilt. Meestal worden gecementeerde prothesen direct volledig belast, terwijl ongecementeerde prothesen de eerste weken slechts gedeeltelijk mogen worden belast.

Kortetermijncomplicaties (eerste acht uur)

Bij een luxatie ligt het been in dwangstand (afhankelijk van de operatieve benadering in exorotatie of endorotatie). Zodra de patiënt op de verkoeverkamer in bed is gepositioneerd zal een röntgenfoto ter controle gemaakt worden. Een luxatie zal onder anesthesie gereponeerd moeten worden en geïmmobiliseerd in stabiele stand. Nabloeding en luxatie.

Langetermijncomplicaties

De prothese en het cement kunnen losraken. Soms is dit een gevolg van een infectie, ook al is deze soms moeilijk aan te tonen. Een andere oorzaak is osteolyse; dat wil zeggen botresorptie rond de prothese of de cementmassa. Een andere complicatie is een fractuur van het femur door een combinatie van verzwakt bot en trauma. In alle gevallen zal een heroperatie noodzakelijk zijn.

Ook kunnen peri-articulaire ossificaties optreden. Hierbij vormt zich botmassa rond de prothese en in de spier waardoor beperkte beweeglijkheid ontstaat. Zelden is dit zo ernstig dat de beweeglijkheid van de kunstheup belangrijk beperkt wordt.

13.3 Revisieoperatie van een heupprothese

Voor de patiënt betekent een revisieoperatie, naast teleurstelling, het opnieuw moeten ondergaan van een grote operatie met een lange revalidatieperiode. Daar staat tegenover dat voor de klachten, die de patiënt heeft, een oplossing gevonden moet worden.

De indicaties voor een revisieoperatie zijn:

- Loslating van een of meer van de prothesedelen of van het cement. Deze wordt veroorzaakt door botresorptie, trauma en infectie. De klachten bestaan uit pijn en functiestoornissen.
- Verkeerde stand van een of meer van de prothesedelen. Oorzaken hiervan zijn loslating, trauma of een technische fout bij de operatie. Op zich hoeft een verkeerde stand geen klachten te geven, maar zal dit wel doen als luxaties of functiebeperkingen ontstaan, of als er een belangrijk beenlengteverschil is ontstaan.
- Infectie. Deze kan veroorzaakt worden door contaminatie tijdens de operatie, een stoornis in de wondgenezing, een hematoom of onzorgvuldige wondbehandeling. Ook kan een prothese geïnfecteerd raken door een hematogene versleping vanuit een infectiehaard elders in het lichaam, bijvoorbeeld blaasontsteking of steenpuist; meestal betreft het dan een zogenoemde 'late' infectie.

De symptomen van een duidelijke infectie zijn koorts, ziektegevoel, pijn, zwelling en roodheid van het operatiegebied, vorming van pus, enzovoort. De infectie kan ook heel stil verlopen. Hierbij heeft de patiënt een subfebriele temperatuur, geen ziektegevoel, pijn, soms een licht verhoogde BSE (bezinking), soms afwijkingen op de X-foto, loslating van de prothese. Men spreekt dan van een *low grade infection*.

De laatste tijd is duidelijk geworden dat hoe zorgvuldiger men kweekt tijdens de revisieoperaties, hoe vaker men een *low grade infection* vindt als oorzaak van een loslating, terwijl de infectie vóór de revisieoperatie niet kon worden aangetoond, zelfs niet met puncties.

De revisie van een heupprothese is voor de operateur en het operatieteam vaak een zeer moeilijke operatie. De moeilijkheid wordt veroorzaakt door de volgende factoren die in wisselende mate al of niet aanwezig kunnen zijn:

- Door botresorptie verzwakte of zelfs afwezige botstructuren maken het vaak nodig een spongiosa- of corticalis-spongiosaplastiek te doen.
- Prothese en/of de cementdelen kunnen moeilijk te verwijderen zijn.

- Het maken van een oefenstabiele osteosynthese van een fractuur bij een prothese, terwijl het bot in zulke gevallen vaak verzwakt is, kan zeer lastig zijn. Als de prothese nog vast zit, moeten de schroeven langs de prothese of tot aan de prothese worden aangebracht. Als de prothese los ligt, moet een revisieprothese met lange steel worden ingebracht, waarbij eerst het cement uit de fractuurfragmenten verwijderd moet worden.
- Bij een infectie moeten de gehele prothese, al het cement en al het ontstekingsweefsel volledig worden verwijderd. Die volledigheid is de voorwaarde voor succes, maar tevens de moeilijkheid. Soms wordt de wond gedurende langere tijd gespoeld met een antibiotica-oplossing, gedraineerd en daarna wordt de patiënt lange tijd behandeld met antibiotica. Soms worden er een aantal malen antibioticakralen achtergelaten. Gedurende deze tijd wordt de patiënt dagelijks geoefend en, indien mogelijk, buiten bed gemobiliseerd met rolstoel, loopfiets, looprekje, krukken, enzovoort. In bed wordt het been in tractie gelegd om verkorting (door werking van de spieren) tegen te gaan. Pas na weken (soms maanden), als de infectiesymptomen geheel zijn verdwenen en de temperatuur en BSE normaal zijn geworden, kan het tweede deel van de revisieoperatie worden gedaan, waarbij een nieuwe prothese wordt ingebracht. Bij zeer oude patiënten en patiënten met een slechte algemene conditie kan men afzien van deze tweede fase van de operatie.
- Verhoogde kans op luxaties wegens de grotere wekedelen-release.

Bij revisies van een totale heupprothese is het soms voldoende om alleen het acetabulumdeel of alleen het kop-halsdeel te vervangen.
Een regelmatig toegepaste techniek is het oude cement opnieuw zacht maken met behulp van ultrasoon geluid (*ultra drive*) en andere energievormen, geconcentreerd op de tip van speciale instrumenten.

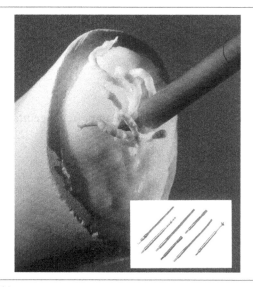

Afbeelding 13.12 Ultra drive

Indien voor opnieuw cementeren van de prothese wordt gekozen, is het gebruik van botcement met een toevoeging van antibiotica een gangbare methode. Het idee is dat de antibiotica over een langere periode, direct in de buurt van de implantaten, vrijkomt.

Wanneer een heupsteel of de cementmantel daarvan in de femurschacht erg moeilijk te verwijderen is, kan worden besloten om het femur over de volledige lengte van het implantaat te openen. Deze 'Wagner-procedure' bestaat uit het uithakken of -zagen van een deksel uit de femurwand op een zodanige wijze dat het implantaat uit het cementbed gelicht kan worden en het cement *à vue* verwijderd wordt. Het deksel, met de aangehechte spieren nog op hun plaats, wordt dan weer teruggeplaatst en met behulp van cerclagedraden weer gefixeerd.

Ook is het mogelijk een modulaire kop-halsprothese die eerder werd ingebracht, bijvoorbeeld in verband met een mediale collumfractuur, tijdens een revisieoperatie om te bouwen tot een totale heupprothese. Daarbij wordt er een acetabulumprothese ingebracht, terwijl de grote kop van de kop-halsprothese wordt vervangen door het kleinere in de acetabulumprothese passende kopje van de totale prothese; de steel van de femurprothese, op de hals waarvan beide koppen passen, blijft in situ. Deze laatste operatie noemt men ook wel een conversie van een kop-hals- naar een totale heupprothese.

Operatie-indicatie: Loslating van één of beide prothesedelen als deze ernstige pijn veroorzaakt; geïnfecteerde prothese; recidiverende luxaties; een femurfractuur net onder het distale uiteinde van de prothesesteel.

Doel van de operatie: Geheel of gedeeltelijk verwijderen van de heupprothese en zo mogelijk vervangen.

13.3.1 Preoperatieve fase

Specifieke benodigdheden
- boorapparatuur
- zaagapparatuur
- incisiefolie (meestal niet gebruiken bij een nog actief geïnfecteerde heup)
- veel spoelvloeistof (liefst warm)
- botcement met antibiotica
- flexibele lichtdrager
- koudlichtkabel en koudlichtbron
- persluchtslang
- eventueel donorbot en/of eigen spongiosa
- revisie-implantaten
- pulse-lavagesysteem
- cementmengattributen
- cementpistool

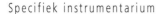

Specifiek instrumentarium
- acetabulumfrezen
- femurraspen
- revisie-instrumentarium (speciale beitels, gutsen, boren en cementhaken)
- pasprothesen
- getande scherpe lepels
- prothese-inbrenginstrumenten
- eventueel cerclageset
- eventueel AO-basisinstrumentarium
- eventueel AO-schroevendoos

13.3.2 Peroperatieve fase

Operatieprocedure

De incisie en benadering zijn hetzelfde als bij de primaire totale heupoperatie, behalve dat bij een revisie fibrose en verkalkingen voor problemen kunnen zorgen. Mesjes worden door het stugge weefsel snel bot en moeten dan ook herhaaldelijk worden vernieuwd. Vaak is het gebruik van een knabbeltang bij stugge weefsels makkelijker.

Door van vele verschillende plaatsen uit het operatiegebied biopten te nemen voor kweekproeven probeert men een infectie aan te tonen als oorzaak van de loslating van het implantaat. Het antibioticabeleid wordt, als een bacterie wordt aangetoond, hieraan aangepast. Een negatief resultaat van de kweekproeven sluit een infectie echter niet uit. In dat geval, dus als geen infectie kan worden aangetoond, wordt een routine-antibioticabeleid ingesteld. Bovendien wordt bij elke protheserevisie (tenminste als het een gecementeerde revisieprothese betreft) altijd antibioticahoudend cement gebruikt.

Soms is een osteotomie van de trochanter major nodig om voldoende ruimte te krijgen voor de operatie. De trochanter major wordt dan afgezaagd of afgebeiteld met een breed osteotoom, en met een bothevel volgens Hohmann uit het operatiegebied gehouden. Door excisie en extirpatie met mes en knabbeltang van het meestal verdikte en stugge, soms verkalkte kapsel en van alle eventuele fibrose rond kop en hals wordt de kop vrijgemaakt, waarna de heup wordt geluxeerd.

Vaak wordt met het femorale gedeelte begonnen. Het proximale femuruiteinde wordt gepresenteerd, waarna een aantal bothevels volgens Hohmann en Bennett ingezet wordt om het operatiegebied open te houden.

Bij een modulaire prothese vormt het kopje geen geheel met de prothese, maar zit het op de hals geklemd. Dit kopje wordt met de kopdrevel van de prothesehals geslagen.

Indien het een vaste kop betreft, zal geprobeerd worden om de steel in één keer uit de femurschacht te slaan. Dit kan met een kop-, een punt- of blokvormige drevel. Het inslaginstrument voor de steel kan bij veel prothesen ook dienst doen als uitslaginstrument.

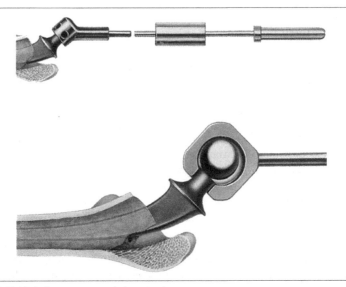

Afbeelding 13.13 Uitslaginstrument voor de femursteel

Wanneer de steel niet makkelijk te verwijderen blijkt, zoals vaak het geval is, wordt voorzichtig met een smalle cementbeitel een opening gemaakt in de cementmantel langs en rondom de prothese om op die wijze de steel te kunnen verwijderen.
Wanneer de steel eenmaal verwijderd is, moet de schacht volledig van cementresten en reactieweefsels (*interface*) worden ontdaan. Met behulp van de ultra drive, cementschachtboren (om een centraal kanaal op te boren), in- en uitlopende (positieve en negatieve) cementbeitels volgens Stuhmer, gutsen, cementhaken en scherpe lepels wordt het oude cement verwijderd.

Omdat bij een revisieoperatie belangrijke specifieke instrumenten gebruikt worden om het cement te verwijderen, zal een aantal van deze cementbeitels besproken worden. Voor alle beitels geldt, dat ze voorzichtig gebruikt dienen te worden om perforatie van het bot te voorkomen, maar dit geldt in het bijzonder voor de inlopende beitel.
In de meeste gevallen wordt begonnen met een splijtbeitel. De splijtbeitel is een rechte beitel met aan één kant een tandvormige verlenging.

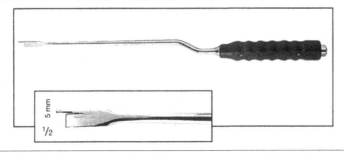

Afbeelding 13.14 Splijtbeitel voor de verwijdering van cement

Deze splijtbeitel wordt met zijn tand in de opening gezet waar de prothese uit is verwijderd, waarna van daaruit het cement in meerdere richtingen radiair wordt gespleten.

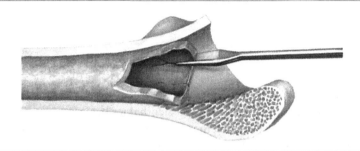

Afbeelding 13.15 Het splijten van het cement met behulp van een splijtbeitel

De inlopende beitel (diepte zoekend) loopt het bot in, met kans op perforatie van het bot doordat het snijdende gedeelte van de beitel naar het bot gekeerd is. De uitlopende beitel (oppervlakte zoekend) loopt het bot uit. Met de uitlopende beitel bestaat veel minder kans op perforatie.

De in- en uitlopende beitels zijn er in diverse uitvoeringen, waarbij de bladlengte, de hoek en lengte van het instrument verschillend zijn.

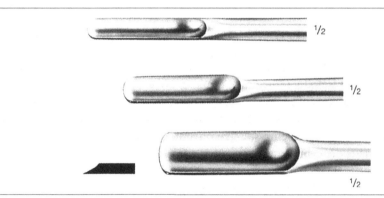

Afbeelding 13.16 Uitlopende beitels

Een platte beitel is zowel in- als uitlopend te gebruiken, eenvoudig door hem om te draaien. Een holle beitel is of in- of uitlopend.

Mochten stukken cement los liggen, dan kunnen die verwijderd worden met een rongeur of lange cementpaktang.

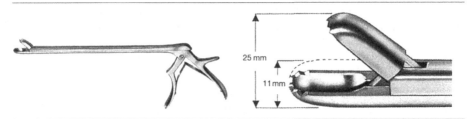

Afbeeling 13.17   Rongeur of lange cementpaktang voor het verwijderen van cement

Een ander methode voor het verwijderen van cement is een cementhaak achter een stuk cement haken en met behulp van een sleufhamer het cement eruit slaan.

Als het onmogelijk blijkt via de beschreven methoden het distale cement volledig te verwijderen, kan een botluikje worden gezaagd in de femurschacht vlak onder het distale uiteinde van de cementprop. Van hieruit kan het cement met een vensterosteotoom (bajonetbeitel) worden losgemaakt en verwijderd. Daarnaast wordt veel mechanisch gespoeld.

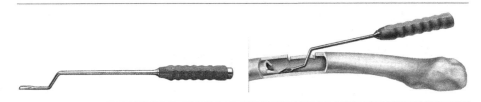

Afbeeling 13.18   Vensterosteotoom (bajonetbeitel)

Het botluik wordt teruggeplaatst en gefixeerd met cerclagedraden of met behulp van korte schroeven. Dit is nodig indien men opnieuw wil cementeren. Het cement zou anders door het luikje naar buiten komen en er kan geen druk opgebouwd worden. Met een flexibele lichtdrager kan de mergholte optimaal worden belicht, zodat nauwkeurige inspectie op cementresten (en onverhoopte perforaties) mogelijk is. Er zijn ook operateurs die gebruikmaken van een optiek (artroscoop).

Als al het cement en de *interface* uit de femurschacht verwijderd zijn, wordt de mergholte voorbereid met de femurraspen voor de nieuw in te brengen femursteel. Nadat de femurholte goed gespoeld is, wordt deze getamponneerd met gazen.

Daarna kan begonnen worden met het acetabulum. Het been van de patiënt wordt meestal (afhankelijk van de ligging van de patiënt) in strekstand naast of op het andere been gelegd.

Door het plaatsen van bothevels volgens Hohmann en/of Steinmann-pennen, die rondom het acetabulum ingeslagen worden, is een voldoende presentatie van de kom te verkrijgen. Met een mes, chirurgisch pincet, scherpe lepel en knabbeltang wordt de rand van het acetabulum vrijgemaakt van kapsel- en bindweefselresten.

Zodra een rand van het implantaat toegankelijk gemaakt is voor het plaatsen van een kombeitel, wordt geprobeerd om het implantaat met behulp daarvan uit het acetabulum te lichten. Bij een gecementeerd implantaat kan soms het oude implantaat met de schaal van cement in zijn geheel verwijderd worden. Zo niet, dan zal voorzichtig met diverse modellen gutsen, beitels en/of osteotomen de cementmantel achter het implantaat worden verwijderd. Vervolgens wordt het acetabulum met scherpe lepels, knabbeltangen en acetabulumfrezen verder ontdaan van weefsel- en cementresten met name ook uit de verankeringsgaten. Men begint met de kleinste acetabulumfrees, gevolgd door een maat groter totdat er puntbloedinkjes in het acetabulum ontstaan. Tijdens het frezen wordt door spoelen gekoeld; tevens wordt met het spoelwater de freespulp afgezogen.

Diepe defecten in het acetabulum worden opgevuld met donorbot en/of eigen bot (spongiosa) uit het bekken van de patiënt. Hiermee is de voorbereiding van de femurmergholte en het acetabulum voltooid en kan worden overgegaan tot het inbrengen van de al of niet gecementeerde revisie-implantaten. De beschrijving van de inbrengtechniek werd reeds gegeven bij de primaire totale heupoperatie (paragraaf 13.2.2). Zoals reeds werd opgemerkt, wordt bij de totale heuprevisie, indien gecementeerd wordt, antibioticahoudend cement gebruikt.

De femursteel kan van een standaardmodel zijn wanneer de schacht vergelijkbaar is met de voorbereide schacht van een primaire protheseplaatsing. Wanneer echter een defect (perforatie, fractuur) overbrugd moet worden, zijn daarvoor extra lange en dikke femurstelen beschikbaar. In combinatie met extra spongiosa en/of cerclages, eventueel nog versterkt met ander osteosynthesemateriaal, is een stabiele fixatie te verkrijgen. Als een trochanterosteotomie is uitgevoerd, zal deze meestal gefixeerd worden met behulp van lange corticalisschroeven of cerclagedraden.

Nadat drains zijn ingebracht en met een hechting aan de huid bevestigd, wordt de wond in lagen gesloten.

13.3.3 Postoperatieve fase

Verbinden
De vacuümdrains worden aangesloten op een fles met een laag vacuüm. De wond wordt verbonden met een wondpleister, waarna het vacuümflesje wordt opengezet. Vervolgens wordt een spicaverband aangelegd met behulp van twee brede tricotzwachtels ter voorkoming van een hematoom.

Langetermijncomplicaties
Ondanks het toedienen van antibiotica tijdens en na de operatie kan een wondinfectie optreden. Wondinfectie tot lang na de operatie is de grootste bedreiging van de revisieoperatie van de heup. Het *low-grade infect* kan afstoting van het implantaat en een tweede revisieoperatie noodzakelijk maken.

Luxaties komen na revisie-ingrepen vaker voor dan na primaire totale heupprothesen.

13.4   Operatie volgens Girdlestone (resectieartroplastiek)

Bij een Girdlestone-operatie worden het caput en het collum femoris beide gereseceerd, zodat het proximale femuruiteinde op de acetabulumrand en/of de iliumvleugel steunt. Meestal vormt zich een stevig kapsel dat als een soort 'nieuw gewricht' gaat functioneren.

De Girdlestone-operatie is een van de oudste heupoperaties en werd vroeger vooral uitgevoerd bij tuberculeuze ontstekingen. Tegenwoordig wordt de Girdlestone-operatie meestal bij aanhoudende pijnklachten na een infectie van de heup en/of bij het losraken van een totale heupprothese met veel botverlies verricht. Het plaatsen van een nieuwe totale heup is soms niet mogelijk of wordt als te belastend voor de patiënt verondersteld. Een resectieartroplastiek is een minder ingrijpende oplossing voor de ernstige pijnklachten en bewegingsbeperking, die deze groep patiënten heeft. Het is een ingreep waarvan men denkt dat de patiënt (zonder caput en collum) volledig invalide (instabiel en met een ernstige beenverkorting) zal zijn. Vaak valt dit wel mee. De patiënten kunnen meestal met een schoenverhoging van 3-4 cm en gesteund door een wandelstok, kruk, looprekje of rollator toch lopen.

De patiëntengroep betreft overwegend oude, niet meer mobiele patiënten (de 'bed-stoel-patiënten').

Operatie-indicatie: Ernstige reumatoïde artritis of arthrosis deformans, hetgeen hevige pijnklachten veroorzaakt bij oude, immobiele patiënten; soms is een Girdlestone-operatie de enige oplossing na een ernstige postoperatieve infectie en/of bij een complicatie na plaatsing van een heupimplantaat.

Doel van de operatie: Het verwijderen van de heupkop of het implantaat.

13.4.1   Preoperatieve fase

Specifieke benodigdheden
– zaagapparatuur
– persluchtslang
– incisiefolie
– operatietafelsteunen
– perslucht aangedreven spoelsysteem (pulse-lavagesysteem)

13.4.2   Peroperatieve fase

Operatieprocedure
Tot en met het afzagen van de heupkop verloopt deze operatie identiek aan de totale heupoperatie (zie paragraaf 13.2.2). Nadat de heupkop is verwijderd wordt de gewrichtsholte met een scherpe lepel van zijn overtollige synovia ontdaan. Het uitge-

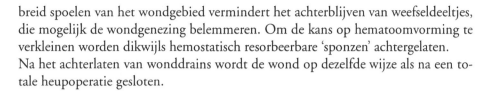

breid spoelen van het wondgebied vermindert het achterblijven van weefseldeeltjes, die mogelijk de wondgenezing belemmeren. Om de kans op hematoomvorming te verkleinen worden dikwijls hemostatisch resorbeerbare 'sponzen' achtergelaten.

Na het achterlaten van wonddrains wordt de wond op dezelfde wijze als na een totale heupoperatie gesloten.

13.4.3 Postoperatieve fase

Verbinden

Meestal wordt een spicaverband aangelegd ter voorkoming van eventuele hematoomvorming ten gevolge van kleine nabloedingen.

Mobilisatie

Postoperatief wordt vaak een tractie (zweeftractie of zweefrekverband) aangelegd. De patiënt wordt echter zo spoedig mogelijk buiten bed gemobiliseerd. Oude patiënten in bed immobiliseren betekent immers kans op decubitus en achteruitgaan van de algemene toestand.

14 Operaties aan het proximale femur

14.1 Inleiding

De epiphysiolysis capitis femoris is een loslating van de epifysaire schijf, waarbij de femurkop (caput femoris) naar medio/dorsaal van de femurhals afglijdt. De afwijking komt vooral voor bij adipeuze jongens tussen tien en zeventien jaar, het meest rond het dertiende en veertiende jaar. In 70% van de gevallen zal dit afglijden maanden of zelfs jaren duren en in 30% van de gevallen zal het afglijden acuut voorkomen.

Een bekend beeld is de acute-op-chronische afglijding: de patiënt heeft hierbij meerdere korte klachtenperioden met vaak langere tussentijdse klachtenvrije perioden. Bij elke klachtenperiode zakt de kop weer iets verder van zijn plaats. De epiphysiolysis capitis femoris komt meestal enkelzijdig voor.

De patiënten hebben vaak knieklachten, waarbij de belangrijkste symptomen pijn en mank lopen zijn, waarbij ook opvalt dat de voet in exorotatie wordt geplaatst. Bij onderzoek ligt het been in adductie en in exorotatie, de endorotatie is beperkt. De behandeling is altijd operatief. Met bedrust wordt het verder afglijden niet tegengegaan; daarom opereert men zo spoedig mogelijk na het stellen van de diagnose.

De repositie moet voorzichtig gebeuren en bij mislukken niet te vaak worden herhaald, omdat anders een kopnecrose het gevolg kan zijn. Daarom zal men een matige afglijding accepteren en in die stand met pennen of schroeven fixeren. De resultaten en de bewegingsfuncties zijn ondanks de standafwijking op den duur goed, terwijl een kopnecrose een ramp is.

Bij een geringe epifysiolyse (beginslip of ernstige slip zonder deformatie van het collum) wordt bij voorkeur een titanium gecanuleerde schroef door het collum in de kop gebracht, waardoor verder afglijden onmogelijk wordt.

De epifyse wordt, door de heup eerst naar binnen te roteren en daarna in abductie en extensie te brengen, onder doorlichting gereponeerd, waarna de afgegleden femurkop met gecanuleerde (titanium)schroeven of met behulp van Steinmann-pennen aan het collum gefixeerd wordt. Steeds vaker wordt voor een gecanuleerde titaniumschroef gekozen, omdat de patiënt met een titaniumimplantaat toch in de MRI kan. De techniek voor het inbrengen van de gecanuleerde schroeven wordt in het boek OZT *Traumatologie van extremiteiten en bekken* beschreven.

Bij een ernstige vaak langer bestaande of niet-behandelde epifysiolyse is gesloten repositie meestal onmogelijk. Het terugplaatsen van de afgegleden femurkop door een open repositie is meestal niet mogelijk, omdat de kans bestaat op een devascularisatie van de kop, met als gevolg kopnecrose ten gevolge van beschadiging van de bloedvaten van de femurkop. De gedisloceerde epifyse is vaak in de verkeerde stand vastgegroeid, waardoor de kans op een coxartrose op jonge leeftijd groot is.

Bij deze patiënten zal er met behulp van een valgiserende en flecterende of endoroterende intertrochantere osteotomie naar gestreefd worden om de heupkop in de meest gunstige stand in het acetabulum te plaatsen. Gestreefd wordt naar een betere overdekking (en belasting) van de femurkop om coxartrose tegen te gaan en de bewegingsfuncties te verbeteren.

14.1.1 Intertrochantere medialiserende verschuivingsosteotomie volgens McMurray

De McMurray-osteotomie is een intertrochantere osteotomie waarbij het distale deel (trochanter minor en femurschacht) naar mediaal wordt verschoven ten opzichte van het proximale deel (trochanter major, hals en kop).

McMurray voerde deze operatie aanvankelijk uit om slecht genezende collumfracturen tot consolidatie te brengen door het distale deel met zijn osteotomievlak onder de fractuur te schuiven. Het bleek dat hierdoor niet alleen de fractuur genas maar dat, als de patiënt artrotische heupklachten had, deze ook verdwenen, waarbij op de röntgenfoto zelfs de door de artrose vernauwde gewrichtsspleet weer wijder werd. Deze bevinding leidde ertoe dat het een populaire en succesvolle operatie bij coxartrose werd. In die tijd waren er nog geen totale heupprothesen. Als verklaring van de gunstige werking van deze osteotomie denkt men dat door de medialisatie een gunstiger belasting en lagere druk in het heupgewricht ontstaan en dat door de osteotomie niet alleen een geweldige genezings- en ombouwactiviteit van het bot in dit gebied plaatsheeft, maar ook dat het daar vlakbij liggende heupgewricht ervan profiteert.

Aanvankelijk werd bij de McMurray-osteotomie geen osteosynthese verricht en er werd sterk gemedialiseerd. Postoperatief werden de patiënten zeer langdurig in bed verpleegd in gipsbroek of met het been in een zweefrekverband. Een zodanige behandeling veroorzaakte een sterk veranderde stand van de botdelen, een enorme bouw- en ombouwactiviteit van het bot met veel callusvorming. De patiënt kreeg maandenlang bedrust, maar kon de heup onbelast oefenen in bed. De resultaten waren goed. Later ging men bij de McMurray-osteotomie steeds betere fixatiemethoden toepassen. Men ging minder ver verschuiven, de stand van de osteotomiedelen werd fraaier, en de patiënten konden naarmate de osteosynthesetechnieken steeds beter werden steeds eerder worden gemobiliseerd.

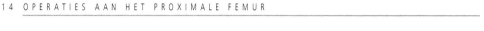

14.1.2 Intertrochantere standveranderde osteotomieën (onder andere volgens Pauwels)

Wigosteotomieën

Tot de wigosteotomieën behoren:
– variserende osteotomie;
– valgiserende osteotomie;

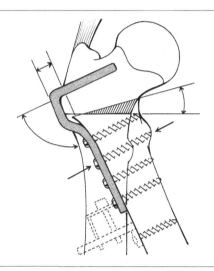

Afbeelding 14.1 Variserende osteotomie

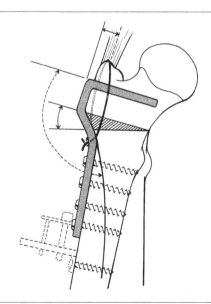

Afbeelding 14.2 Valgiserende osteotomie

- extenderende osteotomie;
- flecterende osteotomie;
- combinaties.

Het wegnemen van een wig wordt een gesloten wigosteotomie genoemd en het tussenplaatsen van een wig een open wigosteotomie. Een gesloten wigosteotomie geeft een verkorting, een open wigosteotomie geeft een verlenging. Het wegnemen en tussenplaatsen van een wig geeft geen lengteverandering.

De plaats van de wig bepaalt de richting van de standverandering:
- mediaal wig eruit en/of lateraal een wig ertussen: varisatie;
- lateraal wig eruit en/of mediaal wig ertussen: valgisatie;
- voor wig eruit en/of achter wig ertussen: flexie;
- achter wig eruit en/of voor wig ertussen: extensie;
- lateraal voor wig eruit: valgisatie en flexie.

Rotatieosteotomieën

Tot de rotatieosteotomieën horen:
- endoroterende osteotomie;
- exoroterende osteotomie.

Indicaties

Indicaties voor intertrochantere standveranderde osteotomieën zijn:
- een te steil verlopende collumfractuur, die door de afschuivende krachten niet kan genezen. Door een valgiserende osteotomie komt het fractuurvlak in een meer horizontale stand, waardoor de afschuivende krachten verdwijnen en compressiekrachten gaan werken, zodat de fractuur kan genezen (operatie volgens Pauwels);
- coxa valga anteverta, als onderdeel van de congenitale heupdysplasie. Het collum staat te steil en te veel naar voren gericht. Dit geeft een ongunstige krachtsverhouding in het heupgewricht die kan leiden tot arthrosis deformans. Vaak is de aanpassing tussen kop en kom niet goed; er bestaat een subluxatie. Door een variserende en exoroterende (distale deel geëxoroteerd) osteotomie wordt de stand verbeterd;
- coxa anteverta: het collum staat te veel naar voren gericht, waardoor het kind met de knieën naar binnen gedraaid loopt. Dit lijkt bij oppervlakkige beschouwing wel wat op X-benen (genua valga). De exorotatie is sterk beperkt. Er is geen heupdysplasie. Therapie: Alleen als het ernstig is een exoroterende osteotomie;
- coxa vara congenita. De therapie bestaat uit een valgiserende osteotomie (oprichtingsosteotomie), waarbij aan de laterale zijde een wig wordt verwijderd;
- ernstige epiphysiolysis capitis femoris die niet meer is te reponeren. De kop is naar mediaal en naar dorsaal afgegleden. Door een valgiserende en flecterende osteotomie (anterolateraal wig eruit) stelt de kop zich weer normaal in het acetabulum in;

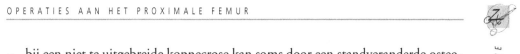

- bij een niet te uitgebreide kopnecrose kan soms door een standveranderde osteotomie een onbeschadigd deel van de kop naar boven worden gedraaid (dit is de plaats waar de kop het meest belast wordt), waardoor de klachten kunnen verdwijnen;
- coxa valga arthrotica. Hierbij kan een medialiserende verschuivingsosteotomie volgens McMurray worden gecombineerd met een variserende osteotomie (mediaal wig eruit). Het anti-artrotische effect van de McMurray-osteotomie wordt gecombineerd met de betere stand van de kop in de kom door de varisatie. Een bijkomend voordeel is dat de lateralisatie van de variserende osteotomie en de medialisatie van de McMurray-osteotomie elkaar min of meer compenseren.

14.2 Intertrochantere variserende en medialiserende osteotomie

In het intertrochantere gebied van het femur vinden de meeste corrigerende osteotomieën plaats, omdat dit een zeer spongieus deel van het femur is. Men kan verschillende soorten osteotomieën combineren, bijvoorbeeld een variserende osteotomie met een medialiserende component om de lateralisatie, die door de varisatie ontstaat, te compenseren. Het intertrochantere gebied is makkelijk bereikbaar en omdat men extracapsulair blijft, is de kans op kopnecrose gering (weinig kans op beschadiging van de bloedvaten van de femurkop).

De variserende osteotomie heeft als doel om de heupkop in de meest gunstige stand in het acetabulum te plaatsen. Dit is het doel van veel osteotomieën, niet alleen van de variserende. In veel gevallen wordt naast een variserende osteotomie ook het femur naar mediaal verschoven, waardoor het lateraliserend effect van de varisatie wordt gecompenseerd. Dit heet een variserende medialiserende intertrochantere osteotomie. Door middel van deze osteotomie probeert men de druk op het gewricht te verminderen, waardoor de kans op arthrosis deformans verminderd wordt.

Voor de fixatie van de osteotomie worden speciale hoekplaten gebruikt. De hoekplaten hebben een U-profiel en ze zijn in verschillende hoekmaten (maat van de hoek tussen de steel en het mes) verkrijgbaar. Standaardplaten hebben een hoek van 90, 100, 110, 120 en 130 graden. Vooral de hoeken van 90 en 100 graden worden gebruikt bij intertrochantere osteotomieën. Het is gebruikelijk dat aan de hand van de röntgenfoto de juiste hoek voor de te implanteren hoekplaat berekend wordt. Vaak doet de orthopeed dit al enkele dagen voor de operatie, maar het is altijd zaak om de sjablonen of templates tijdens de operatie op de operatiekamer te hebben.

Operatie-indicatie: Standafwijkingen (congenitaal, trauma, groeistoornis, artrose) van het heupgewricht – de patiënten hebben veel pijn door de arthrosis deformans die dan ontstaat; bij een congenitale valgusstand (coxa valga) en/of pijn in één of beide heupgewrichten ten gevolge van een beginnende coxartrose bij jongvolwassenen met een dysplastisch acetabulum.

Doel van de operatie: Het verbeteren van de stand van de kop in de kom door een mediale wigosteotomie en rotatie van het femur om arthrosis deformans te voorkomen of ten minste het uitstellen daarvan tot een oudere leeftijd.

14.2.1 Preoperatieve fase

Specifieke benodigdheden
– loodschorten
– steriele hoes voor C-boog
– boorapparatuur
– zaagapparatuur
– sjablonen/templates

Specifiek instrumentarium
– AO-basisinstrumentarium
– AO-schroevendoos
– AO-hoekplatennet
– Kirschner-draden
– gradendriehoekjes
– voorslagosteotoom met U-profiel
– sleufhamer
– inbrengapparaat voor de hoekplaat
– aanslagdrevel
– set intertrochantere platen
– repositietangennet

14.2.2 Peroperatieve fase

Operatieprocedure
Lateraal wordt een lengte-incisie gelegd door huid en subcutis langs de voorkant van de trochanter major tot 10 centimeter naar distaal. De assistent plaatst twee scherpe Volkmann-haken om de wond open te houden en bloedende vaten worden gevat met een fijn chirurgisch pincet en gecoaguleerd.

Met een binnenmes wordt de fasciae latae geïncideerd, waarna deze verder geopend wordt met een schaar en chirurgisch pincet. De insertie van de musculus vastus lateralis aan de trochanter major wordt met een mes losgesneden, waarna deze spier met een raspatorium wordt afgeschoven. Aan de ventrale zijde wordt achter de calcar femorale een scherpe of stompe bothevel volgens Hohmann geplaatst. Proximaal van de femurnek en mediaal van de trochanter major worden twee scherpe bothevels volgens Hohmann geplaatst. Eventueel worden de bothevels met de punt in het bot gefixeerd.

Allereerst wordt met behulp van de röntgendoorlichting en een gradendriehoekje de eerste Kirschner-draad door de femurkop geboord, die de richting van de voorslagbeitel aangeeft. Daarna worden twee Kirschner-draden loodrecht, parallel op het femur geboord vijf centimeter onder de geplande femurosteotomie om de rotatie te markeren.

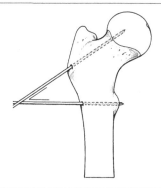

Afbeelding 14.3 Boren van Kirschner-draad door de femurkop voor het bepalen van de richting

Over de voorslagbeitel wordt het richtapparaat geschoven dat vervolgens wordt ingesteld en vastgezet in de hoek die het voorslagapparaat met de femurschacht moet maken. Deze hoek is voor de operatie op geleide van de röntgenfoto, de gewenste varisatie en de plaathoek berekend.

De entreeplaats van de voorslagbeitel wordt bepaald en eventueel diathermisch gemarkeerd. Onder röntgendoorlichting (om de richting te controleren) wordt de voorslagbeitel in de berekende en op het richtinstrument ingestelde hoek in het collum femoris ingeslagen. (Het beste röntgenbeeld wordt verkregen, als men de bothevels volgens Hohmann even uit de wond verwijdert.) Als bij de röntgencontrole de voorslagbeitel in de juiste hoek ingeslagen blijkt te zijn worden de bothevels opnieuw geplaatst, waarna de voorslagbeitel tot de gewenste diepte ingeslagen wordt. Deze diepte, de zogenoemde klinglengte, is voor de operatie met behulp van de röntgenfoto en een sjabloon bepaald.

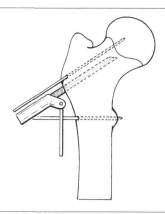

Afbeelding 14.4 Voorslagbeitel in de juiste hoek geslagen

Onder röntgencontrole wordt de juiste plaats voor de osteotomie met een breed osteotoom en een hamer op de femurschacht gemarkeerd. Dan wordt met de oscillerende zaag de osteotomie volgens berekening uitgevoerd.

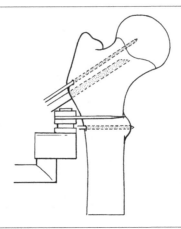

Afbeelding 14.5   Uitvoeren van de osteotomie

Zaagblad en zaagsnede worden daarbij continu gekoeld met fysiologisch zout. Vervolgens wordt de mediale kant van de osteotomie opengesperd door met de voorslagbeitel als handvat het proximale stuk te valgiseren. Een wigje met een hoek van de gewenste varisatie wordt uit het mediale deel van het femur gezaagd, met een grove klem of grof chirurgisch pincet gepakt, met een mes op een lang mesheft losgesneden uit de weke delen en verwijderd.

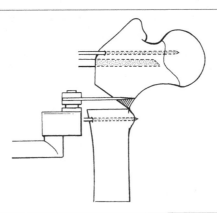

Afbeelding 14.6   Verwijdering van de wig

Vervolgens wordt de voorslagbeitel met de sleufhamer verwijderd en verwisseld voor de hoekplaat. Als extra zekerheid bij het bepalen van de richting kan nog een extra Kirschner-draad evenwijdig aan de voorslagbeitel in het trochanter major worden geboord.

Het eerste stuk van de plaat met inslaginstrument wordt met de hand ingedrukt, vervolgens wordt het inslaginstrument verwijderd en de plaat wordt met hamer en drevel verder ingeslagen.

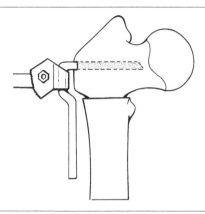

Afbeelding 14.7   Plaatsing van de hoekplaat

Dan volgt de repositie door het proximale stuk te variseren tot de zaagvlakken van het mediale wigje op elkaar passen en het verticale deel van de hoekplaat langs de femurschacht ligt, waar het met twee grote repositietangen volgens Verbrugge wordt gefixeerd. Hierbij spert de osteotomie lateraal open. Men kan hierin het mediaal verwijderde botwigje plaatsen. Bij de repositie kan men door de Kirschner-draden voor de rotatie vaststellen of geen ongewenste rotatie is ontstaan en deze eventueel corrigeren (er zijn varisatieosteotomieën, bijvoorbeeld bij de coxa valga anteversa, waar men tevens een rotatiecorrectie toepast, welke men ook door de twee Kirschner-draden kan meten). De stand wordt met de röntgenbeeldversterker gecontroleerd.

Als de stand goed is, wordt het compressieapparaat aangebracht en wordt aangedraaid tot de osteotomievlakken met flinke compressie op elkaar worden geklemd.

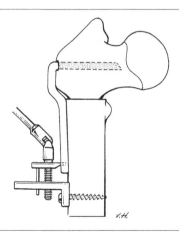

Afbeelding 14.8   Aanbrengen van het compressieapparaat

Ook nu weer wordt de stand met de röntgenbeeldversterker gecontroleerd. Dan wordt de plaat met 4,5-mm-corticalisschroeven aan de femurschacht bevestigd, waarna het compressieapparaat wordt verwijderd.

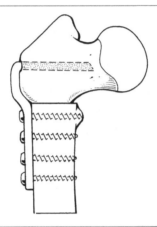

Afbeelding 14.9   Resultaat van de osteotomie

De schroef waarmee het compressieapparaat was bevestigd is door de compressie ver-vormd en wordt weggegooid. Opnieuw volgt controle met de röntgenbeeldverster-ker.

Subfasciaal wordt een Redon-drain achtergelaten, waarna de fascie met een doorlo-pende of geknoopte (atraumatische) oplosbare USP-2 hechting gesloten wordt.

Meestal wordt subcutaan nog een Redon-drain achtergelaten. De subcutis wordt met oplosbaar USP 2-0 hechtmateriaal en de huid met een doorlopende intracutane oplosbare USP 3-0 hechting gesloten.

14.2.3   Postoperatieve fase

Verbinden

De wond wordt met een wondpleister verbonden. De Redon-drains worden aange-sloten op vacuümflessen.

Mobilisatie

Na enkele dagen mag de patiënt met behulp van elleboogkrukken onbelast lopen en na zes weken mag er progressief belast worden. Volledige belasting volgt na drie maanden.

Deel 6

Operaties aan de onderste extremiteiten

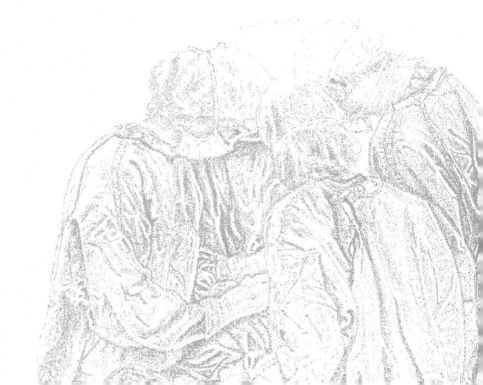

15 Knieoperaties

In dit hoofdstuk worden eerst de algemene richtlijnen voor ingrepen aan de knie en het onderbeen behandeld. Daarna worden de volgende operaties beschreven: de artroplastiek ('totale knie'), de revisieartroplastiek en de valgiserende tibiakoposteotomie.

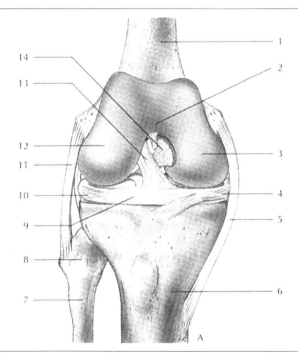

Afbeelding 15.1a Het kniegewricht van voren (frontaal) gezien; de knieschijf is weggelaten

1	dijbeen	8	fibulakopje
2	gewrichtsvlak voor de knieschijf	9	verbindingsband tussen beide menisci
3	mediale epicodylus	10	laterale meniscus
4	mediale meniscus	11	ligamentum collaterale fibulare
5	ligamentum collaterale tibiale	12	laterale epicondylus
6	scheenbeen (tibia)	13	voorste kruisband
7	kuitbeen (fibula)	14	achterste kruisband

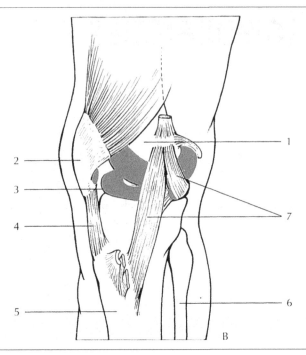

Afbeelding 15.1b Zijaanzicht van de rechterknie, van mediaal gezien

1   femur

2   patella

3   mediale meniscus

4   ligamentum patellae

5   tibia

6   fibula

7   ligamentum collaterale mediale

15.1   Algemene richtlijnen voor knieoperaties

Voorbereiding van de operatie

Temperatuur:	ongeveer 18 °C en een *down flow*.
Licht:	de tl-verlichting op normale sterkte en de operatielamp gecentreerd op 110 cm; de lamp recht boven het operatieterrein hangen.
Randapparatuur:	diathermie, zuigunit, persluchtaansluiting en doorlichtingsapparatuur.
Operatietafel:	standaard operatietafel met warmtematras.
Opstelling:	zie afbeelding 15.2.

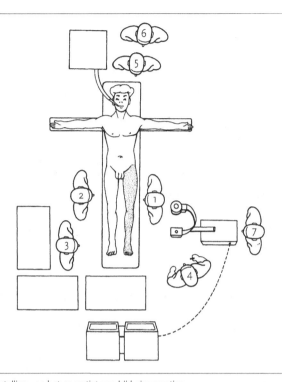

Afbeelding 15.2   Opstelling van het operatieteam bij knieoperaties

1 operateur   5 anesthesieassistent

2 assisterende   6 anesthesioloog

3 instrumenterende   7 röntgenlaborant

4 omloop

Ligging van de patiënt

De patiënt wordt in rugligging gepositioneerd. Voor de totale knieoperatie wordt aan de te opereren zijde ter hoogte van het bovenbeen een zijsteun geplaatst. Ook wordt eventueel met steunen en kussentjes een voetsteun gemaakt zodat de knie in flexie blijft staan en de voet niet iedere keer wegglijdt.

Het bovenbeen wordt gepolsterd en daar overheen wordt een bloedleegtemanchet aangebracht en aangesloten. Na het afdekken wordt het been vijf minuten hooggehouden waarna de bloedleegteapparatuur wordt aangezet.

Desinfectie en afdekken van het operatieterrein

Het gehele been wordt tweemaal ruim circulair gedesinfecteerd. Daarna wordt eerst een steriel laken onder het been gelegd. Over de voet wordt een doorzichtige zak of een grote maat handschoen getrokken. Vervolgens wordt het been met een extremiteitenlaken afgedekt. Een groot laken wordt als boogdoek opgespannen. Tot slot wordt de incisiefolie geplakt.

Kortetermijncomplicaties (de eerste acht uur)

Ondanks het verwijderen van de bloedleegte en hemostase voordat de wond gesloten wordt, kan een nabloeding ontstaan. Als een nieuw, extra stevig drukverband niet voldoende effect heeft, is heroperatie noodzakelijk om de oorzaak van het bloedverlies op te sporen.

Langetermijncomplicaties

Naast een infectie hoort een zenuwlaesie, met name van de nervus peroneus, tot de mogelijke complicaties. De beschadiging van de zenuw kan veroorzaakt zijn door verkeerd inzetten van de scherpe bothevels. Een niet ernstig zenuwletsel kan leiden tot tijdelijke motorische en sensibele uitval en paresthesieën in het door de zenuw verzorgde gebied. Spontaan herstel is meestal mogelijk.

Een ernstig zenuwletsel veroorzaakt blijvende motorische en sensibele uitvalssymptomen, zodat een operatieve zenuwreconstructie nodig is.

15.2 Totale knieartroplastiek (totale knieprothese)

In de jaren zeventig kwamen de eerste knieprothesen. Men onderscheidde de *constrained prostheses* (scharnierprothesen) die alleen flexie- en extensiebewegingen toelieten maar geen rotaties om de onderbeenlengteas (die in een normale niet geheel gestrekte knie wel mogelijk zijn), en die in voor-achterwaartse (kruisbanden) en zijdelingse (collaterale banden) richtingen volledig stabiel waren. Het waren eenvoudige scharnieren met twee lange pinnen die in de mergholten van femur en tibia werden gecementeerd. Nadelen van de scharnierprothesen waren:
– ze lieten geen fysiologische rotaties toe;
– alle rotatie-, voor-achterwaartse en zijdelingse krachten moesten worden opgevangen door de metaal-cement-botverbinding. Dit was een factor die loslating kon veroorzaken;
– er moest veel bot worden gereseceerd om voldoende ruimte voor de prothese te maken.

Men onderscheidde in die begintijd ook de *non-constrained prostheses* (Marmor-prothesen) die in geen enkele richting stabiel waren en daarom voor de stabiliteit afhankelijk waren van intacte kniebanden van de patiënt. De prothesen bestonden uit twee smalle gebogen metalen glijstroken en twee kleine polytheen glijvlakjes die respectievelijk op de femurcondylen en op het tibiaplateau werden gecementeerd. Men beschikte in die tijd nog niet over het uitgebreide instrumentarium van heden en had ook nog niet de ervaring en kennis van nu om de prothesedelen voldoende nauwkeurig te plaatsen.

Enkele jaren later kwam de Attenborough-prothese. Dit was een *semi-constrained prosthesis*, omdat daarmee wel de fysiologische flexie, extensie en rotaties om de onderbeenlengteas mogelijk waren, waarbij zij tevens stabiel was in voor-achterwaartse en zijdelingse richting (de stabiliteit die in de normale knie door het kapsel- en bandapparaat wordt verzorgd). De min of meer anatomisch gevormde metalen femurcondylenprothese en de polytheen tibiaplateauprothese werden na matig uitgebreide botresecties met korte stelen in de respectievelijke mergholten gecementeerd. In het midden werd een kleine metalen stabiliseringsstang geplaatst die met een kogelvormig uiteinde tussen de metalen femurcondylen een gewrichtje vormde en die met zijn andere uiteinde als een zuiger in een cilinder heen en weer kon bewegen in een precies passende buisvormige opening midden in de tibiaplateauprothese.

De Attenborough-prothese betekende een grote vooruitgang. Er zijn er heel wat van ingebracht. Toch was het instrumentarium, met name het richtinstrumentarium, nog lang niet wat het nu is en werd er nog te veel 'timmermansoog' gevergd om de vereiste uiterste nauwkeurigheid te kunnen bereiken. Een geringe afwijking van de protheserichting van slechts enkele graden veroorzaakt al snel een mechanisch ongunstig O- of X-been.

In dezelfde tijd kwamen de gewrichtsvlakbekledende prothesen die er alle op neer komen dat de gewrichtsvlakken van femurcondylen en tibiaplateau, soms ook van patella, worden vervangen door metalen (voor de femurcondylen) en polytheen (voor het tibiaplateau en de patella) kunstgewrichtsvlakken. Daarbij wordt afhankelijk van het type prothese meer of minder bot gereceseerd. Deze prothesen zijn *non-constrained* of *semi-constrained*, afhankelijk van de vorm van de gewrichtsvlakken. Deze prothesen hebben in de loop van de jaren, met name ook wat hun inbreng-instrumentarium betreft, een enorme ontwikkeling ondergaan.

De grootste verschillen tussen de gewrichtsvlakbekledende prothesen betreffen de manier waarop ze aan het bot worden gefixeerd: met of zonder cement en met verschillende fixerende oppervlaktestructuren, zoals korrels, groeven, ribbels, uitspanningen, coatings en diverse verdere verankeringsmogelijkheden, zoals uitsteeksels, pluggen, schroeven of stelen. De stelen van revisieprothesen zijn over het algemeen langer en dikker dan die van de primaire prothesen. De femurcondylenprothese is van metaal (legering), de tibiaplateauprothese is geheel of alleen wat betreft het gewrichtsvlak van polytheen, terwijl in het laatste geval het polytheen tibiaplateau gefixeerd wordt op een metalen deel waarmee de prothese aan en in de tibia wordt verankerd. Ook het gewrichtsvlak van de patella kan worden vervangen door een polytheen prothese.

De vormen van de gewrichtsvlakken van deze prothesen zijn in principe een kopie van de anatomische vormen van de gewrichtsvlakken van de normale menselijke knie. Wat dat betreft tonen de diverse typen prothesen dus weinig onderlinge verschillen.

Vooral ook het instrumentarium heeft in de loop van de jaren een belangrijke ontwikkeling en daarmee een enorme uitbreiding ondergaan, waardoor het mogelijk is geworden een zeer nauwkeurige aansluiting te maken tussen de botresectievlakken en de prothesedelen. Dit is van belang voor de gecementeerde prothesen, maar nog veel meer voor de ongecementeerde. Door betere richtinstrumenten kan het been exacter worden 'uitgelijnd', waardoor valgus- en varusdeformiteiten (meestal) worden voorkomen. Elk type prothese heeft zijn eigen inbrenginstrumentarium dat verschilt van de andere, maar hoofdzakelijk komen ze toch op hetzelfde neer.

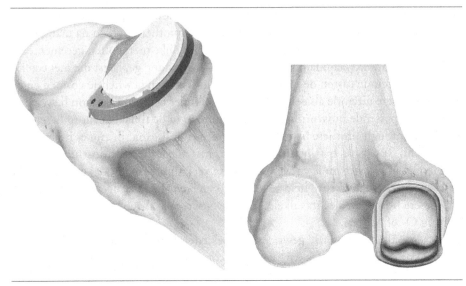

Afbeelding 15.3   Unicondylaire knieprothese

Tot op heden worden naast totale ook halfzijdige (unicondylair) prothesen geïmplanteerd.

Deze worden gebruikt in situaties waarbij één helft van het kniegewricht (meestal de mediale zijde) vervangen moet worden. Verder zijn er speciale *custom made* knieprothesen, welke gebruikt worden bij patiënten met een osteosarcoom of een andere maligniteit ter hoogte van het kniegewricht, omdat daar grotere botresecties nodig zijn die per patiënt verschillen. Voorheen kon bij een maligniteit in het kniegewricht de kniefunctie alleen nagebootst worden door een operatie volgens Van Nes Borggrave. Bij deze operatie wordt het enkelgewricht gebruikt als kniegewricht, door een uitgebreide botresectie en 180 graden draaiing om de lengteas zodat de hiel naar voren wijst en het enkelgewricht op kniehoogte komt te liggen.

Operatie-indicatie: Ernstige artrose van het kniegewricht met veel pijn en daardoor functiebeperking.

Doel van de operatie: Verwijderen van het gehele kniegewricht en vervangen door een prothese.

15.2.1   Preoperatieve fase

Specifieke benodigdheden
– implantaten voor de totale knie

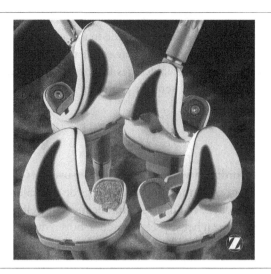

Afbeelding 15.4   Implantaten voor de totale knie

- botcement, cementmixsysteem
- bloedleegteapparatuur
- spoelapparatuur, zuigapparatuur en spoelvocht
- boor- en zaagapparatuur
- persluchtslang

Specifiek instrumentarium
- instrumenten voor de totale knie
- speciaal zaagblad (gebruik altijd een nieuw zaagblad)

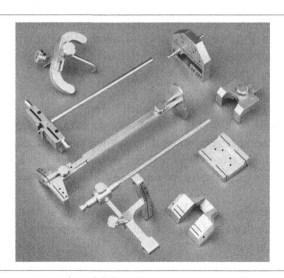

Afbeelding 15.5   Instrumenten voor de totale knie

Let op: bij het zagen met behulp van de zaaggeleider is een speciaal zaagblad nodig. Langs en door een gleuf in een blok metaal (de mal) zagen geeft bij een normaal getand zaagblad beschadigingen aan de zaag en aan de mal door de buiten het blad uitstekende tanden van de zaag. Metaaldeeltjes kunnen daardoor in de wond komen. Een 'naar binnen gezet' zaagblad kent dit probleem niet.

15.2.2 Peroperatieve fase

Operatieprocedure

Met een buitenmes wordt een voorste lengte-incisie over het midden van de gebogen knie gemaakt. Met een binnenmes wordt langs de mediale zijde van de patellapees tot op het bot gesneden, van daaruit rond de mediale helft van de patella in een keer door het retinaculum en het kapsel en midden boven de patella ombuigend naar proximaal door het midden van de rectuspees en de musculus vastus intermedius tot op het bot tot ongeveer 6 centimeter boven de patella.

De wond wordt opengehouden met twee scherpe zestandswondhaken volgens Volkmann. Met een schaar en pincet of met een (diathermisch) mes wordt het kniegewricht geopend. Met een zuigbuis wordt het vrijgekomen synoviale vocht opgezogen. Verdikt tunica synovialisweefsel dat het zicht belemmert, wordt met een mes en pincet verwijderd. De patellapees wordt bij de tuberositas tibiae nog iets losgesneden. De patella wordt nu naar lateraal geluxeerd. Met een raspatorium worden het subperiostale kapsel en eventuele weke delen afgeschoven. Bothevels volgens Hohmann worden vervolgens achter het femur geplaatst. Met een knabbeltang, osteotomen en/of de zaag worden eventuele osteofyten verwijderd om weer een min of meer normale anatomie als uitgangspunt te krijgen. De beide menisci en de voorste kruisband worden met een mes en een chirurgisch pincet of chirurgische klem verwijderd. De achterste kruisband wordt bij veel knie-implantaties gespaard om zoveel mogelijk stabiliteit te behouden, maar vaak wordt gekozen deze op te offeren en een 'posterior-stabilized' prothese te plaatsen. Afhankelijk van het type prothese of voorkeur operateur begint men met het voorbereiden eerst met de tibia of femur. In dit boek wordt met het femur begonnen.

Prepareren van het femur

De knie wordt in gebogen stand gefixeerd door de assistent. Voor het correct plaatsen van de eerste femurzaagmal moet de asrichting van het femur als uitgangspunt worden vastgesteld. Hiervoor wordt met een *punch* en een hamer een opening in de intercondylaire *notch* gemaakt, welke verder wordt uitgediept met een 8-mm-boor.

Een lange intramedullaire femurrichtgeleider wordt nu in de mergholte gebracht, zodanig dat de achterkant van de plaat van de geleider parallel is aan de achterkant van de condylen van het femur.

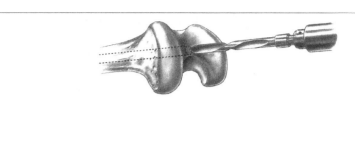

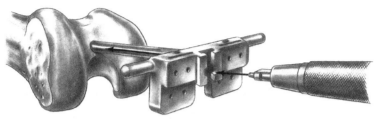

Afbeelding 15.6 Openen van het intramedullaire kanaal en plaatsing van het richtapparaat

Meestal wordt bewust iets exorotatie gegeven om tegemoet te komen aan de lateralisatie van de patella, die meestal aanwezig is. Er zal dan dus iets meer van de mediale condylachterzijde en iets minder van de laterale condylachterzijde worden afgezaagd. De richtgeleider wordt met de *punch* en de hamer aangetikt en vastgezet met spijkers in de femurcondylen.

Een voorste femurzaaggeleider (zaagmal) wordt op de richtgeleider gemonteerd. Eventuele correctie in de asrichting is op dit moment op de zaagmal in te stellen. Het zagen van de diverse condylvlakken van het femur (anterieur, distaal en posterieur) gebeurt bij sommige systemen met behulp van één en dezelfde mal en bij andere systemen met meerdere zaagmallen. Hier wordt het werken met meerdere zaagmallen besproken.

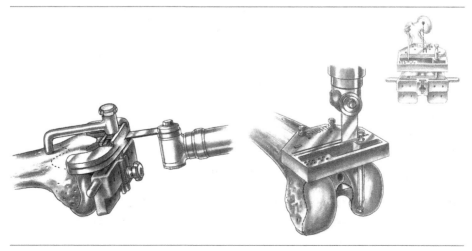

Afbeelding 15.7 Afzagen van de femurcondylen

Tijdens het zagen wordt gekoeld door spoelen met fysiologisch zout, terwijl het zaagsel met het spoelwater wordt weggezogen. Het verwijderde bot wordt tot nader orde altijd bewaard voor eventueel gebruik tijdens het verdere verloop van de operatie. Wanneer bijvoorbeeld botcysten tijdens het zagen worden blootgelegd, dan kunnen deze, na het uitlepelen ervan, uitstekend opgevuld worden met dit 'eigen' bot.

Met behulp van een meetgeleider wordt de maat van de in te brengen femurcondyl gemeten.

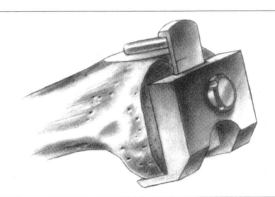

Afbeelding 15.8   Meten van de femurcondyl

Hierna wordt de femurcondyl met zaag en zaagmallen de gewenste vorm gegeven.

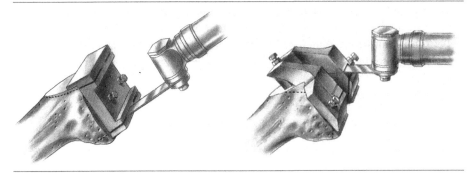

Afbeelding 15.9   Nader moduleren van het femurale gedeelte

Prepareren van de tibia

Een bothevel volgens Hohmann wordt achter het tibiaplateau geplaatst en het tibiaplateau wordt naar voren, voorbij het zojuist geprepareerde femurdeel, geluxeerd. Een tweede en eventueel een derde Hohmann-bothevel wordt gebruikt om de patella en, aan de mediale zijde, de weke delen opzij te houden.

Met een *punch* en een hamer wordt een kleine opening in het tibiaplateau gemaakt, iets mediaal van de plaats van de verwijderde voorste kruisband. Hierna wordt met een 8-mm-boor een kanaal geboord, waarna een intramedullaire staaf wordt ingebracht.

Het is ook mogelijk om extra-medullair te werken. Dan wordt een richtapparaat buiten langs de tibia in twee richtingen parallel aan de as geplaatst en gefixeerd.
Aan de intramedullaire staaf komt de linker of rechter tibiazaaggeleider. De juiste
stand kan gecontroleerd worden met behulp van een lange staaf, waarbij het ene uiteinde van de staaf uit moet komen bij de tweede straal van de voet en het andere eind
op de crista spinata iliaca. Is de stand goed, dan wordt de staaf verwijderd en wordt
de tibiazaaggeleider vastgespijkerd.

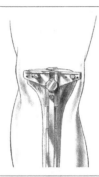

Afbeelding 15.10 Plaatsing van het tibiale richtapparaat

De intramedullaire staaf wordt nu verwijderd en de condylen van het tibiaplateau
worden afgezaagd aan de hand van de geleider. Met behulp van een osteotoom, een
paktang en een mes worden de stukken bot verwijderd.
Vervolgens wordt de mal voor de tibiasteel op het gezaagde plateau van de proximale tibia gebracht en vastgespijkerd. Meestal hebben het tibiale gedeelte en het femorale gedeelte dezelfde maat. Met een osteotoom wordt een entree gemaakt, waarna
met de tibiapons en een hamer een opening wordt gemaakt in de proximale tibia.

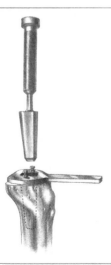

Afbeelding 15.11 Tibiapons

ORTHOPEDISCHE CHIRURGIE

De pasprothesen van het femur en de tibia met *surface* (let op linker of rechter uitvoering indien van toepassing!) worden op de geprepareerde botdelen geplaatst en
na repositie van het gewricht worden de asrichting, de buig- en strekfunctie en de
stabiliteit in zowel gestrekte als gebogen stand van het been beoordeeld (controle in
flexie en extensie). Een flexie die meer dan 90 graden bedraagt, geeft de patiënt na
het herstel de mogelijkheid om bijvoorbeeld weer goed te kunnen fietsen. Als controle op de asrichting van het been kan een lange staaf van de voet over het midden
van het kniegewricht naar het heupgewricht geplaatst worden; de lengteas van het
been loopt na correcte plaatsing van de pasprothesen parallel met de staaf. Zo nodig
worden in dit stadium aanpassingen verricht om de optimale stand en functie te verkrijgen. De aanpassing kan bestaan uit het passen met een andere maat (met name
een dikker of dunner tibiaplateau) of het vrijleggen van de aan het bot vastzittende
omringende weke delen, zoals de mediale en de laterale collaterale banden (*soft tissue release*), met behulp van een mes, een chirurgisch pincet en een raspatorium.

Prepareren van de patella

Voor het plaatsen van de patellaprothese wordt het been gestrekt en wordt de patella geluxeerd ('naar buiten omgeklapt'), gepresenteerd en boven en onder de patella
gefixeerd met behulp van twee Backhaus-doekklemmen. Met een patellaklem wordt
de patella vervolgens vastgezet, waarna de bovenkant van de patella afgezaagd wordt.
Een boormal wordt vervolgens op de gewenste positie geplaatst. Met een speciale pa-
tellaboor (korte boor met de correcte diameter en diepte overeenkomstig die van het
implantaat) wordt een centraal gat in de patella gefreesd. De patellaproefprothese
wordt gepast.

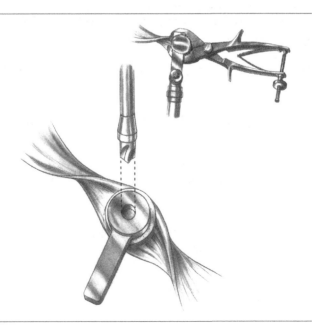

Afbeelding 15.12 Voorbereiding van de patella

De paspatella moet bij het buigen en strekken van de knie goed in de patellagroeve van het femur lopen ('sporen'). Zo nodig wordt ook hier een wekedelenaanpassing gedaan in de vorm van een *lateral release*: het klieven van de laterale fascie naast de patella zodat deze bij het buigen van de knie niet meer zo sterk naar lateraal getrokken wordt.

De patella wordt steeds minder vaak vervangen. Alleen bij echt duidelijke patella-femorale pijn.

Fixatie van de implantaten

Voor het aanpakken van de implantaten worden de handschoenen gewisseld.

Na het vaststellen van de definitieve maten aan de hand van de gebruikte pasprothesen worden de implantaten door de omloop aangereikt, nadat deze door de operateur en instrumenterende zijn gecontroleerd op type en maat. Zodra de voorbereidingen voor de implantatie, zoals het uitgebreid spoelen en drogen van de botdelen en het klaarmaken van de implantaten (bij sommige modellen is assemblage van onderdelen vereist) afgerond zijn, kan begonnen worden met het aanmaken van botcement. Meestal wordt hier een cement met een antibioticum gebruikt. Afhankelijk van de hoeveelheid, het soort cement en de snelheid van de operateur is fixatie van alle protheseonderdelen met één portie cement mogelijk. Het cement kan op het bot en op de implantaten zelf met of zonder een cementspuit worden aangebracht.

De implantaten worden met behulp van de hamer en bijbehorende inbrenginstrumenten zoals drevels en *impactors* geplaatst. Het overtollige cement wordt – zolang het nog niet is uitgehard – verwijderd met een speciaal cementmesje, een scherpe lepel of anatomisch pincet. Het been wordt vervolgens gestrekt en zelfs overstrekt, afhankelijk van de werkwijze van de operateur en het type implantaat. Na volledige uitharding van het cement (controlestukje!) wordt het dan eventueel nog aanwezige overtollige cement met beiteltjes weggetikt, waarbij opgelet moet worden dat de losse stukjes niet kunnen wegspringen en/of in de wond achterblijven.

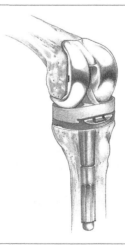

Afbeelding 15.13 Prothese voor de totale knie

Vóór het sluiten worden de stand en de functie van het nieuwe gewricht nogmaals gecontroleerd en de oppervlakken uitgebreid gespoeld om alle losse deeltjes (bot, cement) te verwijderen. Nu wordt de bloedleegte opgeheven. Eventuele vaten worden gecoaguleerd.

Het is gebruikelijk om één of meerdere vacuümdrains achter te laten. Vervolgens worden de fascie met oplosbare USP 1 en de subcutis met oplosbare USP 2-0 gesloten. Na het verwijderen van de incisiefolie en het desinfecteren van de wondranden wordt de huid met een atraumatische USP 3-0 gesloten.

15.2.3 Postoperatieve fase

Verbinden

Een drukverband bestaande uit een dikke laag synthetische watten en brede tricotzwachtels wordt aangelegd om de grotere doorbloeding van het been na de bloedleegte te compenseren. Het gehele been wordt ingezwachteld. Sommige operateurs leggen het been gestrekt postoperatief en andere operateurs leggen het geopereerde been in 90 graden.

Mobilisatie

Soms wordt meteen postoperatief onder leiding van de fysiotherapeut geoefend op de *Motorschiene*.

De volgende dag worden, afhankelijk van de productie, de vacuümdrains verwijderd.

Vanaf de eerste dag postoperatief wordt gestart met quadricepsoefeningen en wordt er actief gebruikgemaakt van de *Motorschiene*, waarbij de flexie geleidelijk opgevoerd wordt tot 90 graden en de extensie tot 0 graden.

Soms kan buigen van het kniegewricht voor een aantal patiënten problemen geven. Indien na 10-14 dagen blijkt dat het buigen van de knie van 0 tot 90 graden niet goed mogelijk is door bijvoorbeeld verklevingen in het gewricht, dan is doorbuigen onder narcose, vanwege de pijn, soms nodig.

Langetermijncomplicaties

Tot de complicaties na een totale knieoperatie behoren de luxatie van de prothese en slijtage van protheseonderdelen. Beide kunnen op termijn aanleiding zijn tot heroperatie in verband met functiestoornissen en ernstige pijnklachten.

Een infectie is een ernstige complicatie die op termijn kan optreden. De kans op het losraken van de prothese is dan groot. Een revisie van de artroplastiek met het (tijdelijk) verwijderen van het implantaat en achterlaten van antibioticakralen is een gangbare methode om de infectie te bestrijden. Wanneer de ontsteking tot rust is gekomen kan opnieuw een prothese worden ingebracht; deze revisieoperatie van de totale knie wordt in de volgende paragraaf behandeld.

15.3 Revisieoperatie van de knie

Net als voor de revisie van de totale heup zijn er vele indicaties voor de revisie van een knie. Alle protheseonderdelen kunnen los gaan zitten, er kan een breuk optreden boven of onder de prothese, en er kan slijtage plaatsvinden van het polyethyleen van de patella of van de *surfaces* en botresorptie. Soms moet een unicondylaire prothese vervangen worden door een totale prothese.

Operatie-indicatie: Instabiliteit van de knie; pijn door het loszitten van de oude knieprothese (dit kan het tibiale gedeelte en/of het femorale gedeelte zijn); ook slijtage van protheseonderdelen kan een operatie-indicatie zijn.

Doel van de operatie: Het verwijderen van de oude prothese en het cement, en het plaatsen van een nieuwe prothese.

15.3.1 Preoperatieve fase

Specifieke benodigdheden
- revisie-implantaten
- botcement, cementmixsysteem
- bloedleegteapparatuur
- spoelapparatuur, zuigapparatuur en spoelvocht
- boor- en zaagapparatuur
- persluchtslang

Specifiek instrumentarium

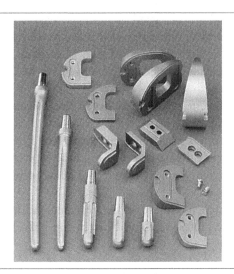

Afbeelding 15.14 Revisieonderdelen

- revisienetten met daarin:
  - *tibial stem extensions*
  - *tibial wedges* (hele en halve)
  - verschillende *surfaces* (tussenstuk is hoger)
  - linker en rechter femurcomponenten
  - distale en distale/posterieure opvulblokjes voor het femur
  - *femoral stem extensions*

15.3.2 Peroperatieve fase

Operatieprocedure

Het openen gaat in principe op dezelfde wijze als bij een totale knieprothese.

De oude prothese en meestal ook het cement moeten verwijderd worden. Voor het prepareren en plaatsen van een revisieprothese is het belangrijk dat er voldoende bot van de condylen blijft staan. Het cement wordt mechanisch (*ultrasound*) of met cementbeitels, cementhaken en cementverwijdertangen verwijderd. Na het verwijderen van de oude prothese en de cementresten wordt eerst uitgebreid gespoeld. Net als bij de gewone totale knieoperatie wordt bij de revisieoperatie van de knie gewerkt met een aantal maten voor het femorale gedeelte (let op linker en rechter component) en het tibiale gedeelte.

Nu ligt het aan het soort defect wat er verder gaat gebeuren:
- er kan een femorale component met een steel ingebracht worden. Deze steel kan door middel van een *femoral stem extension* (een verlengstaaf in verschillende dikten) verlengd worden, waardoor er een betere stabiliteit ontstaat;
- in de femorale component kunnen volledige of halve opbouwblokjes geklikt worden. Dit zijn de distale en de distale/posterieure femorale opvulblokjes, die men in de femorale prothese klikt op de plaats waar een botdefect is ontstaan in het femur, zodat de prothese toch goed aan komt te liggen;
- de tibiale component kan ook verlengd worden door *tibial stem extensions*. Deze stelen zijn, net als bij het femorale gedeelte, in verschillende dikten en lengten aanwezig. Ook hier geldt dat door het verlengen van het tibiale gedeelte een betere stabiliteit ontstaat;
- de *surface* is bij de meeste revisieprothesen anders. Het middenstuk is iets hoger en iets dikker;
- ook is het mogelijk om bepaalde hoeken (wiggen) op het tibiaplateau vast te zetten. Deze worden op de tibia-*tray* met twee schroeven vastgeschroefd. De wiggen worden gebruikt indien mediaal of lateraal tibiabot ontbreekt.

Indien mogelijk bekijkt men van tevoren het instrumentarium even. Het is niet echt moeilijk, maar door de grote hoeveelheid netten zou men door de bomen het bos niet meer kunnen zien.

15.3.3 Postoperatieve fase

Verbinden
Over het gehele been wordt een drukverband aangelegd met synthetische watten en brede tricotzwachtels.

Mobilisatie
De volgende dag worden, afhankelijk van de productie, de vacuümdrains verwijderd. Vanaf de eerste dag postoperatief wordt gestart met quadricepsoefeningen en wordt er driemaal daags een uur actief gebruikgemaakt van de *Motorschiene*, waarbij de flexie geleidelijk opgevoerd wordt tot 90 graden en de extensie tot 0 graden.
Soms kan buigen van het kniegewricht voor een aantal patiënten problemen geven. Indien na tien tot veertien dagen blijkt dat het buigen van de knie van 0-90 graden niet goed mogelijk is door bijvoorbeeld verklevingen in het gewricht, dan is doorbuigen onder narcose, vanwege de pijn, soms nodig.

Langetermijncomplicaties
Zoals bij alle orthopedische operaties is ook na de revisieoperatie van de knie het gevaar van infectie aanwezig. Als laatste redmiddel kan de knie na een ernstige infectie, na verwijdering van de prothese, stijf gezet worden, de zogenoemde artrodese. De knie wordt meestal met behulp van een externe fixatie in 15 graden flexie vastgezet. Dit geldt ook voor een mislukte protheseplaatsing.

15.4 Valgiserende tibiakoposteotomie (pendelosteotomie)

Operatie-indicatie: Een genu varus met artrose van het mediale compartiment.

Doel van de operatie: Ontlasten van het overbelaste en artrotische mediale compartiment en overbrengen van de belasting naar het laterale (gezonde) compartiment. Dit is te bereiken door een valgiserende osteotomie.

15.4.1 Preoperatieve fase

Specifieke benodigdheden
– bloedleegteapparatuur
– persluchtslang
– incisiefolie
– boor- en zaagapparatuur

Specifiek instrumentarium
- AO-DC-platen
- AO-basisinstrumenten
- AO-schroevendoos
- repositietangen
- Lexer-osteotomen
- krammenset
- beiteltjes
- gradenboog, of AO-hoekjes of gradendriehoek
- aluminium strips
- lange schaar (voor de fasciotomie)
- tekenpen of meetlatje

15.4.2 Peroperatieve fase

Operatieprocedure

Osteotomie van de fibula

Er wordt een lengte-incisie over de fibula gemaakt, ongeveer ter hoogte van het midden. Met een binnenmes en pincet wordt de fascia cruris superficialis geopend. Met een raspatorium worden de musculus soleus en de musculi peronei opzij geschoven, waarna de fibula stomp vrijgeprepareerd wordt. Om de fibula worden stompe bothevels volgens Hohmann geplaatst. Met een smal zaagblad op de oscillerende zaag wordt de fibula schuin doorgezaagd. Er moet gekoeld worden en het is aan te bevelen de distale cortex met een beitel door te nemen. Er wordt ongeveer 1 cm van het fibulabot gereseceerd; een andere mogelijkheid is een schuin verlopende osteotomie (die dus moet consolideren) te maken. De wond wordt gesloten met geknoopte USP 2-0 hechtingen en de huid met een atraumatische USP 3-0 hechting.

Osteotomie van de tibia

De tweede incisie wordt anterolateraal vanaf de knie tot iets boven de hoogte van de eerste incisie gemaakt. Met het binnenmes en een breed raspatorium wordt de tibia vrijgeprepareerd, voornamelijk door het desinsereren van het proximale deel van de tibialis-anteriorspier. De patellapees wordt met een schaar en pincet vrijgeprepareerd en met een blauwe klem getunneld. Nu wordt eerst het gewricht gemarkeerd met twee naaldjes of Kirschner-draden. Er worden bothevels volgens Hohmann om de tibia geplaatst. De achterzijde van de patellapees wordt beschermd door middel van een bothevel volgens Hohmann.

Onder de patellapees, ongeveer 2,5 cm onder het gewrichtsvlak en net boven de tuberositas tibiae, wordt met een osteotoom en een hamer aan de laterale zijde de zaagsnede gemarkeerd. Er kan doorlichting (C-boog) worden gebruikt indien gewenst. Soms wordt onder en boven het osteotomievlak een Kirschner-draad geboord. Met de oscillerende zaag wordt een laterale wig uit de tibia gezaagd, ongeveer tweederde van de diameter van de tibia groot. Met een kleine osteotoom en eventueel een 3,2-

mm-boortje wordt de osteotomie vanaf tweederde van de breedte van de tibia tot en met de cortex aan de mediale zijde afgemaakt, waarbij er naar gestreefd wordt de mediale periostbedekking intact te houden. Dan wordt het been naar lateraal gependeld (valgiseren) tot de wig lateraal sluit. Aan de mediale zijde is, afhankelijk van de hardheid c.q. de elasticiteit van het bot, nu een ruimte aanwezig. Deze ruimte wordt desgewenst met een stukje bot van de fibula, dat als een wig zal werken, opgevuld.

Aan de laterale zijde worden twee Blount-krammen, twee getrapte *staples* of een L-plaat met schroeven geplaatst om de osteotomie te fixeren.

Indien voor de fixatie van de tibia-osteotomie een L-plaatje gebruikt wordt, dan wordt dit met behulp van buigijzers zo gebogen dat de plaat goed langs het bot ligt. Het L-plaatje wordt nu eerst proximaal van de osteotomie gefixeerd met een schroef. De tibia wordt geosteotomeerd, gereponeerd en over de plaat vastgezet met repositieklemmen volgens Verbrugge en Weber. De plaat wordt vastgeschroefd. Soms wordt met de spanner extra compressie gegeven.

Na een dergelijke osteotomie kan een fasciotomie van de tibialis-anteriorloge worden verricht, om te voorkomen dat door de (normale) postoperatieve zwelling de druk in de spierloge zover oploopt dat de vaten worden dichtgedrukt en een ischemische necrose van de spier ontstaat. De fasciotomie wordt uitgevoerd met een lange schaar volgens Metzenbaum, terwijl de huid en subcutis met een lang smal speculum omhoog worden gehouden.

De wond wordt gesloten met geknoopte USP 2-0 (eventueel wordt een Redon-drain achtergelaten) en de huid, na desinfectie van de wondranden, met een atraumatische USP 3-0 hechting.

15.4.3 Postoperatieve fase

Verbinden
Er wordt een drukverband aangelegd van de enkel tot halverwege het dijbeen. Soms wordt een gipskoker aangelegd.

Het bed wordt in Trendelenburg-positie geplaatst. De eerst dag postoperatief worden de Redon-drains verwijderd.

Mobilisatie
De eerste dag postoperatief wordt er onder leiding van de fysiotherapeut gestart met quadricepstraining en wordt er driemaal per dag gebruikgemaakt van de *Motorschiene*, waarbij het been mechanisch van 0-90 graden gebogen wordt.

Kortetermijncomplicaties
Na een pendelosteotomie kan een logesyndroom optreden ten gevolge van een hematoom en/of oedeemvorming. Vrijwel altijd zal deze complicatie in de eerste 24 uur na de ingreep optreden; hier dient door de behandelend chirurg en de verpleging goed op gelet te worden. Door een logesyndroom neemt de druk binnen de osteofasciale spierloges toe. De bloedvoorziening van het onderbeen en de voet komen hierdoor in gevaar (daarom nooit als pijnbestrijding een epiduraalkatheter toepas-

sen. Zodra symptomen als veel pijn en een koud aanvoelend, bleek uitziend onderbeen zich voordoen, zal men een fasciotomie verrichten. Deze operatie is beschreven in paragraaf 15.4 van het OZT-boek *Traumatologie van extremiteiten en bekken.*

16 Enkel- en voetoperaties

De voet is het lichaamsdeel waarop men staat en het Nederlands kent vele gezegden en spreekwoorden waar het woord 'voet' in voorkomt. Dit geeft weer hoe belangrijk de voet voor de mens is.

Er zijn vele afwijkingen van de normale voetvorm bekend zoals de platvoet, de holvoet, de hakvoet, de spitsvoet, de klompvoet en de spreidvoet.
Afwijkingen aan de voorvoet (onder andere hallux valgus en hallux rigidus) en aan de tenen (onder andere hamertenen) zullen ook in dit hoofdstuk behandeld worden.

16.1 Algemene richtlijnen voor enkel- en voetoperaties

Voorbereiding van de operatie

Temperatuur:	ongeveer 18 °C, normale *flow*.
Licht:	de tl-verlichting op normale sterkte en de operatielamp gecentreerd in de operatiewond.
Randapparatuur:	diathermie, zuigunit, perslucht.
Operatietafel:	standaard operatietafel.
Opstelling:	zie afbeelding 16.1.

Ligging van de patiënt

De patiënt wordt voor de meeste enkel- en voetoperaties in rugligging gepositioneerd. Voor de ingrepen aan de achillespees is echter buikligging met een rolkussen onder de voet noodzakelijk. Bij operaties aan de enkel wordt een kussentje of opgevouwen laken onder de heup geplaatst zodat de enkel aan de laterale zijde goed te bereiken is. Hierna wordt de bloedleegtemanchet aangebracht en het been door heffen of met behulp van de exsanguinator zoveel mogelijk bloedleeg gemaakt.

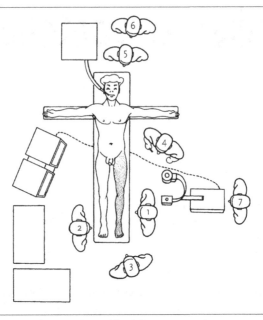

Afbeelding 16.1   Opstelling van het operatieteam bij enkel- en voetoperaties

1 operateur	4 omloop	7 röntgenlaborant
2 assisterende	5 anesthesieassistent	
3 instrumenterende	6 anesthesioloog	

Desinfectie en afdekken van het operatieterrein

De omloop tilt het been aan de voorvoet omhoog. Het onderbeen tot halverwege het bovenbeen en de voet worden tweemaal ruim circulair gedesinfecteerd. Een laken wordt onder het omhooggehouden been geschoven. De assistent neemt het been van de omloop over, waarna ook de voet en de tenen tweemaal ruim gedesinfecteerd kunnen worden. Voor enkeloperaties wordt een grote maat handschoen over de voet getrokken.

Er wordt afgedekt met een extremiteitenlaken dat tot over de knie getrokken wordt, zodat een juiste stand van enkel en voet ten opzichte van de knie bepaald kan worden. Soms wordt onder de voet een opgerold steriel laken geplaatst. Als boogdoek wordt ten slotte een groot laken uitgespannen. Eventueel wordt over het onderbeen en de knie incisiefolie aangebracht.

Verbinden

Bij operaties aan de enkel wordt de wond afgedekt met uitgehaalde gazen; daaroverheen komt een laag synthetische watten, waarna de enkel en de voet verbonden worden met een drukverband. Bij standveranderende operaties wordt de enkel of voet door een gipsspalk geïmmobiliseerd in de gecorrigeerde/functionele stand, waarbij zoveel mogelijk de tenen buiten het verband gehouden worden om de circulatie van de voet te kunnen beoordelen.

Bij een voetverband gaan er uitgehaalde 5 × 5 cm gaasjes tussen de tenen om smetten te voorkomen.

Toestand van de patiënt bij vertrek

Vaak wordt het geopereerde been hoog gelegd om stuwing en oedeem te voorkomen.

Mobilisatie

Het drukverband wordt na enige dagen verwijderd. Indien een gipsspalk aangelegd is, wordt deze veelal na één tot twee weken vervangen door een circulair onderbeengips. Vier tot zes weken postoperatief krijgt de patiënt een loopgips voor nog eens twee tot zes weken.

Kortetermijncomplicatie (de eerste acht uur)

De meest voorkomende complicatie is een nabloeding. Meestal stopt de bloeding vanzelf door een nieuw drukverband aan te leggen. Bij een knellend (gips)verband kan oedeem (zwelling, pijn, kleurveranderingen, gevoelsstoornis) ontstaan. Meestal verdwijnt dit door het geopereerde been goed hoog te houden en het gips enigszins uit te buigen. Helpt dit allemaal niet, dan wordt het gipsverband door de operateur verwijderd en wordt een niet-knellende gipsspalk aangebracht.

16.2 Inleiding

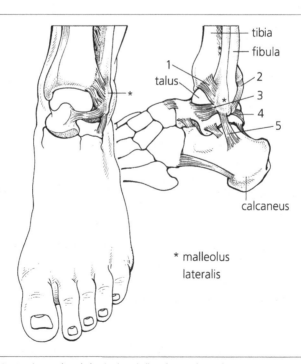

Afbeelding 16.2 Anatomie van de enkelvork, de enkelbanden en de syndesmose

1	ligamentum tibiofibulare anterius	4	ligamentum talofibulare posterius
2	ligamentum tibiofibulare posterius	5	ligamentum calcaneofibulare
3	ligamentum talofibulare anterius		

16.2.1 Enkelbandlaesies

Wekedelenletsels (bijvoorbeeld van ligamenten) van de enkel komen frequent voor. Meestal ontstaat een enkelbandlaesie door een geforceerde (verkeerde) beweging in het gewricht waardoor een of meer ligamenten scheuren. In 95% van de gevallen betreft het een laesie van de laterale ligamenten tussen de fibula en talus en/of tussen de fibula en calcaneus. Deze rupturen kunnen conservatief behandeld worden.

In enkele gevallen ontstaat echter een instabiliteit van het enkelgewricht waardoor recidiverend klachten ontstaan. Meestal wordt dan een reving, bijvoorbeeld volgens Duquennoy, uitgevoerd. Indien er geen bandmateriaal meer is, kan een enkelbandplastiek volgens Watson-Jones of volgens Weber oplossing bieden. De operatie volgens Weber wordt in paragraaf 16.3 beschreven.

Het traumamechanisme bepaalt welk letsel in de enkel of voet ontstaat. Bij een 'inversie'-trauma (de meest voorkomende manier waarop men door de enkel gaat) scheurt meestal het ligamentum talofibulare anterius; soms echter ontstaat een avulsiefractuur van het os cuboideum, of een fractuur van de basis van de metacarpale V. Deze structuren liggen op de zogenoemde supinatielijn. Ook kan de talus aan de mediale zijde een kraakbeenbeschadiging oplopen.

Bij een 'eversie'-trauma kan de mediale band (het ligamentum deltoideum) scheuren, maar die is breed en sterk en derhalve zal vaker een fractuur van de mediale malleolus ontstaan.

Door het bovendien aanwezig zijn van rotatiecomponenten in de wijze waarop het letsel ontstaat en afhankelijk van de positie van de voet op de grond, is het aantal variaties van enkelbandletsels en fracturen groot.

16.2.2 De achillespeesruptuur

De achillespees of de tendo calcaneus is een sterke pees van de musculus soleus en de musculus gastrocnemius, die zich vasthecht aan de tuber calcanei. De achillespees zorgt mede voor de plantaire flexie van de voet in het enkelgewricht en helpt mee aan het supineren van de achtervoet.

Vooral sporters (atleten) kunnen last hebben van een pijnlijke verdikking van de achillespees of een ontsteking van de bursa bij de tuber calcanei. Meestal wordt dit veroorzaakt door chronische overbelasting. Bij operaties aan de achillespees voor pijn wordt vaak het peritendineum gekliefd of gereseceerd. Als een degeneratief stuk in de pees zit, kan dit worden verwijderd via een lengte-incisie door de pees. Soms wordt een peestranspositie gedaan; hierbij wordt de flexor hallucis longuspees naast de achillespees op de calcaneus gefixeerd (augmenteren van de achillespees). De achillespees kan door degeneratie verzwakt zijn, waardoor door een plotselinge spanning een achillespeesruptuur kan ontstaan. Bij sporters kan door deze degeneratie bij springen of afzetten op een harde vloer een achillespeesruptuur ontstaan.

Bij het ontstaan van de ruptuur voelt de patiënt iets knappen in de kuit (alsof er tegen de kuit getrapt wordt, ook wel zweepslag genoemd) en hij kan niet meer afwikkelend lopen. Bij onderzoek (proef van Thompson) wordt bij een patiënt die op de buik ligt in de kuit geknepen. Indien een achillespeesruptuur aanwezig is, geeft het knijpen in de kuit volgens de proef van Thompson géén reflectoire plantaire flexie. Ook zal na een ruptuur bij palpatie van de achillespees in het verloop van de pees een indeuking ('delle') te voelen zijn. Bij een totale ruptuur zal de patiënt niet op de tenen kunnen lopen.

De achillespeesruptuur wordt meestal operatief hersteld. De ruptuur wordt met twee of drie oplosbare USP-2 hechtingen gehecht (zogenoemde Amsterdammertjes).

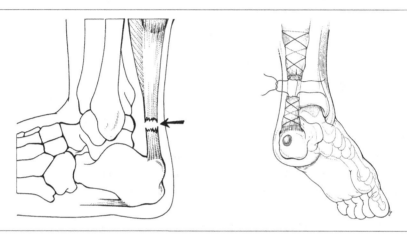

Afbeelding 16.3a Achillespeesruptuur   Afbeelding 16.3b Hechten achillespeesruptuur

Na de operatie wordt de voet geïmmobiliseerd door een gipsspalk. Na een week wordt de spalk vervangen door een loopgips voor vier tot zes weken, waarbij de voet in een neutrale stand wordt ingegipst.

16.2.3 De platvoet (pes planus, pes planovalgus, pes valgus)

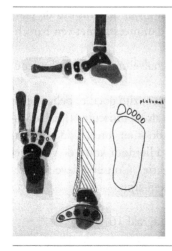

Afbeelding 16.4a Platvoet   Afbeelding 16.4b Normale voet

Men spreekt van een platvoet wanneer het mediale lengtegewelf ingezakt is, zodat de gehele voetzool op de grond rust. Meestal is er geen duidelijke oorzaak (zogenoemde ideopathische platvoet). Soms is er echter wel een aanwijsbare oorzaak, bijvoorbeeld:
- een congenitale platvoet met verticale stand van de talus;
- hyperlaxiteit van banden en gewrichten, soms in het kader van erfelijke bindweefselziekten;
- coalitio tarsi (een abnormale verbinding tussen twee voetwortelbeenderen);
- paresen (polio);
- posttraumatisch, met name na een ruptuur van de musculus tibialis posteriorpees.

Valgus ex equino is vaak de oorzaak van een 'plat-valgusvoet' bij kinderen: door een korte achillespees kan het kind de hiel niet op de grond krijgen. Het loopt op de tenen of het laat de voet (meestal twee voeten) in valgus doorzakken, want dan kan het de hiel wel aan de grond krijgen.

De therapie bestaat uit het aanmeten van schoenen met iets verhoogde hakken en rekoefeningen ten behoeve van de achillespees. Indien de verkorting zeer ernstig is, kan een achillespeesverlenging noodzakelijk zijn. Deze operatie wordt beschreven in paragraaf 16.5.

Tijdens de beoordeling van een platvoet moet men altijd de leeftijd van de patiënt in de gaten houden. Bij jonge kinderen is vaak geen mediale boog zichtbaar, doordat het interne voetgewelf voornamelijk gevuld is met vetweefsel. Bij een kind dat net gaat lopen is daarom een platvoet volkomen normaal.

Na de leeftijd van twaalf jaar worden de meeste symptomatische platvoeten gezien. Het grootste deel van de patiënten heeft van deze (meestal familiaire) platvoeten geen klachten. Sommige mensenrassen hebben platvoeten zonder klachten.

Bij de congenitale vorm wordt eerst geprobeerd met behulp van gips de platvoet te corrigeren. Lukt dit niet, dan zal een operatieve kanteling van de talus om de platvoet op te heffen moeten plaatsvinden. De talus wordt dan meestal met een Kirschner-draad gefixeerd.

Platvoeten zonder klachten worden niet geopereerd, behalve om cosmetische redenen.

Veel platvoeten die op latere leeftijd ontstaan of verergeren, zijn goed te behandelen met steunzolen of orthopedisch schoeisel. Soms echter, als de musculus tibialis posteriorpees erg insufficiënt is, zakt de voet steeds verder door en roteren de midden- en voorvoet als het ware om de talus heen naar lateraal. Hierdoor komt de voorvoet in een abductiestand te staan (laterale peritalaire subluxatie). Conservatieve maatregelen helpen dan niet meer. Mogelijke operatietechnieken zijn:
- een subtalaire artrodese volgens Grice;
- een triple artrodese als de voet uitgegroeid is (zie paragraaf 16.4);
- een calcaneocuboïdale artrodese door middel van een spaan, eventueel met augmentatie van de tibialis-posteriorpees.

De calcaneocuboïdale artrodese met peestranspositie wordt in paragraaf 16.6 beschreven.

16.2.4 De holvoet (pes cavus of pes calcaneocavus)

Holvoeten kunnen soms een uiting zijn van een neuromusculaire aandoening, die een disbalans tussen de intrinsieke voetspieren veroorzaakt. Vaak is de oorzaak voor het ontstaan van een holvoet niet duidelijk. De holvoet wordt gekenmerkt door de aanwezigheid van een lateraal lengtegewelf, waardoor de gekromde voetzool ontstaat.

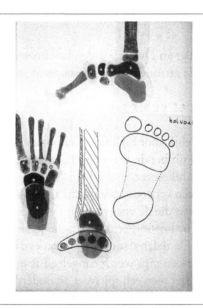

Afbeelding 16.5   Holvoet

De congenitale holvoet kan familiair voorkomen en geeft meestal geen klachten, maar treedt ook op in combinatie met een klompvoet (welke wel behandeld moet worden).
Bij jonge kinderen met een congenitale holvoet treden meestal geen klachten op, maar deze kinderen hebben nogal eens andere congenitale afwijkingen. De pijnklachten komen meestal voor bij oudere kinderen en jongvolwassenen.

Bij patiënten met een holvoet worden bij onderzoek een varusstand van de calcaneus, een plantaire flexie van de metatarsalia, klauwtenen en eksterogen (clavi) gezien. Bij dorsoflexie van de enkel blijft de voorvoet plantair ten opzichte van de hiel. Vaak wordt bij het onderzoek instabiliteit van de enkel geconstateerd, waardoor recidiverende verstuikingen van de enkel voorkomen.
De behandeling van de holvoet wordt bepaald door het type holvoet, de leeftijd van de patiënt en door het resultaat van de onderzoeken.

De conservatieve behandeling bestaat allereerst uit het dragen van goed schoeisel. Door de vervorming van de voet is het vaak moeilijk normale schoenen te dragen. Vaak zijn steunzolen om het voetgewelf te ondersteunen noodzakelijk.

Patiënten met ernstige, pijnlijke holvoeten kunnen het best geholpen worden door een van de volgende corrigerende operaties:

– wekedelenoperatie volgens Steindler. Hierbij wordt de fascia plantaris doorgesneden (*release*) waardoor het voetgewelf de gelegenheid krijgt in te zakken;
– de calcaneusosteotomie volgens Dwyer, waarbij de hielvarus wordt gecorrigeerd;
– een triple artrodese wordt alleen in extreme gevallen bij ernstige en rigide vervormingen van een volgroeide voet verricht;
– technieken met peestransposities teneinde de disbalans van de voetspieren op te heffen.

De operaties volgens Steindler en Dwyer worden beschreven in respectievelijk paragraaf 16.7 en 16.8. De triple artrodese wordt beschreven in paragraaf 16.4.

16.2.5 De spitsvoet (pes equinus)

De spitsvoet komt vaak tijdelijk voor bij kinderen door een te korte achillespees. De therapie bestaat in dat geval uit het dragen van schoenen met iets verhoogde hakken en rekoefeningen voor de achillespees.

De oorzaak kan echter ook een verstoord evenwicht zijn tussen de spieren die de voet dorsaal flecteren en de spieren die de voet plantair flecteren, zoals dat voorkomt bij neurologische aandoeningen, bijvoorbeeld spastische paresen. Vaak is de spitsvoet het gevolg van een trauma. De reden dat na een operatieve behandeling van een enkelfractuur of crurisfractuur een gips wordt aangelegd is onder meer om een spitsvoet te voorkomen. Tot slot ziet men een spitsvoet als onderdeel van aangeboren misvormingen, bijvoorbeeld klompvoet en verticale talus. In deze gevallen zal men, naast rekoefeningen en schoenvoorzieningen, trachten de spitsvoet te behandelen

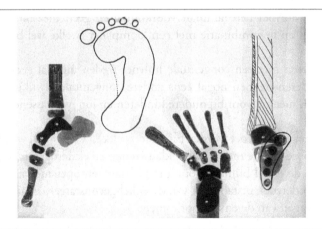

Afbeelding 16.6   Spitsvoet

door nachtspalken. Indien deze conservatieve behandeling onvoldoende blijkt, kan een achillespeesverlenging overwogen worden.

Als de korte achillespees de enige veroorzaker van de afwijking is, is de achillespeesverlenging een opzichzelfstaande operatie. Bij een lang bestaande spitsvoet is vaak het dorsale gewrichtskapsel geschrompeld en dan moet bovendien een dorsale capsulotomie worden gedaan.

16.2.6 De spreidvoet (pes transversoplanus)

De spreidvoet is de meest voorkomende voetdeformatie bij oudere patiënten door slapte van bindweefsel, waardoor een grote belasting van de kopjes van metatarsale II, III, en IV ontstaat. De spreidvoet wordt gekenmerkt door een doorgezakt dwarsgewelf onder de kopjes van de ossa metatarsalia.

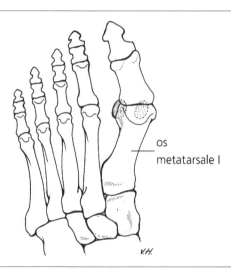

os metatarsale I

Afbeelding 16.7   Spreidvoet

Als de patiënt staat, ziet men bij een normale voet dat alleen de eerste en de vijfde straal contact hebben met de grond. Bij de spreidvoet maken alle kopjes van de middenvoetsbeentjes contact met de grond. De kopjes van de metatarsale II, III en IV gaan uit elkaar staan waardoor de voorvoet breder wordt. Men ziet ter plaatse van de middelste kopjes van de metatarsale en onder de voorvoet (onder het midden van de bal van de voet) een versterkte eeltvorming (tyloma). Deze eeltvorming geeft klachten bij staan en lopen.

Bij het ontstaan van een spreidvoet kunnen overbelasting, congenitale aspecten, het leeftijdsaspect en reumatoïde artritis een rol spelen. De spreidvoet komt vaak voor in combinatie met de pes planovalgus en de hallux valgus en/of hamertenen.

Conservatieve behandeling van de spreidvoet bestaat uit steunzolen; een voorvoetsteun (retrocapitale steun of voorvoetkorsetje) die de kopjes van de grond houden. In sommige gevallen geeft men orthopedisch schoeisel.

Bij blijvende klachten kan een Helal-operatie aangewezen zijn. Hierbij worden de metatarsalia net achter de kopjes schuin doorgezaagd. De kopjes schuiven dan naar proximaal en dorsaal en geven geen druk meer op de voetzool.

Een spreidvoet kan een zogenoemd Mortons neuroom tot gevolg hebben. Hierbij ontstaat pijn in de middenvoet met uitstraling en een doof gevoel in de betreffende tenen door beknelling van een gevoelszenuw (nervus digitalis plantaris proprii). Eigenlijk is het een interdigitale perineurale fibrose met secundaire veranderingen van de zenuw; het komt meestal voor tussen de derde en vierde teen.

De Helal-osteotomie en de operatie voor het Mortons neuroom worden beschreven in paragraaf 16.9 en 16.10.

16.2.7 De klompvoet (pes equinovarus)

De klompvoet kan congenitaal of verworven zijn. Officieel heet de congenitale klompvoet de talipes equino varus.

Pes equino varus is de verworven klompvoet, bijvoorbeeld de neurologische klompvoet, waar de misvorming een gevolg is van de spieren die de voet bewegen. Vaak wordt pes ook voor de aangeboren klompvoet gebruikt in plaats van talipes, maar dan met het toevoegsel congenita.

Bij een pes equinovarus congenita staat de voet in de enkelvork in equinus (spits) en is om de talus in varus gedraaid. Het os naviculare is naar mediaal verplaatst, maar ook de taluskop wijst te veel naar mediaal. Ook het os cuboideum is ten opzichte van de calcaneus naar mediaal verplaatst. De hele voorvoet staat daardoor in adductie. Vaak bestaat ook nog een cavus- (holvoet)misvorming.

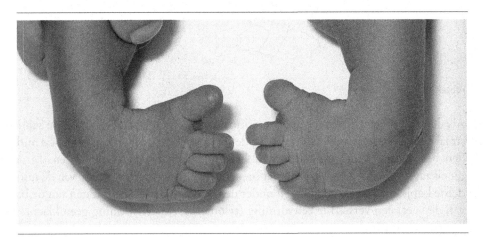

Afbeelding 16.8 Klompvoet

Os cuboideum, ossa cuneiformia en ossa metatarsalia zijn normaal gevormd. De weke delen (gewrichtskapsels, banden, pezen) zijn aan de dorsale zijde van het enkelgewricht en aan de mediale en plantaire zijde van de voetwortel verkort en vaak zeer stug, waardoor de repositie wordt tegengegaan. Een met kracht uitgevoerde repositiepoging heeft tot gevolg dat men niet de beoogde verlenging van de weke delen en repositie bereikt, maar wel ernstige schade toebrengt aan het nog zachte kraakbenige voetskelet, dat in elkaar wordt gedrukt. De ernst van de misvormingen en de stugheid van de weke delen zijn niet bij alle klompvoeten even ernstig. Er zijn nieternstige, soepele klompvoeten, maar ook zeer ernstig misvormde zeer stugge klompvoeten.

De behandeling dient zo spoedig mogelijk na de geboorte te beginnen, omdat dan de weefsels nog soepel zijn. Door wekelijkse voorzichtige reposities probeert men stap voor stap het voetje elke keer wat verder in de goede vorm te brengen, waarna de verkregen repositiewinst wordt gefixeerd in gips. Bij niet-ernstige, soepele klompvoeten lukt het meestal op deze manier na enkele weken tot maanden een volledige correctie te bereiken. Daarna krijgt het kind een Dennis-Brown-spalkje tot het goed loopt en daardoor zijn voeten goed oefent. Regelmatige controles blijven nodig tot de voeten volgroeid zijn. Wel worden de tussenpozen tussen de controles, als het goed blijft gaan, steeds langer. Herhaalde röntgencontroles zijn nodig om de volledigheid van de repositie te beoordelen. Het voetje kan aan de buitenkant gereponeerd lijken te zijn, terwijl op de röntgenfoto's blijkt dat het voetskelet nog steeds de klompvoetkenmerken toont. Men spreekt dan van een schijncorrectie. Een recidief zal dan spoedig ontstaan, maar eigenlijk is dit geen recidief, want de voet was niet echt gereponeerd.

Als het duidelijk is dat de conservatieve behandeling niet lukt, mag niet te lang worden gewacht met operatieve behandeling, omdat anders irreversibele misvormingen van het voetskelet zullen ontstaan. De verkorte kapsels, banden en pezen moeten worden gekliefd of verlengd om repositie mogelijk te maken. Dit heet een *posteromedial release*, omdat de verkorte structuren dorsaal en mediaal gelegen zijn. Bestaat er bovendien een holvoetdeformiteit, dan moet daar een *plantar release* aan worden toegevoegd.

Men kan radicaal alle kapsels, banden en pezen aan de dorsale, mediale en plantaire zijde klieven of verlengen om daarna alle componenten van de klompvoet te reponeren en te fixeren met Kirschner-draden en/of gips. Het nadeel hiervan is, dat hoe meer men klieft, hoe meer bindweefsel zal ontstaan en bindweefsel schrompelt als het ouder wordt, waardoor de voet weer in zijn misvormde stand wordt getrokken. Dit littekenbindweefsel is nog stugger dan de oorspronkelijke weefsels, zodat bij recidief klompvoeten elke volgende operatie moeilijker kan zijn dan de vorige. Er is daarom veel te zeggen voor de *release à la carte*, waarbij men alleen die structuren klieft die de repositie verhinderen en zoveel mogelijk weefsels ongemoeid laat.

Latere klompvoetoperaties zijn:
- peestransposities;
- verkorting van de laterale kant van de voet door extirpatie van het os cuboideum;
- laterale wigexcisie van de voetwortel;
- laterale wigexcisie van de calcaneus volgens Dwyer;
- triple arthrodesis;
- exorotatieosteotomie van de tibia.

ORTHOPEDISCHE CHIRURGIE

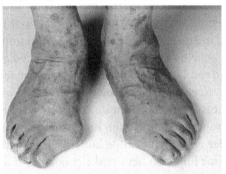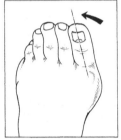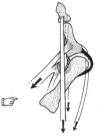

16.2.8 Hallux valgus

Een hallux valgus is een valgusstand van de proximale en distale falanx van de eerste teen ten opzichte van de caput metatarsale I. De grote teen draait door het afglijden van de pees van de musculus abductor hallucis naar binnen. De twee sesambeentjes, die zich normaal aan de plantaire zijde iets onder het caput metatarsale I bevinden, verplaatsen zich naar lateraal.

Afbeelding 16.9 Hallux valgus

De valgusstand komt meestal bilateraal voor en de afwijking komt vaker voor bij vrouwen dan bij mannen. Niet iedere hallux valgus geeft klachten en hoeft operatief behandeld te worden.

Belangrijk is de erfelijk bepaalde vorm van het eerste metatarsale kopje; een rond uiteinde geeft meer kans op een hallux valgus dan een plat uiteinde. Deze erfelijke aanleg in combinatie met hooggehakt schoeisel met te nauwe puntige neuzen is een van de belangrijkste oorzaken. Dit verklaart waarom deze kwaal vooral bij vrouwen voorkomt. In ontwikkelingslanden waar onder mensen van hetzelfde ras de rijken schoenen dragen en de armen niet, komt de hallux valgus vrijwel uitsluitend voor bij de schoendragers.

Bij een hallux valgus roteert de nagel van de grote teen naar de mediaanlijn. De abductor hallucis wordt zo een flexor en zelfs een adductor, waardoor de deformiteit nog meer versterkt wordt omdat de adductor hallucis nu geen antagonist meer heeft. Het evenwicht is verstoord en er ontstaat een vicieuze cirkel die de deformiteit doet toenemen. De valgisering leidt soms tot een subluxatie van het eerste metatarsofalangeale gewricht en heeft uiteindelijk een artrose van dit gewricht tot gevolg. Omdat het kopje van de eerste metatarsale gaat uitsteken, ontstaat door de verhoogde druk aan de mediale voetrand een pijnlijke, dikke, geïrriteerde bursa (bunion). Vaak ziet men door periostale prikkeling osteofyten ontstaan.

Naast de ideopatische hallux valgus kunnen andere oorzaken zijn:
- een spreidvoet;
- reumatoïde artritis;

– paralyse;
– bandslapte;
– fracturen van de eerste teen.

Bij jonge adolescenten is er vaak een hypermobiele eerste straal; zij hebben vooral last van de bunion. Dit is dus een erfelijke vorm (rond kopje en soepele banden).

Kenmerkend is dat de meeste patiënten alleen in schoenen (die te smal zijn voor deze voeten) klachten hebben. Op blote voeten, bijvoorbeeld op het strand, zijn er geen klachten.

De behandeling en vooral preventie bestaat in lichte gevallen uit het dragen van voldoende ruim schoeisel met lage hakken, eventueel aangevuld met een steunzool. De steunzool moet de sterke belasting aan de mediale zijde van de voet opheffen en het bijna altijd overbelaste functionele dwarsgewelf steunen.

Geeft de hallux valgus veel pijnklachten en/of problemen bij het lopen, dan kan een operatieve therapie zinvol zijn. Er zijn talrijke technieken beschreven om de deformiteit te herstellen. De bunionectomie, de Hohmann-osteotomie, de Wilson-osteotomie, de resectieartroplastiek volgens Keller en de artrodese van het metatarsale falangeale gewricht I worden hieronder besproken.

Bunionectomie

Een bunionectomie moet altijd gecombineerd worden met een mediale kapselplastiek en verplaatsing van de abductorpees en is (mits goed uitgevoerd natuurlijk) een uitstekende behandeling in de nog niet te ver gevorderde gevallen. Daarna dient wel voldoende ruim schoeisel te worden gedragen met lage hakken.

Hohmann-osteotomie

De Hohmann-osteotomie is een subcapitale verschuivingsosteotomie van het eerste metatarsale. Hiertoe wordt aan de mediale zijde van de hallux een incisie gemaakt. De pees van de musculus adductor hallucis wordt vrij geprepareerd en zo distaal mogelijk losgesneden. Met een klein raspatorium wordt het periost van het os metatarsale afgeschoven. Er worden kleine bothevels volgens Hohmann ingezet, waarna het os metatarsale met een osteotoom of een zaag subcapitaal doorgenomen wordt. Hierna wordt een mediale wig uit het os metatarsale genomen, waarna de stand van de teen, door de wig te sluiten en het kopje ten opzichte van de schacht van het os metatarsale iets naar lateraal te verschuiven, gecorrigeerd wordt. Om de stand te behouden wordt een Kirschner-draad door de falanx en het os metatarsale ingebracht. De pees van de musculus adductor hallucis wordt aan de mediale zijde onder spanning aan het gewrichtskapsel gehecht.

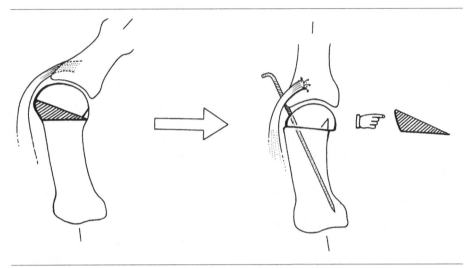

Afbeelding 16.10 Hohmann-osteotomie

Wilson-osteotomie

Bij de Wilson-osteotomie wordt een mediale incisie over het metatarsale-I-gewricht gemaakt. Het periost wordt met een raspatorium afgeschoven. Subcapitaal van het os metatarsale worden twee kleine stompe bothevels volgens Hohmann geplaatst, waarna met een zaag een dubbelschuine osteotomie wordt uitgevoerd. Het caput metatarsale verschuift hierdoor ongeveer 6-7 mm naar lateraal en 1-2 mm naar plantair. Door het verschuiven vindt vooral een versmalling plaats van de te brede voor voet. Eventueel kan een kleine wig uit het os metatarsale genomen worden om de valgusstand van de grote teen te corrigeren.

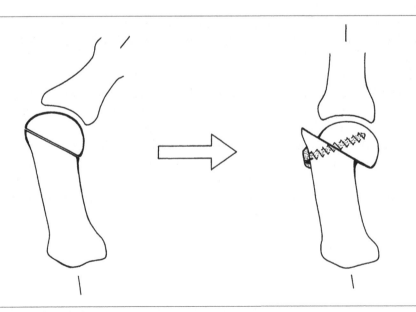

Afbeelding 16.11 Wilson-osteotomie

Fixatie geschiedt met een 3,5-mm-trekschroef. Het periost wordt revend gesloten, waarbij het plantaire kapsel, samen met de sesambeentjes, aangetrokken wordt. Tevens wordt de musculus abductor hallucis op dezelfde wijze verplaatst als bij de Hohmann-osteotomie.

Resectieartroplastiek volgens Keller

Deze operatietechniek wordt toegepast bij oudere patiënten (meestal vrouwen), bij wie het basisgewricht van de grote teen artrotisch is.

Bij de operatie volgens Keller wordt het eenderde deel van de proximale falanx en het mediale eenderde gedeelte van het caput metatarsale I verwijderd. De artroplastiek volgens Keller wordt volledig beschreven in paragraaf 16.12.

Artrodese van het metatarsale falangeale gewricht II (MTP-I-gewricht)

In extreme gevallen van hallux valgus en artrose kan een artrodese worden verricht van de proximale falanx en het metatarsofalangeale gewricht.

Nadat het gewrichtskraakbeen van de basis van de proximale falanx en van het caput metatarsale I verwijderd is, kan de stand worden gecorrigeerd. De artrodese wordt gefixeerd met twee 3,5-mm-schroeven. Deze operatie wordt beschreven in paragraaf 16.13.

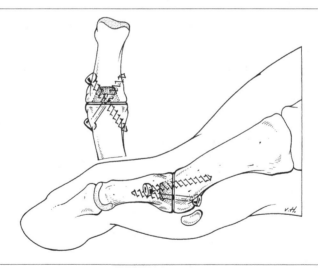

Afbeelding 16.12 Artrodese van het metatarsale falangeale gewricht I

16.2.9 Hallux rigidus

Hieronder verstaat men een verstijfd grondgewricht van de grote teen. Vaak, lang niet altijd, is dit ook pijnlijk bij bewegen, met name bij afzetten tijdens lopen. De oorzaak is een beschadigd gewricht door artrose, trauma, artritis (jicht), of ideopathisch (onbekend).

Soms doet ook het interfalangeale gewricht mee. Niet alleen de bewegingen in het beschadigde gewricht, maar ook een dorsale osteofytenrand kan door druk van het schoeisel pijn veroorzaken. Behandeling is alleen nodig als er pijnklachten zijn. Veel patiënten zijn dankbaar als ze de pijn kunnen kwijtraken door conservatieve maatregelen, waardoor operatieve behandeling, waar ze soms erg tegenop zien, niet nodig is. Om de klachten effectief te bestrijden kan de orthopedische schoenmaker verschillende schoenvoorzieningen maken zoals:

– een voldoende wijde schoen waardoor geen druk ontstaat op de pijnplaats, met
– stijve zool waardoor geen beweging in het grondgewricht mogelijk is, bij afzetten tijdens lopen, en
– een 'afwikkelrol' onder de zool ter plaatse van de voorvoet voor het afwikkelen van de voet tijdens lopen als dit niet meer door dorsaalflexie van de tenen kan gebeuren.

Bij operatieve behandeling kan worden gekozen uit de Keller-Brandes-operatie (een resectieartroplastiek van het MTP-I-gewricht), of de artrodese van het MTP-I-gewricht. Voor de eerste operatie wordt vaak bij ouderen gekozen, omdat daarbij de nabehandeling kortdurend en makkelijk is. Voor de tweede operatie komen jongeren in aanmerking, omdat daarbij de stand van de grote teen, ook op den duur, goed blijft en omdat daarbij een krachtiger afzet bij het lopen mogelijk blijft.

16.2.10 Hamerteen (digitus malleus)

Ten gevolge van een spreidvoet kan het evenwicht van de spieren die de tenen bedienen uit balans raken. Hamertenen ontstaan secundair aan spreidvoeten. Door het verstoorde evenwicht tussen de flexoren en de extensoren kan extensie in het MTP- en

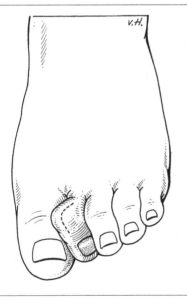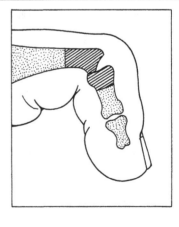

Afbeelding 16.13 Hamerteenoperatie

het DIP-(distale interfalangeale) gewricht en flexie in het PIP-(proximale interfalange-ale) gewricht ontstaan. Een hamerteen komt het meest voor bij de tweede teen. Door druk tegen de schoen aan de dorsale zijde van het proximale interfalangeale gewricht ontstaan clavi ter plaatse van de PIP-gewrichten en onder de eindfalanx die veel pijn-klachten veroorzaken.

Een clavus is een likdoorn of eksteroog en is een plaatselijke eeltachtige verdikking van de huid op de tenen en onder de teentoppen. Vaak komen hamertenen in com-binatie met een hallux valgus voor.

De behandeling bestaat allereerst uit het dragen van goede schoenen eventueel aan-gevuld met een voorvoetsteunzool. Mocht dit niet voldoende zijn, dan kan men bij personen onder de twintig jaar een operatie volgens Girdlestone uitvoeren. Bij deze operatie wordt de extensie versterkt door de flexorpees naar dorsaal te verplaatsen.

Bij ouderen verricht men een resectieartrodese, een decapitatie of een debasering van de grondfalanx met eventueel daarbij een debasering of resectie van het proximale gewrichtsvlak van de middenfalanx.

De behandeling bestaat uit het ellipsvormig wegsnijden van de clavus, gevolgd door resectie van het kopje van de proximale falanx. De deformiteit wordt daarna gecor-rigeerd door het hechten van de extensorpees en het inbrengen van teenspijkers door de weke delen aan de plantaire zijde van de falangen.

16.2.11 Klauwteen (digitus flexus)

Minstens zo frequent als de hamerteen komt de klauwteen voor. Bij de klauwteen staan beide intergewrichten in buigstand.

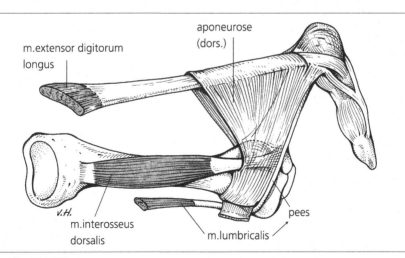

Afbeelding 16.14 Klauwteen

De oorzaak is een disbalans tussen de korte en lange voetspieren, vaak in combina-tie met een spreidvoet. Door de disbalans treedt overbelasting op omdat de tenen niet meer de bodem kunnen bereiken om af te zetten; ook ziet men dorsale clavi op de interfalangeale gewrichten.

De behandeling bestaat uit een operatieve correctie waarbij een resectieartrodese van een of beide intergewrichten van de betreffende tenen wordt verricht. Ook zullen de dorsale clavi worden geëxcideerd. Hierdoor worden de tenen weer recht, verdwijnt de druk op de interfalangeale gewrichten en ontstaan er geen dorsale clavi meer. Bovendien wordt de druk onder de metatarsale kopjes minder, omdat de tenen zich meer kunnen afzetten tegen de bodem. De operatie kan worden uitgebreid met een transpositie van de lange strekpezen van de tenen naar het 2e, 3e en 4e metatarsale kopje met ook als resultaat minder druk onder deze kopjes.

16.3 Laterale-enkelbandplastiek volgens Weber

Operatie-indicatie: Recidiverende enkeldistorsie, c.q. ernstige instabiliteit van de enkel met aangetoonde insufficiëntie van het ligamentum talofibulare anterius.

Doel van de operatie: Herstellen van de laterale enkelband met behulp van een peestransplantaat van de musculus plantaris.

16.3.1 Preoperatieve fase

Specifieke benodigdheden
– boorapparatuur
– bloedleegteapparatuur
– gipsbenodigdheden
– persluchtslang
– incisiefolie
– fysiologisch zout
– siliconen (vaat)teugel

Specifiek instrumentarium
– grote peesstripper
– 3,2-mm-boor met boorhuls
– haken volgens Langenbeck
– *suture retriever*
– prepareerklem

16.3.2 Peroperatieve fase

Operatieprocedure
Uitnemen van het transplantaat
Met een huidmes wordt aan de mediale zijde proximaal over de kuit een incisie gemaakt. Met twee scherpe Volkmann-haken wordt de wond opengehouden. Eventu-

ele bloedende vaatjes worden met een fijn chirurgisch pincet gepakt en gecoaguleerd. Met een binnenmes en een chirurgisch pincet wordt de oppervlakkige fascie over de kuitspieren (musculus soleus en de musculus gastrocnemius) geopend. De scherpe haken worden vervangen door twee Langenbeck-haken. Om de lange slanke pees van de musculus plantaris, welke naar distaal tussen de musculus soleus en de musculus gastrocnemius loopt, te lokaliseren worden de Langenbeck-haken tussen de kuitspieren geplaatst. Met een chirurgisch pincet en een prepareerklem wordt de plantarispees opgezocht. De pees wordt met een siliconen (vaat)teugel geteugeld en met een prepareerschaar vrijgeprepareerd. Aan de proximale zijde wordt de pees met een mes of een prepareerschaar doorgenomen en geteugeld met een atraumatische oplosbare USP 2-0 hechting. De siliconen (vaat)teugel wordt verwijderd.

Een peesstripper wordt om de pees geschoven. Aan de teugel komt nu een Mosquito-klem zodat, terwijl de peesstripper naar beneden geduwd wordt, de pees naar proximaal opgespannen kan worden. Bij voldoende lengte wordt de pees distaal met een mes doorgenomen. Het peestransplantaat wordt tot gebruik in een vochtig gaas bewaard. De fascie wordt met geknoopte oplosbare USP 0 hechtingen gesloten en de huid met een onoplosbare atraumatische USP 3-0 hechting.

Laterale-enkelbandplastiek

Met een huidmes wordt een incisie gemaakt over de achterzijde van de fibula in de richting van de talus over de laterale malleolus verlopend. Twee scherpe Volkmann-haken worden ingezet om de wond open te houden. Eventuele bloedende vaatjes worden met een fijn chirurgisch pincet gepakt en gecoaguleerd. Met een binnenmes en een chirurgisch pincet worden het distale fibula-uiteinde en de talushals vrijgelegd. Vervolgens wordt het enkelgewricht geopend en geïnspecteerd. De scherpe haken worden vervangen door twee scherpe Hohmann-bothevels die om de talushals geplaatst worden.

Door een weefselbeschermer worden met een 3,2-mm-boor drie tunnels geboord: één tunnel door de talushals en twee tunnels door de distale fibula. Met een *suture retriever* of een els worden de teugels met het transplantaat (de plantarispees) twee-maal door de tunnels gevoerd en achtvormig aan zichzelf gefixeerd met een atrau-matische oplosbare USP 2-0 hechting, waarbij de enkel in een neutrale stand moet staan.

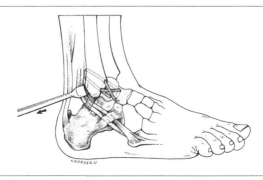

Afbeelding 16.15 Laterale-enkelbandplastiek

De wond wordt met fysiologisch zout gespoeld. Eventueel wordt een Redon-drain achtergelaten, waarna de subcutis met geknoopte oplosbare USP 2-0 hechtingen gesloten wordt. De incisiefolie wordt verwijderd en de huidranden worden gedesinfecteerd. De wond wordt tot slot gesloten met een (on)oplosbare atraumatische USP 3-0 hechting.

16.3.3 Postoperatieve fase

Verbinden
Postoperatief wordt een circulair gespleten onderbeengips aangelegd met de voet in 90 graden ten opzichte van het onderbeen en iets in eversie.

Mobilisatie
Na vijf tot zeven dagen kan een onderbeenloopgips worden aangelegd. Dit onderbeengips wordt na zes weken postoperatief verwijderd.

16.4 Triple artrodese van de enkel

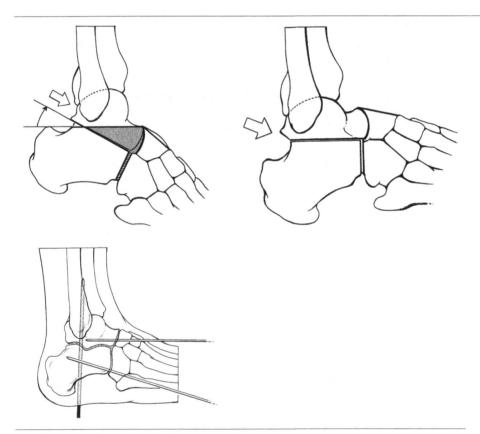

Afbeelding 16.16 Triple artrodese van de enkel

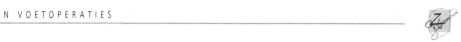

Het onderste spronggewricht (tussen talus en calcaneus) wordt van oudsher beschreven als een functionele eenheid met het gewricht van Chopart; dat zijn de talus os naviculare pedis en de calcaneus os cuboideum tezamen. Voorheen werd meestal de gehele achtervoet stijf gezet door artrodese van bovengenoemde drie gewrichten, maar tegenwoordig is deze drie-eenheid minder heilig en wordt vaak een van deze gewrichten geattaqueerd.

Operatie-indicatie: Artrose van het onderste spronggewricht, die meestal ontstaat na een calcaneusfractuur; (rest)klompvoet; extreme holvoet; decompenserende of rigide platvoet; reumatoïde artritis van de achtervoet; polio of andere paresen.

Doel van de operatie: Fixeren van het gewricht tussen de talus en de calcaneus in gecorrigeerde stand, en zo nodig van het gewricht tussen de talus en het os naviculare en tussen de calcaneus en het os cuboideum.

16.4.1 Preoperatieve fase

Specifieke benodigdheden
- boorapparatuur
- zaagapparatuur
- bloedleegteapparatuur
- gipsbenodigdheden
- persluchtslang
- incisiefolie
- fysiologisch zout

Specifiek instrumentarium
- (Lexer-)osteotomen
- twee grote repositieklemmen volgens Weber
- fixatiemateriaal

16.4.2 Peroperatieve fase

Operatieprocedure
Met een huidmes wordt aan de laterale zijde van de enkel een incisie gemaakt beginnend net onder de fibula tot over de wreef van de voet ter hoogte van de sinus tarsi. Met een binnenmes wordt de subcutis geopend. Eventuele bloedende vaatjes worden met een fijn chirurgisch pincet gepakt en gecoaguleerd.
Het retinaculum wordt met een prepareerschaar en chirurgisch pincet geopend en de strekpezen die over de voetrug lopen worden gelokaliseerd. Er worden bothevels volgens Hohmann ingezet om de strekpezen naar mediaal te houden en de peroneuspezen naar achteren. Hierna wordt via de sinus tarsi de toegang gezocht tot het

onderste spronggewricht. De gewrichtsvlakken van het talo calcaneale gewricht worden opgezocht en vrijgeprepareerd met mes, pincet, raspatorium en knabbeltang. Hetzelfde geldt voor de talonaviculaire en calcaneocuboïdale gewrichten. Om het calcaneocuboïdale gewricht vrij te prepareren moet de aanhechting (origo) van de musculus extensor digitorum brevis losgemaakt worden van de calcaneus, omdat deze spier over het calcaneocuboïdale gewricht loopt.

Met een mes, een chirurgisch pincet, een raspatorium, een spreider en/of een knabbeltang moet ruimte gemaakt worden, zodat de voet verder kan inverteren en de hele voetwortel opengeklapt kan worden.

Nu wordt het kraakbeen met een lang smal zaagblad op een zaag, een Lexer-osteotoom en een hamer, een knabbeltang en/of een beiteltje van de gewrichtsvlakken verwijderd. Na verwijdering van het kraakbeen kunnen de botvlakken op elkaar gepast worden. Bij posttraumatische artrose na een calcaneusfractuur is de voet vaak in valgus gezakt, en dient een 'oprichtende' artrodese van het onderste spronggewricht plaats te vinden. Er worden botspanen (bij voorkeur uit de crista iliaca van de patiënt zelf) gebruikt om de stand te corrigeren van de achtervoet. Deze wordt gespleten en daarna opgevuld met de botspanen.

Bij defecten worden er nog wat losse spongiosa-chips uit de crista van de patiënt of gevriesdroogd van een donor bijgelegd.

De fixatie gebeurt met stevige Kirschner-draden of Steinmann-pennen. Eventueel kiest men voor schroeven, een externe fixateur of drie botstaples, één over het onderste spronggewricht en twee botstaples over het talonaviculaire en calcaneocuboïdale gewricht.

Sluiten

Het retinaculum wordt gesloten met geknoopte, oplosbare USP 2-0 hechtingen. De subcutis wordt met dezelfde hechtingen gesloten en na desinfectie van de wondranden wordt de huid met een atraumatische onoplosbare USP 3-0 hechtdraad met een huidnaald gesloten.

16.4.3 Postoperatieve fase

Verbinden
Er wordt een circulair gespleten gips aangelegd. Dit gips wordt na vier weken vervangen door een loopgips.

Mobilisatie
Acht tot twaalf weken postoperatief wordt een röntgencontrolefoto gemaakt om te zien of de artrodesevlakken goed geconsolideerd zijn. Tot die tijd mag de enkel niet volledig belast worden.

Langetermijncomplicaties
Geen consolidatie van de artrodesevlakken, waardoor blijvend functieverlies van de voet ontstaat.

16.5   Achillespeesverlenging

Operatie-indicatie: Spitsvoet indien conservatieve behandeling (oefeningen, nachtspalken, schoenvoorzieningen) onvoldoende zijn om de klachten te bestrijden.

Doel van de operatie: Verlenging van de achillespees door middel van een Z-plastiek.

16.5.1   Preoperatieve fase

Specifieke benodigdheden
– bloedleegteapparatuur
– benodigdheden voor buikligging
– gipsbenodigdheden

16.5.2   Peroperatieve fase

Operatieprocedure
Met een buitenmes wordt iets uit het midden naar mediaal over de achillespees een lengte-incisie gemaakt. Met behulp van een binnenmes en een chirurgisch pincet wordt de subcutis geopend. De wond wordt opengehouden met twee scherpe wondhaken volgens Volkmann. Eventuele bloedvaatjes worden met behulp van een fijn chirurgisch pincet gecoaguleerd. Vervolgens wordt het paratenon met een prepareerschaar en een fijn chirurgisch pincet van de pees af geprepareerd.

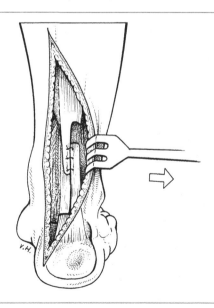

Afbeelding 16.17 Achillespeesverlenging

Allereerst wordt met een mes de lengte-incisie in de pees gemaakt van 8-10 cm. Deze incisie kan worden gemaakt in het frontale vlak of in het sagittale vlak. Het frontale vlak wordt gekozen als de voet wel in spits-, maar verder in middenstand staat (geen varus of valgus). Het sagittale vlak wordt gekozen als de voet in spits-varus-stand staat. Vervolgens wordt vanuit het proximale eind van deze incisie naar lateraal een incisie gemaakt dwars op de vezelrichting van de pees en idem vanuit het distale einde naar mediaal.

De pees kan nu verlengd worden door dorsiflexie van de voet. Hechtingen in de pees zijn niet of slechts approximerend nodig.

Soms is het voor de correctie van de voet nodig om het achterste gewrichtskapsel van het enkelgewricht te klieven. Het peritendineum wordt met een atraumatische oplosbare USP 2-0 hechting gesloten. Tot slot wordt de huid met een niet-oplosbare atraumatische USP 3-0 gehecht.

16.5.3 Postoperatieve fase

Verbinden

De wond wordt afgedekt met uitgehaalde gazen, waarna de voet en het onderbeen gezwachteld worden met synthetische watten. Er wordt een achterspalk of een circulair gespleten onderbeengips aangelegd, waarbij goed op de stand van de voet gelet zal moeten worden (geen varus of valgus en volledige correctie, indien mogelijk overcorrectie van de spitsvoetstand).

Mobilisatie

Het circulaire onderbeengips wordt na twee weken verwisseld voor een loopgips. Na zes weken wordt het loopgips verwijderd, waarna onder leiding van de fysiotherapeut met loopoefeningen wordt begonnen.

Langetermijncomplicaties

Een overcorrectie of een matige correctie zijn aanleiding tot krachtsverlies van de kuitspieren. Een tijdelijk krachtsverlies is normaal, dit trekt in zes tot twaalf weken wel bij.

16.6 Calcaneocuboïdale artrodese met peestranspositie

Operatie-indicatie: Platvoet (peritalaire subluxatie).

Doel van de operatie: Opheffen van de platvoet door een verlenging van de 'laterale kolom' van de voet middels een calcaneocuboïdale artrodese met cristaspaan en daarnaast augmentatie van de pees van de musculus tibialis posterior met de flexor digitorum longuspees, teneinde het mediale voetgewelf weer meer op te kunnen trekken.

16.6.1 Preoperatieve fase

Specifieke benodigdheden
- boorapparatuur
- zaagapparatuur
- persluchtslang
- bloedleegteapparatuur
- gipsbenodigdheden
- incisiefolie

Specifiek instrumentarium
- Lexer-osteotomen
- AO-klein-fragmentarium
- fractuursperder
- spongiosadrevel

16.6.2 Peroperatieve fase

Operatieprocedure

Via een horizontale incisie over het calcaneocuboïdale gewricht worden de huid en de subcutis met een mesje geopend. Bloedende vaatjes worden met een fijn chirurgisch pincet gecoaguleerd. Er worden twee scherpe viertands Volkmann-haken ingezet om de wond open te houden. Met een binnenmes, een schaar en een pincet wordt verder geopend. De scherpe haken worden verwijderd.

Het gewricht wordt geëxponeerd, waarna twee scherpe bothevels volgens Hohmann ingezet worden. Met een klein zaagblad op een zaag, of met een Lexer-osteotoom en een hamer worden nu de gewrichtsvlakken gereseceerd. De losgeslagen gewrichtsvlakjes kunnen met een knabbeltang, een klem volgens Kocher, een mesje en een chirurgisch pincet verwijderd worden. Om de gewrichtsspleet open te houden wordt tussen het calcaneocuboïdale gewricht een fractuurspreider geplaatst. Gekeken wordt of de gewrichtsvlakken voldoende gereseceerd zijn en tevens wordt gekeken of er geen weke delen in de gewrichtsspleet aanwezig zijn. Eventuele weke delen worden met een klein mes en een chirurgisch pincet verwijderd. De fractuursperder wordt verwijderd, waarna de wond afgedekt wordt met een gaasje.

Verwijderen van de cristaspaan

Er wordt een incisie gemaakt met een huidmesje over de crista iliaca. Het verder openen gebeurt met een binnenmes. Met een middelgrote rasp wordt het periost afgeschoven, waarna bothevels volgens Hohmann ingezet kunnen worden. Met de zaag met een lang smal zaagblad of met behulp van een osteotoom en een hamer wordt een tricorticale wig uit de crista verwijderd. Nadat de wig verwijderd is, wordt met een guts en een scherpe lepel nog wat meer spongiosa gewonnen. De wig en het spongiosa worden in een bekken bewaard en afgedekt met een gaas gedrenkt in fysiologisch zout. Indien voldoende donorbot is verkregen, wordt de wond in lagen gesloten en bedekt met een gaas.

Terug naar de voet

Het gewricht wordt geëxponeerd, waarna het wigje in het gewricht ingepast wordt. Als het wigje niet mooi past, moet het met een knabbeltang bijgewerkt worden, totdat het wigje goed ingeklemd vastzit. Met een spongiosadrevel wordt het wigje er verder ingedreveld, waarna het gefixeerd wordt met twee kruislings horizontaal geboorde 3,5-mm-corticalistrekschroeven. De gewrichtsruimte wordt verder opgevuld met losse spongiosa.

De subcutis wordt gesloten met oplosbare geknoopte USP 2-0 en de huid met een onoplosbare atraumatische USP 3-0 hechting.

Met een huidmesje worden via een mediale incisie over de voet in het verloop van de tibialis-posteriorpees de huid en subcutis geopend. Twee scherpe Volkman-haakjes worden ingezet. Met een prepareerschaar en een chirurgisch pincet wordt verder geopend, waarbij de tibialis-posteriorpees wordt opgezocht en over een afstand van 4-5 cm wordt vrijgelegd. Plantair van de tibialis posterior wordt met een prepareerschaar en een chirurgisch pincet de pees van de musculus flexor digitorum longus opgezocht, geëxponeerd en zo distaal mogelijk doorgenomen. Het distale deel van de pees van de m. flexor digitorum longus wordt gehecht aan de pees van de m. flexor hallucis longus. Met een mesje worden er in de tibialis-posteriorpees twee kleine incisies gemaakt. De doorgesneden digitorumpees wordt door deze twee kleine incisies heen gevlochten. De doorgevlochten pees wordt daarna vastgezet met een zestal oplosbare USP 1 hechtingen.

De huid wordt gesloten met een onoplosbare atraumatische USP 3-0 hechting.

16.6.3 Postoperatieve fase

Verbinden

Nadat de wonden zijn bedekt met een wondpleister wordt een circulair gespleten onderbeengips aangelegd.

Mobilisatie

Ongeveer zes weken een onderbeengips, waarbij de voet niet belast mag worden, gevolgd door nog ongeveer twee weken loopgips.

Langetermijncomplicatie

Pseudo-artrose van de artrodese waardoor pijnklachten en functiebeperkingen optreden.

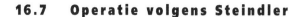

16.7   Operatie volgens Steindler

Operatie-indicatie: Holvoet doordat de fascia plantaris te gespannen staat.

Doel van de operatie: Opheffen van de klachten die de holvoet geeft door het klieven van de fascia plantaris.

16.7.1   Preoperatieve fase

Specifieke benodigdheden
– bloedleegteapparatuur
– gipsbenodigdheden

Specifiek instrumentarium
– raspatorium

16.7.2   Peroperatieve fase

Operatieprocedure
Met een huidmesje wordt aan de mediale zijde van de voet, langs de voetzool, vanaf de tuber calcanei tot onder de malleolus medialis een incisie in de huid en de subcutis gemaakt. De wond wordt met kleine scherpe drietandshaken volgens Senn Miller opengehouden. Met een prepareerschaar en een chirurgisch pincet wordt de fascia plantaris van het onderliggende weefsel vrijgeprepareerd. Op de plaats waar de fascie zich hecht aan de plantaire zijde van de calcaneus wordt de fascia plantaris met een mesje dwars gekliefd.
De abductorspier van de grote teen, de korte flexoren van de tenen en de abductor van de kleine teen, die bedekt worden door de plantaire fascie, worden met een raspatorium subperiostaal afgeschoven.
Het ligamentum plantare longum wordt met een mesje gekliefd.
De voet wordt nu in de juiste stand gebracht en door de assistent in deze stand gehouden, waarna na het achterlaten van een Redon-drain de subcutis met geknoopte, oplosbare USP 2-0 hechtingen gesloten wordt. De huid wordt met onoplosbare atraumatische USP 3-0 hechting gesloten.

16.7.3   Postoperatieve fase

Verbinden
Op de wond wordt een gaas gelegd. De voet wordt vanaf de tenen tot aan het kuitbeen ingezwachteld met synthetische watten. Dan wordt een gipsspalk aangebracht die bevestigd wordt met tricotzwachtels.

Mobilisatie
De eerste dag postoperatief wordt de Redon-drain verwijderd. Na een week worden de hechtingen verwijderd en de gipsspalken worden verwisseld voor een circulair onderbeenloopgips. Dit gips wordt na zes weken verwijderd.

16.8   Calcaneusosteotomie volgens Dwyer

Operatie-indicatie: Holvoet met een hielvarus.

Doel van de operatie: Opheffen van de holvoet en de hielvarus door middel van
een calcaneusosteotomie.

16.8.1 Preoperatieve fase

Specifieke benodigdheden
– boorapparatuur
– zaagapparatuur
– perslucht
– bloedleegteapparatuur
– gipsbenodigdheden
– zijsteun
– heupkussentje

Specifiek instrumentarium
– raspatorium
– fractuursperder
– Lexer-osteotomen
– gecanuleerde schroeven van 4,5 mm of bot-*staples*
– repositieklemmen

16.8.2 Peroperatieve fase

Operatieprocedure
Met een huidmesje wordt een boogvormige incisie over de calcaneus in de huid en
de subcutis gemaakt.

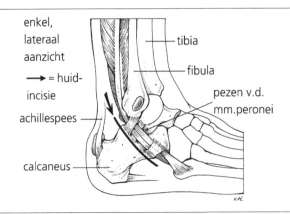

Afbeelding 16.18 Boogvormige huidincisie over de calcaneus

De incisie wordt net achter en in het verloop van de peroneuspezen gemaakt. Er worden twee scherpe haken volgens Volkmann geplaatst om de wond open te houden. Eventuele bloedende vaatjes worden met een fijn chirurgisch pincet gepakt en gecoaguleerd. De calcaneus wordt met een raspatorium subperiostaal vrijgelegd. De scherpe haken volgens Volkmann worden verwijderd. Vlak achter de peroneuspezen wordt de tuber calcanei subperiostaal met twee bothevels volgens Hohmann omsingeld. Met een Lexer-osteotoom of oscillerende zaag wordt vóór de tuber calcanei een schuine laterale wigresectie van de calcaneus verricht, waarbij de mediale corticalis blijft staan.

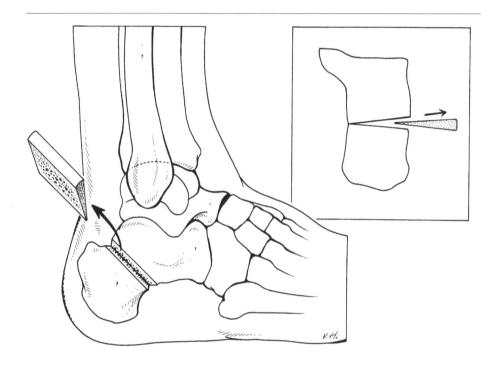

Afbeelding 16.19 Operatie volgens Dwyer

Door het op elkaar brengen van de resectievlakken en deze te fixeren met één of twee repositieklemmen volgens Weber wordt de tuber calcanei gelateraliseerd en geproneerd. Dan wordt de osteotomie vanuit een of twee steekincisies door de hiel met een of twee gecanuleerde 4,5-mm-schroeven met een 16-mm-winding gefixeerd.
Met de röntgendoorlichting wordt gekeken of de osteotomie naar tevredenheid is uitgevoerd en of de schroeven op de juiste plaats zijn ingebracht.
In plaats van gecanuleerde schroeven kan men ook corticalis- of spongiosaschroeven gebruiken. Ook kan de osteotomie gefixeerd worden met botstaples of Blount-krammen.
Na achterlaten van een Redon-drain wordt de subcutis gesloten met oplosbare USP 2-0 hechtingen en de huid met een onoplosbare atraumatische USP 3-0 hechting.

16.8.3 Postoperatieve fase

Verbinden
Een gipsspalk wordt aangebracht over een laag synthetische watten.

Mobilisatie
Na twee weken worden de hechtingen verwijderd en de gipsspalken worden verwisseld voor een circulair onderbeenloopgips. Dit gips wordt na zes weken verwijderd.

16.9   Helal-osteotomie van de voet

Operatie-indicatie: Pijn bij het staan en het lopen door een doorgezakte voorvoet.

Doel van de operatie: Subcapitale schuine osteotomieën van de metatarsale kopjes II, IV en V waardoor de overbelasting op deze kopjes wordt opgeheven en de pijnklachten zullen verdwijnen.

16.9.1. Preoperatieve fase

Specifieke benodigdheden
– bloedleegteapparatuur
– micro-oscillerende of sagittale zaag

Specifiek instrumentarium
– klein raspatorium
– kleine bothevels volgens Hohmann
– osteotomen

16.9.2 Peroperatieve fase

Operatieprocedure
Met een huidmesje wordt bovenop de voet ter hoogte van het caput metatarsale van de derde teen (soms ter hoogte van de tweede en de vierde teen) een kleine incisie gemaakt. De wond wordt opengehouden met twee scherpe haakjes volgens Senn Miller. Eventuele bloedende vaatjes worden met behulp van een fijn chirurgisch pincet gepakt en gecoaguleerd. Met een arterieklem volgens Mosquito of Crile wordt het metatarsale bot, juist in het subcapitale gebied, vrij geprepareerd. Met een klein raspatorium wordt het periost van het metatarsale bot afgeschoven. Onder bescherming van de weke delen met twee om de metatarsale schacht geplaatste Hohmann-bothevels worden met de micro-oscillator de metatarsale botjes één voor één doorgezaagd, terwijl de bothevels volgens Hohmann mee verplaatsen. Eventueel kunnen de botjes verder doorgenomen worden met een klein osteotoom.

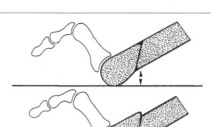

Afbeelding 16.20 Helal-osteotomie

De doorgezaagde metatarsale botjes worden nu zo naar dorsoproximaal gemanipuleerd, dat ze over elkaar heen schuiven (proximaal onder distaal).
De huid wordt gesloten met een onoplosbare atraumatische USP 4-0 hechting

16.9.3 Postoperatieve fase

Verbinden
De wond wordt bedekt met uitgehaalde gazen en er wordt een drukverband aangelegd met synthetische watten en een ideaal- of crêpezwachtel.

Mobilisatie
De patiënt mag vanaf de eerste dag postoperatief gewoon staan en lopen. Dit zal in het begin nogal pijnlijk zijn.

16.10 Mortons neuroom

Operatie-indicatie: Metatarsalgie bij patiënten met een spreidvoet door druk op de nervi digitales plantares proprii waardoor een neuroom is ontstaan.

Doel van de operatie: Verwijdering van het neuroom uit de intermetatarsale ruimte tussen digitis III en IV van de voet.

16.10.1 Preoperatieve fase

Specifieke benodigdheden
– bloedleegteapparatuur

Specifiek instrumentarium
– kleine fractuursperder

16.10.2 Peroperatieve fase

Operatieprocedure

Er bestaan een dorsale benadering en een plantaire benadering. Hier wordt de dorsale benadering beschreven. Met een huidmesje wordt een dorsale lengte-incisie tussen de kopjes van de metatarsale III en IV, naar distaal doorlopend over de *webspace*, gemaakt. Met een klein binnenmes, een prepareerschaartje, een fijn chirurgisch Gillies-pincet en/of een arterieklem volgens Mosquito wordt de wond verder geëxploreerd. De kleine fractuurspreider wordt nu ingezet om de kopjes van (meestal) de metatarsale III en IV te spreiden.

Met een binnenmesje wordt het ligamentum intermetatarsale gekliefd. De assistent drukt nu de voetzool(zijde) tussen de twee metatarsalia waardoor het neuroom naar voren komt. Met een chirurgisch pincet wordt het neuroom gevat en vervolgens losgeknipt met een prepareerschaartje en verwijderd.

De fractuursperder wordt verwijderd en de huid wordt met een onoplosbare atraumatische USP 4-0 hechting gesloten.

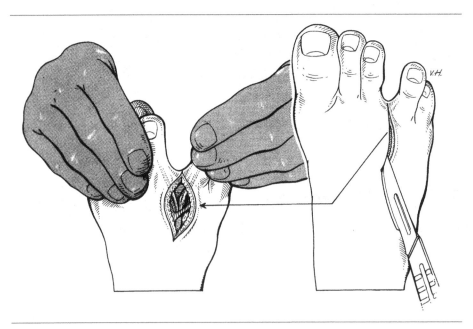

Afbeelding 16.21 Mortons neuroom

16.10.3 Postoperatieve fase

Verbinden

De wond wordt met een wondpleister afgedekt. De voet wordt verbonden met synthetische watten en een zwachtel.

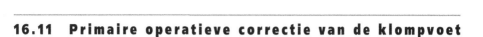

16.11 Primaire operatieve correctie van de klompvoet

Operatie-indicatie: Congenitale of verworven klompvoet.

Doel van de operatie: Posteromediale *release* (*à la carte*) van de kapsels, banden en pezen om de klompvoet op te heffen.

16.11.1 Preoperatieve fase

Specifieke benodigdheden
- boorapparatuur
- bloedleegtemanchet voor baby
- siliconen (vaat)teugels (bij voorkeur verschillende kleuren)

Specifiek instrumentarium
- kleine fractuursperder
- Kirschner-draden

16.11.2 Peroperatieve fase

Operatieprocedure
Er zijn verschillende incisies mogelijk. De meest bekende is de dorsomediale incisie, die langs de mediale rand van de achillespees loopt en bij de hiel ombuigt naar voren langs de mediale kant van de calcaneus tot het eerste metatarsale. De huid wordt met een klein mes geopend. Met een klein binnenmes en een chirurgisch pincet wordt er verder geopend. Allereerst wordt de subcutis gekliefd.
Eventueel worden een wondsperder volgens Weitlaner of kleine scherpe haken ingezet om de wond open te houden.

Posterior release
Het paratenon van de achillespees wordt met een Metzenbaum-prepareerschaar in de lengte geopend. Vervolgens wordt een sagittale Z-vormige klieving van de achillespees uitgevoerd. Het mediale deel wordt vlakbij de calcaneus dwars gekliefd en het laterale deel proximaal, vlak onder de spier-peesovergang. De beide delen van de achillespees worden met een stompe sperder of stompe haken uit elkaar gehouden. De daaronder liggende pezen van de flexor hallucis longus, peroneus longus en peroneus brevis worden respectievelijk naar mediaal en lateraal opzij gehouden. Nu komt men op de achterste kapsels van het enkel- en subtalair gewricht. Deze worden dwars gekliefd. De ligamenten talofibulare en calcaneofibulare (lateraal) en het ligamentum deltoideum (mediaal) worden eveneens gekliefd. Daarbij dient beschadiging van lateraal de peroneuspezen en mediaal (tussen de pezen van de flexor hallucis longus en de flexor digitorum longus) de vaat-zenuwstreng te worden voorkomen.

Medial release

Na klieving van de subcutis kan men om ruimte te sparen in plaats van haken of een sperder ook enkele subcutane hechtingen USP 2-0 als teugels aanbrengen om de wond open te houden. Door ondermijning van de subcutis kan de wond wijder worden geopend. Om beschadiging van vaten en zenuwen te voorkomen worden eerst de volgende structuren opgezocht, geïdentificeerd en zo nodig geteugeld: de tuberositas van het naar mediaal verplaatste os naviculare; de tibialis-posteriorpees; de flexor digitorum longuspees, plantair daarvan ligt de vaat-zenuwstreng, daar weer plantair van ligt de flexor hallucis longuspees, geheel plantair in de wond liggen de m. abductor hallucis, de m. flexor hallucis brevis en de aponeurosis plantaris.

De m. abductor hallucis brevis wordt losgemaakt van de m. flexor hallucis brevis en van het os naviculare. Vlakbij de tuber calcanei worden de aanhechtingen van de m. abductor hallucis en de m. flexor hallucis brevis dwars gekliefd, waarbij de motorische zenuwtakken naar deze spieren gespaard worden. De peesscheden van de flexor digitorum longus en flexor hallucis longus worden gekliefd evenals een aldaar van het os naviculare afgaand ligament, de 'master knot van Henry'. De flexor digitorum longuspees, de flexor hallucis longuspees en de vaat-zenuwstreng worden met stompe haken voorzichtig naar plantair opzij gehouden samen met de m. flexor hallucis brevis en de m. abductor hallucis brevis. De tibialis-posteriorpees wordt Z-vormig gekliefd. Daaronder ligt het talonaviculaire gewricht dat door distaalwaartse tractie aan het distale deel van de tibialis-posteriorpees wordt gesperd. Het kapsel van dit gewricht wordt mediaal, dorsaal en plantair gekliefd. Het tibionaviculaire deel van het ligamentum deltoideum en het plantaire ligamentum calcaneonaviculare worden eveneens gekliefd. Het os naviculare wordt losgemaakt van de taluskop. Het tibio-calcaneale deel van het ligamentum deltoideum wordt losgesneden van de calcaneus, terwijl het diepe deel van het ligamentum deltoideum, dat naar het corpus tali loopt, intact wordt gelaten om te voorkomen dat een pes planovalgus met taluskanteling ontstaat. Het kapsel van het naviculocuneiforme gewricht wordt mediaal en plantair gekliefd. De fascia plantaris, flexor digitorum brevis en abductor digiti quinti worden van hun insertie aan de tuber calcanei losgesneden, evenals de m. quadratus plantae en het ligamentum plantare longum. Het ligamentum calcaneonaviculare en het ligamentum calcaneocuboïdale worden plantair gekliefd.

Ten slotte volgt repositie van de voet en fixatie met een dikke Kirschner-draad door het talonaviculaire gewricht. Zo nodig wordt ook het calcaneocuboïdale gewricht met een Kirschner-draad vastgezet.

De tibialis-posteriorpees en de achillespees worden, in verlengde posities, gehecht met een atraumatische USP 3-0 hechting. Indien tijdens röntgencontrole blijkt dat de stand goed is, wordt de bloedleegte opgeheven en worden, voordat de wond wordt gesloten, eventuele bloedende vaatjes gecoaguleerd. De huid wordt intracutaan gesloten met een oplosbare atraumatische USP 5-0 hechting.

16.11.3 Postoperatieve fase

Verbinden

De wonden worden bedekt met uitgehaalde gazen. Hierna wordt zowel de voet als het gehele been gepolsterd met synthetische watten. Vervolgens wordt tot aan het bovenbeen een gipsspalk aangebracht.

16.12 Hallux-valgusoperatie volgens Keller-Brandes

Operatie-indicatie: Een pijnlijke hallux valgus of hallux rigidus.

Doel van de operatie: Resectieartroplastiek van het MTP-I-gewricht (bunionecto-mie, resectie van eenderde deel van de grondfalanx, kapsel-plastiek) om daarmee de loopfunctie te verbeteren en bo-vendien de voet weer in normaal schoeisel te doen passen.

16.12.1 Preoperatieve fase

Specifieke benodigdheden
– boorapparatuur
– zaagapparatuur
– persluchtslang
– bloedleegteapparatuur
– soms gipsbenodigdheden, anders een drukverband

Specifiek instrumentarium
– klein raspatorium
– kleine bothevels volgens Hohmann
– osteotoom
– knabbeltang
– Weber- of doekenklem
– Kirschner-draden
– draadkniptang
– Goslee- of buigtangetje

16.12.2 Peroperatieve fase

Operatieprocedure

Met een huidmesje wordt een (dorso)mediale lengte-incisie over het distale uiteinde van het eerste metatarsale en de proximale falanx van de grote teen gemaakt. De wond wordt opengehouden met kleine scherpe Senn-Miller-haken. De pees van de musculus abductor hallucis wordt met een prepareerschaartje en een chirurgisch pin-cet opgezocht en vrij geprepareerd tot aan de insertieplaats, en daar met een klein mes losgesneden.

249

Met behulp van een mesje en een pincet wordt nu het kapsel van het metatarsofalangeale gewricht geopend. Het periost van de grondfalanx wordt met het mesje geïncideerd, waarna het met een klein raspatorium wordt afgeschoven.

De proximale falanx wordt geluxeerd. Onder de proximale falanx worden subperiostaal twee kleine bothevels volgens Hohmann geplaatst. Op de grondfalanx wordt een Weber-klem gezet, waarna het proximale eenderde deel of de helft van de grondfalanx met behulp van een osteotoom of een zaag wordt verwijderd. Scherpe randen en eventuele osteofyten worden met een kleine knabbeltang verwijderd.

Hierna wordt de exostose van het mediale deel van het os metatarsale met een osteotoom of een zaag verwijderd.

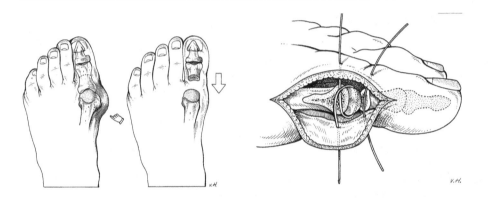

Afbeelding 16.22 Keller-Brandes-osteotomie

Vervolgens worden één of twee Kirschner-draden via de punt van de grote teen in de falanx en het os metatarsale geboord. Het is ook mogelijk om de fixatie met twee pennetjes langs het bot, dus door de weke delen, te steken. De Kirschner-draad wordt op ongeveer 1 cm van de teen afgeknipt met een draadkniptang, waarna de punt met een Goslee-tangetje wordt omgebogen.

Met een achtvormige hechting wordt het periost en het kapsel met oplosbare geknoopte USP 2-0 hechtingen geïnterponeerd. De subcutis wordt gesloten met oplosbare geknoopte USP 2-0 hechtingen en de huid met een niet-oplosbare atraumatische USP 4-0.

16.12.3 Postoperatieve fase

Verbinden

De wonden worden bedekt met uitgehaalde gazen en vervolgens wordt een drukverband aangelegd van synthetische watten en een stevige zwachtel of een voorvoetgips.

Mobilisatie

Omdat deze ingreep nogal napijn kan geven, moet de geopereerde voet postopera-tief hoog gelegd worden. Vanaf de eerste dag postoperatief moet de patiënt uit bed en in een stoel of rolstoel gaan zitten met de voet hoog gelegd. Zo spoedig mogelijk mag de patiënt met behulp van een looprekje of krukken op de hiel lopen.

Het gips, de hechtingen en de Kirschner-draden worden na ongeveer twee weken verwijderd. Tot deze tijd mag de patiënt de voorvoet niet belasten.

16.13 Artrodese van het eerste metatarsale falangeale gewricht

Operatie-indicatie: Hallux valgus zonder artrose maar met pijn door mediale bunion en recidiverende bursitis; hallux rigidus, indien deze pijnlijk is.

Doel van de operatie: Fixeren van de proximale falanx aan het os metatarsale met behulp van osteosynthesemateriaal om zodoende een nor-malisatie van de stand van de hallux en een verbeterde loop-functie te verkrijgen.

16.13.1 Preoperatieve fase

Specifieke benodigdheden
- boorapparatuur
- zaagapparatuur
- persluchtslang
- bloedleegteapparatuur

Specifiek instrumentarium
- klein raspatorium
- kleine bothevels volgens Hohmann
- AO-klein-fragmentarium
- osteotoom
- knabbeltang
- Weber- of doekenklem

16.13.2 Peroperatieve fase

Operatieprocedure

Met een huidmes wordt een dorsale of dorsomediale lengte-incisie gemaakt in de huid en de subcutis over het MTP-I-gewricht en de aangrenzende delen van het os me-tatarsale en de grondfalanx. De wond wordt opengehouden met twee scherpe drie-tandshaakjes volgens Senn Miller. Met een binnenmes wordt het kapsel geopend, waarna met een klein raspatorium het bot van de proximale helft van de proximale falanx en het distale gedeelte van de metatarsale falanx subperiostaal wordt vrijgelegd.

Met een kleine knabbeltang worden osteofyten weggeknabbeld.

Het gewricht wordt geluxeerd waarna met een knabbeltang, een osteotoom of een zaag met een klein zaagblad de gewrichtsvlakken van het os metatarsale en het interfalangeale gewricht worden verwijderd.

De botvlakken worden met een repositieklem volgens Weber naar elkaar getrokken, waarbij, als de richting van de resectievlakken juist is gekozen, de teen iets in extensie komt te staan. Soms lukt de repositie niet met de Weber-klem. In dat geval kan gekozen worden voor repositie met behulp van een niet te dikke Kirschner-draad, die van distaal naar proximaal door de teen geboord wordt.

Vervolgens worden twee 3,5-mm-trekschroeven geplaatst teneinde een optimale compressie op het artrodesevlak te krijgen.

De Kirschner-draad wordt verwijderd na het plaatsen van de eerste trekschroef. Andere fixatiemogelijkheden zijn: twee Kirschner-draden, een enkele schroef of een plaatje met schroeven.

Na controle van de stand wordt de subcutis met geknoopte oplosbare USP 2-0 hechtingen gesloten en de huid met onoplosbare atraumatische USP 4-0 hechtingen.

16.13.3 Postoperatieve fase

Verbinden
De wonden worden bedekt met uitgehaalde gazen en vervolgens wordt een drukverband aangelegd van synthetische watten en een stevige zwachtel of een voorvoetgips.

Mobilisatie
Omdat deze ingreep nogal veel napijn kan geven, moet de geopereerde voet postoperatief hoog gelegd worden. Vanaf de eerste dag postoperatief moet de patiënt uit bed en in een stoel of rolstoel gaan zitten met de voet hoog gelegd. Zo spoedig mogelijk mag de patiënt met behulp van een looprekje of krukken op de hiel lopen.

Het gips en de hechtingen worden na ongeveer twee weken verwijderd. Tot deze tijd mag de patiënt de voorvoet niet belasten.

16.14 Hamerteencorrectie

Operatie-indicatie: Doordat het PIP- (proximale interfalangeale) gewricht in flexie en het MTP- (metatarsofalangeale) en het DIP- (distale interfalangeale) gewricht in extensie staan, drukt de schoen op het naar boven uitstekende PIP-gewricht en ontstaat ter plaatse een clavus. De clavus geeft de pijnklachten.

Doel van de operatie: Het opheffen van de pijnklachten door een wigvormige resectie van de weke delen (inclusief clavus) en een resectie-artroplastiek.

16.14.1 Preoperatieve fase

Specifieke benodigdheden
- *Schlauch* (siliconendrain)
- spuit, naald en lokale analgesie meestal zonder adrenaline
- kurkjes

Specifiek instrumentarium
- kleine snijdende beentang
- kleine knabbeltang
- handboor
- Kirschner-draad
- twee kleine bothevels volgens Hohmann

Toestand van de patiënt bij ontvangst
Een patiënt die een hamerteenoperatie ondergaat, is in de meeste gevallen niet nuchter, omdat deze ingreep onder lokale analgesie volgens Oberst plaatsvindt. Gewoonlijk zal deze ingreep in de poliklinische operatiekamer plaatsvinden.

Desinfectie en afdekken van het operatieterrein
De patiënt ligt in rugligging. De gehele voorvoet (met een uitgehaald gaas tussen de tenen) wordt zorgvuldig gedesinfecteerd. Er wordt afgedekt met een gatlaken. Om de basis van de teen wordt een siliconenteugel als *Schlauch* geplaatst.

16.14.2 Peroperatieve fase

Operatieprocedure
Met een klein huidmes wordt er een dwarse ellipsvormige incisie over het PIP-gewricht gemaakt. Met een mesje wordt de extensorpees gekliefd en het gewrichtskapsel geopend. Soms worden de mediale bandjes ook doorgesneden. Onder het PIP-gewrichtje worden nu twee kleine bothevels volgens Hohmann geplaatst, waarna de proximale falanx wordt geluxeerd. Met een snijdende beentang wordt het distale eenderde deel van de proximale falanx gereseceerd. Hierna wordt een teenspijker, hoedenpin of een Kirschner-draad als spalk plantair in de weke delen geplaatst.
De huid wordt met een paar geknoopte USP 4-0 hechtingen gesloten.

16.14.3 Postoperatieve fase

Verbinden

Indien een ingebrachte Kirschner-draad voor een gedeelte uit de teen steekt, zal op het uiteinde van de Kirschner-draad een kurkje geduwd worden. Tussen de tenen komen kleine uitgehaalde gaasjes, waarna de teen wordt verbonden met een kleine zwachtel.

Mobilisatie

De patiënt mag lopen op geleide van pijn. Indien er een hoedenpin of een Kirschner-draad ingebracht is, zal deze na twee à drie weken verwijderd worden.

Langetermijncomplicatie

Aangezien het oorzakelijk lijden, de spreidvoet, niet hersteld wordt, kan een recidief optreden.

Deel 7 Scopieën

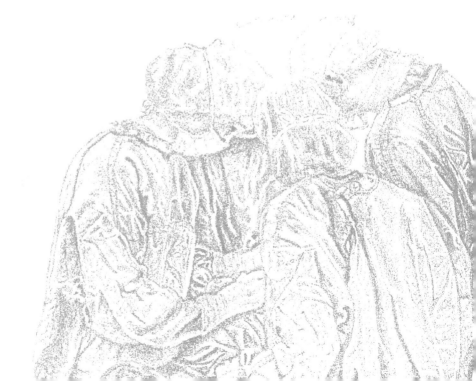

17 Artroscopische operaties

De artroscopie, of zoals de patiënten vaak zeggen de 'kijk-operatie', vormt in de orthopedie een niet meer weg te denken onderdeel van het dagelijkse operatieprogramma.

Het bekijken en eventueel opereren van een gewricht door een minimale opening biedt de patiënt en de operateur grote voordelen. Een kleiner wondoppervlak, beter zicht, minder pijn en een kortere herstelperiode zijn enkele van deze voordelen.

Al in 1918 verrichtte de Japanner Tagaki de eerste diagnostische artroscopie van het kniegewricht met behulp van een cytoscoop. Het duurde echter ruim 40 jaar voordat er artroscopisch een deel van de meniscus verwijderd kon worden. Tegenwoordig wordt de artroscopie steeds minder uitgevoerd voor diagnostische doeleinden. Vrijwel steeds wordt er tijdens een artroscopie therapeutisch ingegrepen. Artroscopische ingrepen aan de knie (reconstructie van de voorste of achterste kruisband, hechten of verwijderen van een deel van de meniscus), de schouder (Neer-plastiek, labrumfixatie) of enig ander gewricht zijn in de orthopedie onderdeel van het dagelijks operatieprogramma.

In principe kan in ieder gewricht per scoop gekeken worden. In dit hoofdstuk beperken wij ons echter tot de in de orthopedie meest gangbare artroscopieën. Het hoofdstuk begint met de algemene richtlijnen en principes. Deze vormen de basis van elke artroscopische operatie. Voordat de genoemde scopieën gelezen worden, is het wenselijk deze inleiding met de algemene richtlijnen goed te bestuderen.

De scopieën van de gewrichten van de bovenste extremiteiten, zoals de schouder-, de elleboog- en de polsscopie, worden gevolgd door die van de onderste extremiteiten: de knie- en de enkelscopie. Bij de schouder wordt ook de Bankart-operatie per scoop besproken. En bij de kniescopie de reconstructie van de voorste kruisband, oftewel de VKB-plastiek.

17.1 Algemene richtlijnen voor artroscopische operaties

Toestand van de patiënt bij ontvangst

Patiënten voor een scopische ingreep worden doorgaans op de dagbehandeling of kortverblijfafdeling opgenomen. De artroscopieën worden meestal onder een lokale of regionale anesthesie verricht, met uitzondering van de artroscopieën van de schouder.

De meeste patiënten die een scopie moeten ondergaan zijn in te delen in de volgende categorieën:
– kinderen en adolescenten (tot 18 jaar);
– jongere 'relatief gezonde' mensen (18-40 jaar);
– ouderen.

Bij kinderen en jongvolwassenen is het van belang dat de operatieassistent begrip toont voor de patiënt en de eventuele begeleider. Voor velen is het vaak de eerste maal dat ze een operatieve ingreep moeten ondergaan. Het begeleiden op de operatieafdeling en het beantwoorden van eventuele vragen over de op handen zijnde ingreep kan voor velen een mogelijke ongerustheid verminderen.

Jongere relatief gezonde patiënten zijn meestal actieve mensen. De orthopeed zal samen met de patiënt op basis van de artroscopische bevindingen een gefundeerde beslissing nemen over de voortzetting van de activiteit waarbij de klachten zijn ontstaan (beroep, sport, hobby).

Ouderen zijn een patiëntengroep die dikwijls al geruime tijd klachten hebben en vaak meerdere malen een soortgelijke ingreep hebben moeten ondergaan. Artrose en reuma vormen bij hen de twee grootste aanleidingen tot de scopie. Het vaststellen van de mate van aantasting van het gewricht en het uitstippelen van verdere behandeling vormen vaak de directe indicaties tot artroscopie. Ook kunnen synovectomieën of het verwijderen van losse stukjes kraakbeen of andere corpora libera de klachten helpen verminderen. Het is van belang bij deze patiënten alert te zijn op eventuele bewegingsbeperkingen die hulp bij het overstappen op een brancard, operatietrolley of behandeltafel noodzakelijk maken.

Temperatuur op de operatiekamer

De meest geschikte temperatuur op de operatiekamer is ongeveer 18 °C. Het gebruik van een warmtematras is aan te bevelen in verband met het te verwachten warmteverlies. Zeker bij grotere ingrepen kan door langdurige bloedleegte van een extremiteit in combinatie met het overvloedig spoelen van het gewricht met koude spoelvloeistoffen de patiënt enorm afkoelen. Om deze afkoeling zoveel mogelijk te voorkomen, kan gespoeld worden met verwarmde spoelvloeistof.

Licht

De tl-verlichting wordt op normale sterkte ingesteld tijdens het voorbereiden van de eigenlijke scopie. Wanneer de optiek eenmaal is ingebracht, kan een wat gedempte verlichting prettig zijn om het contrast op de monitor te verhogen. Vanzelfsprekend dienen de anesthesioloog en de anesthesieassistent voor hun werk voldoende licht te hebben om de patiënt goed te kunnen observeren (al zal dat bij een lokale of regionale anesthesie minder gelden). Reflecties afkomstig van de verlichting of eventuele daglichtvensters op de monitor dienen vermeden te worden omdat een optimale beeldvorming essentieel is.

Randapparatuur

Tot de randapparatuur bij artroscopische operaties horen diathermieapparaat, zuig-unit en perslucht.

Het diathermieapparaat is normaal gesproken niet in gebruik bij de artroscopie, ten-zij de ingreep gecombineerd wordt met bijvoorbeeld een reconstructie van de voor-ste of achterste kruisband of een scopische Neer-plastiek.

De zuigunit wordt meestal gebruikt om:
– spoelvocht uit een gewricht af te zuigen;
– overtollig spoelvocht, dat tijdens een scopische ingreep uit de insteekopeningen kan lopen, weg te zuigen via een op de grond geplaatste speciale afzuigmat of af-zuigschijf, die voorzien is van afvoergaatjes en vochtkanaaltjes;
– bij gebruik van een *shaver*-handstuk of een speciale holle artroscopietang het spoelvocht met de eventuele weefselstukjes weg te zuigen.

Perslucht kan nodig zijn voor het gebruik van:
– bloedleegte. Bloedleegte aan extremiteiten wordt tijdens scopische ingrepen toege-past om een helder beeld te krijgen zonder vertroebelingen door bloedende vaten;
– pneumatische boor- en/of zaagapparatuur.

Standaardbenodigdheden
– artroscopie-unit bestaande uit:
  • een monitor;
  • een lichtbron;
  • een camera;
  • een video, om operaties te kunnen opnemen;
  • een beeldprinter, om tijdens de operatie beeldmateriaal te verzamelen dat in de status van de patiënt wordt bewaard;
  • een *shaver*-unit;
  • een regelbare zuig/spoelunit;
  • een artroscopiepomp (vloeistofpomp, om het vocht onder druk in te bren-gen);
  • optiek, meestal wordt een 4-mm/30-graden-optiek en soms een 70-graden-optiek gebruikt;
  • lichtkabel. Gebruik bij een artroscopie een juiste maat lichtkabel. Een te dik-ke kabel kan zwarte vlekken (inbrandvlekken door te hoge warmte) geven in de optiek;
  • *shaver*-handstuk of *shaver*-motor met *shaver*-bladen;
  • camerahoes;
  • spoelvloeistof. Let op, dat dit een zoutoplossing is en geen glucose. Indien er in een gewricht gespoeld wordt met een glucoseoplossing kunnen er ernstige (soms onherstelbare) beschadigingen van het gewricht ontstaan, doordat glu-cosemoleculen zich gaan vastzetten op het kraakbeen. De meest gebruikte spoelvloeistof is NaCl 0,9%. In sommige ziekenhuizen wordt een Ringer-op-lossing gebruikt;

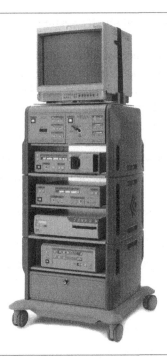

Afbeelding 17.1   Artroscopie-unit

- artroscopiesysteem (aanvoer- en afvoerslang);
- gazen;
- synthetische watten;
- zwachtels.

Basisinstrumentarium

- mesheft nummer 3 of een vast mes volgens Dieffenbach;
- schacht met scherpe en stompe trocar. Door deze schacht wordt de optiek ingebracht. Vaak heeft deze schacht twee kraantjes voor de aan- en afvoer van spoelvocht;
- een korte schacht met scherpe en stompe trocar. Deze schacht (vaak met losse
  adapter) wordt gebruikt voor de aan- of afvoer van spoelvloeistof;
- tasthaakje;
- artroscopische schaartjes, happertjes, paktangetjes, enzovoort;
- lange injectienaald (1,5 mm dikte);
- indien de wondjes gehecht worden, zal het daarvoor gebruikelijke instrumentarium aan een set worden toegevoegd. De meeste orthopedisch chirurgen sluiten
  deze wondjes niet.

Opstelling van het operatieteam

Omdat voor ieder gewricht een andere opstelling van het operatieteam noodzakelijk
is, wordt de opstelling per te scopiëren gewricht behandeld.

Ligging van de patiënt

Bij alle scopieën, behalve die van de schouder en bij sommige operateurs bij de enkel en elleboog (zie onder de betreffende scopieën), is de standaard rugligging van toepassing.

Desinfectie

Het desinfecteren van het operatieterrein geschiedt met jodium 1% in alcohol 70%, of chloorhexidine 0,5% in alcohol 70% (Hibitane®).

Afdekken van het operatieterrein

Het afdekmateriaal kan *re-usable* of *disposable* zijn. Van belang is dat het geen vocht doorlaat en goed te fixeren is rond de extremiteiten. Er zijn speciale extremiteitenlakens te verkrijgen. Deze extremiteitenlakens hebben een rekbaar gat in het midden van het laken waar een extremiteit doorheen gestoken kan worden. Sommige extremiteitenlakens hebben om dit rekbare gat nog een veld van absorberend materiaal.

Verbinden

Na een scopische ingreep worden de wondjes afgedekt met gazen of pleisters. Het gewricht wordt veelal verbonden met een drukverband.

Postoperatieve zorg van afval en vuil instrumentarium

Vanzelfsprekend dient het afdekmateriaal, waarin veel vocht kan zijn opgenomen, zorgvuldig te worden opgeruimd. Zorgvuldigheid vanuit het persoonlijk oogpunt van degene die opruimt (handschoenen, bril) en de omgeving. Een natte vloer vormt een groot risico om uit te glijden. Operatieklompen met een goede anti-slipzool zijn dan ook voor de scopieruimte aan te bevelen.

Het gebruikte instrumentarium moet met veel zorg worden behandeld. Er zijn niet alleen zeer kostbare instrumenten en apparatuuronderdelen in gebruik, maar ook zeer kwetsbare (camera, glasvezelkabel, optiek, monitor). De kabels moeten zonder scherpe bochten opgerold worden en vrijgehouden van scherp instrumentarium. Geef bijzonder veel aandacht aan de optiek. Houd dit vrij van elk ander instrument en leg het meteen in de speciale beschermhuls of ruimte op de set; een beschadiging, dus beeldvermindering, is zo gemaakt.

Kortetermijncomplicaties (de eerste acht uur)

De steekopeningen kunnen gaan nabloeden, wat met een licht drukkend verband te verhelpen valt.

Bij een langdurige operatie, waarbij veel spoelvocht is gebruikt, zijn de patiënten vaak enorm onderkoeld.

Het opvullen van het gewricht met spoelvloeistof onder druk kan tot gevolg hebben gehad dat er vloeistof in de omliggende weefsels is geperst (extravasatie – vooral bij schouderscopieën –). Dit kan een drukkend gevoel in de bovenarm en schouder geven, hetgeen de patiënt als onaangenaam ervaart. Pijnstilling kan dit verhelpen. Het extravasaat wordt meestal in ongeveer 24 uur weer geresorbeerd.

Langetermijncomplicaties

Na de artroscopie is vooral haemarthros een bekende complicatie die, door verkle-vingen en beschadiging van het gewricht, tot functiebeperkingen en pijn kan leiden. Infectie na een artroscopie komt vrijwel niet voor (minder dan 1:1000).

18 Artroscopische schouder-, elleboog- en polsoperaties

De artroscopie van de schouder werd veel later geïntroduceerd dan de artroscopie van de knie. De schouderscopie is tegenwoordig echter na de artroscopie van de knie de meest voorkomende. Naast diagnostiek bij chronische pijnklachten worden corpora libera en synovectomieën verwijderd bij patiënten met reumatoïde artritis. Steeds vaker wordt, met goed resultaat, artroscopisch een labrumscheur behandeld of een Neer-plastiek verricht.

18.1   Bankart-operatie

Door de grote beweeglijkheid van de schouder bestaat bij een trauma een grote kans op een luxatie met als gevolg een zekere mate van instabiliteit. De humeruskop kan naar voren (meestal) of naar achteren (zelden) luxeren en structuren in het gewricht kunnen afscheuren. Dit kan met name bij herhaaldelijke luxaties gebeuren: de recidiverende schouderluxatie. Repositie kan met een spierverslapper, pijnstilling en eventueel narcose vrij makkelijk worden bereikt. Door recidiverende schouderluxaties zijn de glenohumerale ligamenten uitgerekt. Vaak is er ook een labrumletsel. De patiënt klaagt over een klikkend en verschietend gevoel in het schoudergewricht. Met een immobiliserend verband en de nodige rust kunnen de opgerekte structuren soms weer genezen. Spierversterkende oefeningen moeten ervoor zorgen dat de kans op opnieuw luxeren zo klein mogelijk blijft.
Wanneer echter structuren beschadigd zijn die niet spontaan weer kunnen genezen en de patiënt dientengevolge recidiverende luxatieklachten houdt, is een operatie in de vorm van een open herstel van de beschadigde delen, of van een gesloten ingreep zoals bij de artroscopie mogelijk. De scopie geeft voor een geoefende schouderartroscopist op betrekkelijk eenvoudige wijze inzicht in de mate van beschadiging. Bij een Bankart-laesie is het labrum glenoidale gescheurd.

De bedoeling van de artroscopische Bankart-operatie is met behulp van een schouderartroscopie het losgescheurde labrum en het kapsel aan de voorzijde van het glenoïd vast te zetten waardoor de gewrichtskom wordt hersteld en de belangrijkste oorzaak voor de luxatierecidieven wordt weggenomen. Deze fixatie kan op diverse manieren plaatsvinden, bijvoorbeeld met behulp van hechtingen, botankertjes, bot-

ankertjes in combinatie met hechtingen, pluggen of schroeven (al dan niet resorbeerbaar).

Operatie-indicatie: Chronische (sub)luxatieklachten van de schouder met een
letsel van het labrum glenoidale.

Doel van de operatie: Het voorkomen van een schouderluxatie door versteviging
van de glenohumerale ligamenten door deze ligamenten op
de rand van het glenoïd gereefd te hechten, alsmede het fixeren van een labrumscheur.

18.1.1 Preoperatieve fase

Specifieke benodigdheden
– huidtractieverband of Chinese vingers
– schoudertractieapparaat, 'galg' of 'tractieplankje'
– gewichten
– injectiespuit 20 ml
– markeerstift
– bekken- en pubissteun (voor zijligging)
– artroscopie-unit
– eventueel drukzak, indien de vloeistofpomp niet gebruikt wordt
– vochtopvangzak (deze zak wordt om het operatieterrein geplakt, teneinde de hoeveelheid vocht op de vloer te beperken)
– *disposable* werkschachten (canules)
– persluchtslang

Specifiek instrumentarium
– *switch sticks* (lange staaf die door de schacht via de gewrichtsholte naar de tegen-
  overgestelde kant van de schouder wordt gevoerd om er daar een spoel- of werk-
  canule overheen te schuiven, die op deze wijze tot in het gewricht kan worden
  geleid)
– glenoïdrasp
– *shaver*-motor met een *acromionizer* (olijfvormige frees) en bolfrees
– richtinstrument
– paktang (weefselfixatietang)
– *punch* met afzuigkanaal (eventueel)
– Kirschner-draden
– hamer
– boormachine
– implantaten:
  • ankertjes, pluggen, schroeven, hechtingen

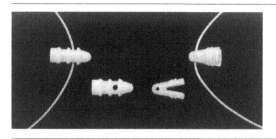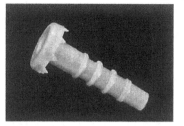

Afbeelding 18.1   Fixatiemateriaal

- gecanuleerde, gekalibreerde boor van 6 of 8 mm
- gecanuleerde drevel
- afvoercanule met afsluitmechanisme

Ligging van de patiënt

De patiënt wordt meestal in zijligging gepositioneerd. Aan het voeteneinde van de operatietafel wordt een speciaal schoudertractieapparaat (de zogenoemde galg) bevestigd. De arm wordt door middel van een huidtractieverband of met behulp van Chinese vingers aan de steun in een zijwaartse opgerichte positie gehangen (in ongeveer 50-70 graden abductie en 15 graden voorwaartse flexie). Aan de huidtractie of Chinese vingers wordt een koord bevestigd, dat via een katrol naar een daaraan gehangen gewicht van ongeveer 5-7 kg gaat. Op deze wijze wordt de gewrichtsspleet tussen humeruskop en glenoïd wat opengetrokken. Het overzicht wordt hierdoor beter, waardoor de instrumenten makkelijker kunnen worden ingevoerd. Eventueel kan aan de bovenarm extra zijtractie worden gegeven door middel van een speciale steriele steun of een steriel doekje en een gewicht.

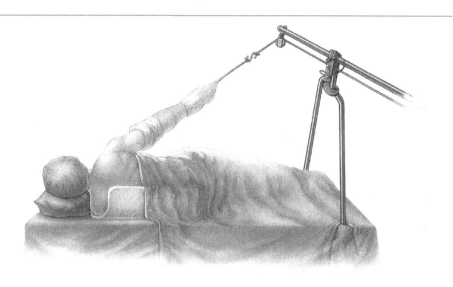

Afbeelding 18.2   Ligging van de patiënt bij een schouderartroscopie

Hierdoor wordt de kop licht geëndoroteerd en naar craniaal gesubluxeerd, waardoor er wat makkelijker aan het labrum gewerkt kan worden.

Na de positionering worden met een watervaste viltstift enkele herkenningspunten op de huid gezet, zoals de omtrek van het acromion, het distale deel van de clavicula, de processus coracoideus, de humeruskop en de gewrichtsspleet aan de rugzijde. Omdat de schouder niet bloedleeg gemaakt kan worden, kan aan de spoelvloeistof adrenaline worden toegevoegd dat door vasoconstrictie de bloeding in het gewricht beperkt. Dit dient altijd aan het anesthesieteam gemeld te worden! Overigens ontstaan bij langdurige operaties bij gebruik van adrenaline na verloop van tijd juist extra hevige bloedingen; er moet dus van tevoren met de orthopeed worden overlegd of deze wel of geen adrenaline in de spoelvloeistof wil gebruiken.

Een andere methode om de bloedingen in het gewricht te beperken is het opvoeren van de druk van de spoelvloeistof. Nadeel hiervan is dat vocht in de omringende weefsels geperst kan worden (extravasatie).

Desinfectie en afdekken van het operatieterrein

Het desinfecteren van een patiënt voor een schouderscopie gebeurt vanaf de hals tot halverwege de bovenarm en van het sternum tot het schouderblad, inclusief de oksel. Over de patiënt komt eerst een afdeklaken. De geabduceerde en geëxtendeerde arm wordt geheel rondom met een plakdoekje afgedekt om het manipuleren van de arm tijdens de scopie mogelijk te maken. De schouder wordt verder afgedekt met een U-laken en een zelfklevend bovenlaken.

18.1.2 Peroperatieve fase

Operatieprocedure

Artroscopie van de schouder

De humeruskop kan door het draaien van de arm gevoeld worden. De toegang tot het gewricht is palpatoir te vinden als een zachte plek (de *soft spot*). Deze *soft spot*, die gevormd wordt door het interval tussen de musculus infraspinatus en de musculus teres minor, ligt ongeveer drie centimeter onder de buitenste rand van het acromion aan de rugzijde. Via deze plek wordt door sommige operateurs het gewricht met behulp van een spuit en naald opgevuld met lucht of een hoeveelheid fysiologisch zout om de gewrichtsspleet enigszins te verwijden.

Hierna wordt op deze plek de huid geïncideerd met een mesje 11, waarna de schacht met de stompe obturator richting processus coracoideus door het kapsel tot in de gewrichtsruimte gebracht wordt. Het afvloeien van het eerder ingespoten fysiologisch zout is een bevestiging van de juiste positie.

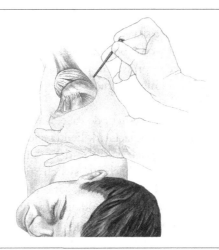

Afbeelding 18.3   Opvullen van de gewrichtsspleet met vocht

Als eenmaal de optiek, de camera en het vloeistoftoedienings- en afvoersysteem aangesloten en ingebracht zijn, kan na het vullen van het gewricht begonnen worden met een oriëntatie op de diverse structuren. De kop van de humerus, de bicepspees en het glenoïd zijn duidelijke herkenningspunten.

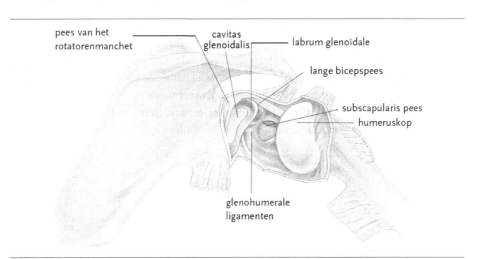

Afbeelding 18.4   Overzicht van het schoudergewricht

Om een inspectie van het gewricht mogelijk te maken, is het inbrengen van een tasthaakje noodzakelijk. De gebruikelijke toegang hiervoor is aan de borstzijde (anterior) gelegen, op de helft van de afstand tussen de processus coracoideus en de rand van het acromion. Een lange injectienaald vanaf deze plek tot in het gewricht gestoken, moet net opzij van de bicepspees zichtbaar worden. Op geleide van de richting van de naald kan dan een incisie gemaakt worden. Met de stompe obturator kan deze toegang wat vergroot worden zodat het tasthaakje makkelijker te manipuleren is.

Vervolgens worden alle structuren systematisch afgetast om een indruk te krijgen van de conditie van onder andere het kraakbeen, de bicepspees, het glenoïd en het labrum in het gewricht. Meestal wordt ook vanuit het gewricht, met name voorafgaande aan de subacromiale decompressie, naar de *cuff* gekeken. Eventueel kan – indien de helderheid van het beeld niet optimaal is – een aparte spoel- of afvoercanule ingebracht worden.

Om precies te bepalen waar in het gewricht de spoelcanule moet komen wordt eerst op geleide van het beeld een plek geselecteerd. Een trucje daarvoor is de zogenoemde *switch stick*. De schacht met optiek wordt in deze richting geplaatst. De optiek wordt verwijderd, waarna door de schacht de switch stick geplaatst kan worden. Deze wordt in de juiste richting door de weefsels tot onder de huid doorgeduwd.

Na incisie van de huid met een mesje 11 over de punt van de pen kan deze doorgevoerd worden. Over de pen kan vervolgens een spoelcanule worden ingebracht exact op de eerder geselecteerde positie. Er zijn spoelcanules in de handel die naast de connectie met het spoelsysteem, via een *luer-lock*-aansluiting, ook een ingebouwd klepmechanisme hebben, zodat instrumenten die door de canule geschoven worden geen lekkage van vloeistof veroorzaken.

Artroscopische Bankart-operatie

Met een tasthaakje wordt het labrum systematisch afgetast om een indruk te krijgen van de uitgebreidheid van de scheur. Is de scheur te repareren dan wordt de plaats (de rand van het glenoïd), waar het labrum moet worden gefixeerd, opgezocht. Voor het onder de juiste hoek inbrengen van specifiek instrumentarium is vaak een derde insteekopening onder die van de spoelcanule nodig. Met een mesje 11 wordt op geleide van de richting van een lange naald onder de spoelcanule een kleine incisie gemaakt. Door deze opening wordt een glenoïdrasp ingebracht. Met deze rasp wordt de rand van het glenoïd geaviveerd; dat wil zeggen: het verwijderen van oppervlakkige dode weefsellagen tot er weer bloedend, levend weefsel blootligt.

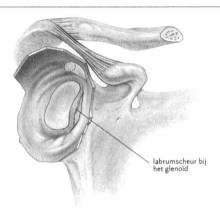

labrumscheur bij het glenoïd

Afbeelding 18.5   Overzicht van een labrumscheur

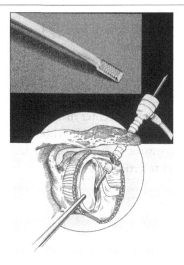

Afbeelding 18.6   Aviveren van de glenoïdrand met de glenoïdrasp

Indien de labrumscheur erg rafelig is, kan de rand van de scheur eventueel genettoyeerd (nettoyeren: verwijderen van ziek of beschadigd weefsel) of geaviveerd worden met een mesje volgens Dieffenbach. Met de *shaver* en een olijfvormige *shaver*-frees worden weke delen van de glenoïdrand en rond de labrumscheur verwijderd. Met behulp van een *shaver*-bolfrees wordt de glenoïdrand verder opgeruwd.

Voor de fixatie kan men nu kiezen tussen het vastzetten van de scheur met schroef of plug op de glenoïdrand en het hechten van de scheur met een stevige niet-oplosbare monofiele draad, waarbij de inferieure glenohumerale ligamenten gereefd worden op de rand van het glenoïd.

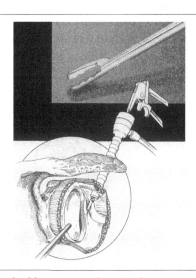

Afbeelding 18.7   Vastpakken van het labrum met een tissue tensioner

Het vastzetten van de scheur met een (al of niet oplosbare) plug of schroef
Met een paktang (*grasper* of *tissue tensioner*) wordt het deel van het labrum, dat weer teruggeplaatst moet worden, gepakt.

Vervolgens wordt het naar een plek op de rand van het glenoïd getrokken waar voldoende botrand aanwezig is. Door de derde insteekopening wordt een glenoïdrichtinstrument ingebracht. Deze glenoïdrichter dient voor de geleiding van een Kirschner-draad die daardoor precies kan worden ingeboord op die plaats van de glenoïdrand, waar voldoende bot aanwezig is om een optimale fixatie van een (resorbeerbare kunststof) plug of schroef te verkrijgen.

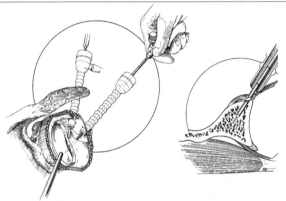

Afbeelding 18.8   Inbrengen van een Kirschner-draad

Over deze Kirschner-draad wordt met een gecanuleerde, met dieptemarkering gekalibreerde boor een gat ter diepte van de plug- of schroeflengte in de glenoïdrand geboord. De boor wordt verwijderd, waarbij de Kirschner-draad moet blijven zitten. Hieroverheen wordt de fixatieplug via het labrum in het gat in de glenoïdrand geschroefd of gedreveld. Als de plug goed vastzit, wordt de Kirschner-draad verwijderd en kan dezelfde procedure, afhankelijk van de grootte van de labrumscheur en de beschikbare ruimte, op meerdere plaatsen worden herhaald.

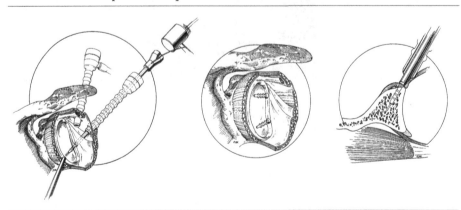

Afbeelding 18.9   Inbrengen van de fixatieplug

Het hechten van de scheur met een botankertje en een monofiele hechting

Aan de achter-bovenzijde wordt een lange werkschacht met optiek ingebracht. Vervolgens worden nog twee (*disposable*) werkschachten geplaatst. Craniaal, juist onder de bicepspees en *flush* over het glenoïd (insteek één vinger mediaal van de acromionpunt) en caudaal, ongeveer 1 cm lateraal van het coracoïd en net boven de subscapularis en *flush* over het glenoïd.

Met een klein raspatorium wordt de labrum-kapselaanhechting van een tot zes uur helemaal losgemaakt/afgeschoven. Hierna wordt met de *shaver* met olijfvormige frees de rand van het glenoïd geaviveerd. Door de caudale werkschacht wordt nu een glenoïdboorgeleider ingebracht. De boorgeleider wordt in het midden van de glenoïdrand geplaatst, waarna met een 1,5-mm-boortje een gaatje wordt geboord.

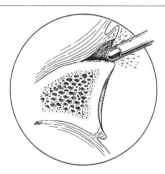

Afbeelding 18.10 Voorbereiden van de glenoïdrand

Met een speciaal inbrengapparaat wordt een botankertje, met door het oog een monofiele hechting, in de glenoïdrand geschroefd. Om er zeker van te zijn dat het botankertje op de juiste diepte wordt ingebracht, zijn de meeste inbrengapparaten voorzien van een diepte-indicator. Het inbrengapparaat wordt verwijderd. De beide uiteinden van de hechting bevinden zich nu nog via de caudale werkschacht buiten het schoudergewricht. Door de craniale werkschacht wordt nu een draadhaak ingebracht. Met deze draadhaak wordt een uiteinde van de hechting (het andere eind wordt gefixeerd met een klemmetje) door de craniale werkschacht naar buiten gevoerd.

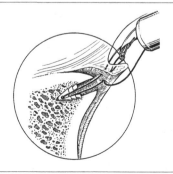

Afbeelding 18.11 Een hechting wordt door de craniale werkschacht naar buiten gevoerd

Aan het einde van deze draad, waar zich een lus bevindt, komt een klemmetje. Door de caudale werkschacht wordt met een speciale paktang het labrum vastgepakt. Het uiteinde van de draad van de caudale werkschacht wordt door de speciale paktang geleid. De draad gaat door het labrum en wordt met een draadpaktangetje buiten de craniale werkschacht getrokken. Hier wordt het uiteinde door de lus gehaald.

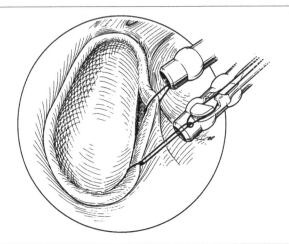

Afbeelding 18.12 Leggen van de knoop in de hechting

De speciale paktang wordt teruggetrokken, waardoor de eerste knoop wordt gelegd. Hierdoor wordt het labrum op de glenoïdrand getrokken. Een tweede en een derde knoop worden met behulp van een knoopduwer (*knotpusher*) geplaatst. Eventueel worden er nog twee hechtingen op dezelfde wijze geplaatst.

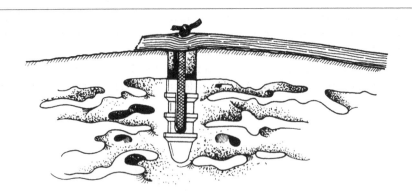

Afbeelding 18.13 Overzicht van de gehechte labrumscheur

Na het knopen van de draden kan de scopie beëindigd worden.
Let op: er zijn veel variaties op deze techniek, zoals het doorboren naar de posterieure kant van de scapula alwaar (over de fascie) de hechtingen worden geknoopt.

Sluiten

Nadat de werkelementen verwijderd zijn, worden de wonden zo nodig met een enkele hechting gesloten.

18.1.3 Postoperatieve fase

Verbinden

De wondjes worden afgedekt met gaasjes en/of wondpleisters. Daarna wordt een Velpeau-, ransel- of grenadiersverband aangelegd, waardoor de exorotatie en abductie van de arm worden beperkt. Om smetten te voorkomen wordt eerst in de oksel een uitgehaald gaas zonder looddraad gelegd.

Mobilisatie

Na enkele dagen wordt het Velpeau-verband vervangen door een *brace* of andere voorziening die tot vier à zes weken na de operatie de arm geëndoroteerd tegen de borst houdt. Gedurende deze periode worden dagelijks oefeningen voor de elleboog en hand gedaan. Zes weken postoperatief wordt begonnen met schouderoefeningen. Na de zesde week mogen alle schouderbewegingen weer gemaakt worden.

Langetermijncomplicaties

Recidivering van de luxatie door een onvolledige fixatie van het labrum aan het glenoïd is een mogelijke complicatie. Onvoldoende kwaliteit van het labrumweefsel, het verkeerd plaatsen van het fixatiemateriaal of onvoldoende ervaring van de operateur kunnen daarvan de oorzaak zijn. Als te weinig labrumweefsel beschikbaar is om dit met de beschreven plugmethode te fixeren, kan een open methode zoals beschreven in paragraaf 4.1 nog uitkomst bieden en een mogelijke oplossing zijn voor de recidiverende schouderluxaties van de patiënt.

18.2   Acromionplastiek volgens Neer

Operatie-indicatie: Rotator-*cuff*-syndroom, waarbij conservatieve therapie onvoldoende geholpen heeft.

Doel van de operatie: Het diathermisch klieven van het ligamentum coraco-acromiale en het met de *shaver* (olijfvormige frees) afslijpen van de onderrand van het acromion tot het acromioclaviculaire gewricht. Hierdoor wordt ruimte verkregen tussen de humeruskop en het acromion.

18.2.1 Preoperatieve fase

Specifiek instrumentarium
– diathermisch haakje (actieve elektrode met haakvormige tip)
– bol- en olijfvormige frees

18.2.2 Peroperatieve fase

Operatieprocedure

De operatie begint zoals beschreven bij de schouderartroscopie in paragraaf 18.1.2. Na intra-articulaire inspectie, met name van het labrum en de rotator-*cuff*, wordt de optiek verwisseld met de stompe obturator. Dan wordt de werkschacht teruggetrokken tot buiten het kapsel en daarna, hoger richtend, in de bursa subacromialis gebracht, waarbij men de punt van de obturator langs de onderkant van het acromion voelt glijden. De stompe obturator wordt weer gewisseld met de optiek en de bursa wordt geïnspecteerd.

Vlak onder de laterale acromionrand wordt een tweede *portal* (entreeplaats) gemaakt. Hierdoor wordt met de stompe obturator doorgestoken in de bursa subacromialis, waarna langs deze weg de *shaver* met de bolvormige frees wordt ingebracht om de subacromiale ruimte uit te ruimen.

Na het gebruik van de *shaver* wordt door dezelfde *portal* een diathermisch haakje ingebracht. Met behulp van dit haakje wordt het ligamentum coraco-acromiale diathermisch gekliefd.

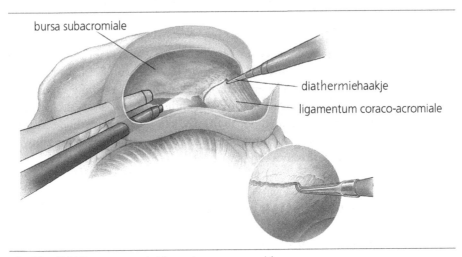

bursa subacromiale

diathermiehaakje

ligamentum coraco-acromiale

Afbeelding 18.14 Doornemen van het ligamentum coraco-acromiale

Het ligament wordt langs zijn aanhechting aan het bot gekliefd om hinderlijke bloedingen van nabijgelegen vaten te voorkomen. De bloedvaten van de kleinere zijtakken van de arteria thoraco-acromialis en de vena cephalica zijn ongeveer 5-8 mm van de ligamentaanhechting met het bot van het acromion gelegen. De grote vaten en de plexus brachialis liggen mediaal van de processus coracoideus. Een *shaver*-botfrees wordt vervolgens gebruikt om aan de voor-onderzijde het acromion af te frezen.

De bedoeling is om, door meer ruimte te maken tussen de humeruskop en het acromion, de pijn en de bewegingsbeperking te verminderen.

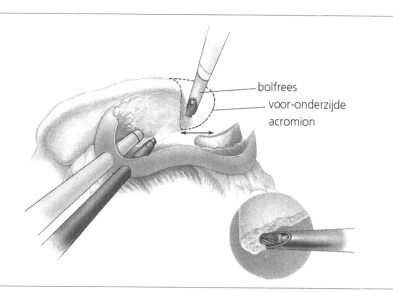

bolfrees
voor-onderzijde
acromion

Afbeelding 18.15 Wegfrezen van de voor-onderzijde van het acromion

18.2.3 Postoperatieve fase

Verbinden

De artroscopische wondjes worden afgedekt met wondpleisters, waarna de patiënt een mitella krijgt.

Mobilisatie

Veel patiënten klagen na deze ingreep over pijn. Een goede pijnstilling zal dus gegeven moeten worden. De patiënt mag dezelfde dag of de volgende ochtend naar huis. Hij mag vanaf het begin oefenen op geleide van pijn, dat wil zeggen zonder beperking.

18.3 Artroscopie van de elleboog

Ook de artroscopie van de elleboog heeft de laatste jaren een ontwikkeling doorgemaakt. Het blijft een lastige ingreep, want belangrijke vaten en zenuwen lopen vlak langs de entreeplaatsen voor de werkschacht en/of optiek naar het gewricht. Het werken in de elleboog wordt verder bemoeilijkt door de geringe ruimte in het gewricht.

Operatie-indicatie: Corpora libera; osteofyten; adhesies; reumatische synovitis; traumatische beschadigingen, bijvoorbeeld door sport.

Doel van de operatie: Inspectie van het gewricht en het verwijderen van het corpus liberum c.q. de osteofyten of het doornemen van adhesies.

18.3.1 Preoperatieve fase

Specifieke benodigdheden
- tractieopstelling
- Chinese vingers of kleefpleister
- koord
- infuuspaal
- eventueel een band met contragewicht
- bloedleegteapparatuur
- 2,7-mm-optiek en schacht

Ligging van de patiënt en opstelling van het operatieteam

De patiënt ligt in rugligging. De arm waaraan de scopie gaat plaatsvinden komt aan een infuuspaal of steun te hangen, zodanig dat de elleboog 90 graden gebogen is. Er zijn steunen die aan de rail van de operatietafel bevestigd worden en waar de hand met een zwachtel, door middel van een kleefverband of met behulp van de zogenoemde Chinese vingers aan opgehangen wordt.

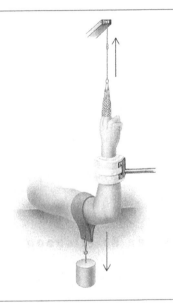

Afbeelding 18.16 Chinese vingers

Ook kan de arm via de Chinese vingers aan een infuuspaal gehangen worden.

Om de bloedleegtemanchet aan de bovenarm kan een gewicht van 3 kg als contragewicht bevestigd worden. Het overzicht in het gewricht is hierdoor beter en de instrumenten kunnen makkelijker ingebracht worden.

De operateur en de assistent staan beiden aan de kant van de arm van de patiënt waar de scopie gaat plaatsvinden. De artroscopie-unit staat aan de andere zijde ter hoogte van de schouder.

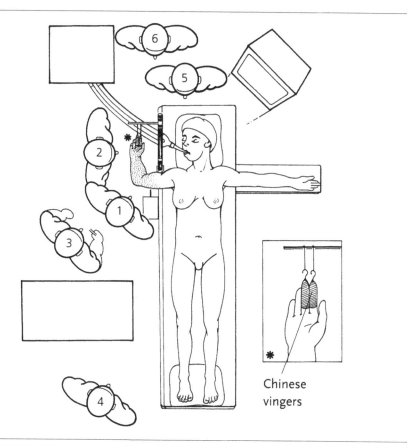

Chinese
vingers

Afbeelding 18.17 Opstelling van het operatieteam bij de artroscopie van de elleboog

1 operateur	4 omloop
2 assisterende	5 anesthesieassistent
3 instrumenterende	6 anesthesioloog

Desinfectie en afdekken van het operatieterrein

Het desinfecteren van een patiënt voor een elleboogscopie gebeurt circulair vanaf de bloedleegtemanchet rond de bovenarm tot aan het bevestigingsmateriaal van de hand.

Met behulp van een sloop of een plakdoekje kan de hele opstelling die de arm omhooghoudt in één keer afgedekt worden. Met een U-vormig of splitlaken wordt de bovenarm afgedekt. Met een plaklaken wordt ten slotte het resterende deel afgedekt.

18.3.2 Peroperatieve fase

Operatieprocedure

Voordat de incisie wordt gemaakt worden de beide epicondylen (knobbels) van de humerus als herkenningspunten gebruikt en eventueel gemarkeerd met een watervaste viltstift.

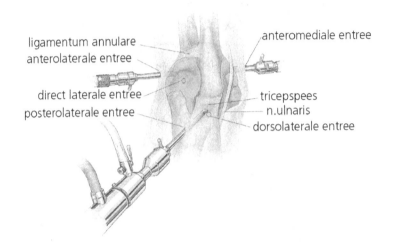

Afbeelding 18.18 Overzicht van de entreeplaatsen tot het ellebooggewricht

De entreeplaatsen tot het gewricht liggen:
- direct lateraal, posterolateraal of dorsolateraal tussen de laterale epicondyl, de punt van het olecranon en voor de kop van de radius;
- anterolateraal vlak onder de epicondylus lateralis (buitenste knobbel) en de kop van de radius. Hier loopt de nervus radialis vlakbij, namelijk er voorlangs;
- anteromediaal vlak onder de mediale epicondyl. Hier loopt de nervus ulnaris dichtbij, namelijk achter de epicondylus medialis langs naar de voorzijde onder de epicondylus medialis.

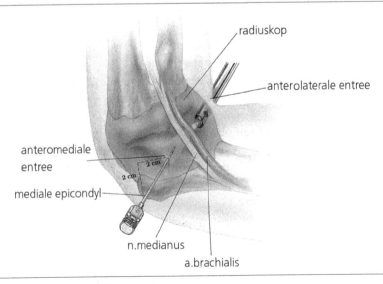

Afbeelding 18.19 De neurovasculaire structuren

Eerst wordt met behulp van een injectienaald op een 50 ml spuit het gewricht opgevuld met ongeveer 30 ml fysiologisch zout om de gewrichtsspleet maximaal op te rekken. Door de distensie van het gewricht zullen de neurovasculaire structuren, met name de nervus medianus en de grote vaten die in het midden aan de voorzijde van het gewrichtskapsel lopen, wat meer naar voren geduwd worden, waardoor het aanprikken van deze structuren vermeden kan worden.

Met een mesje 11 wordt de huid geïncideerd. Door deze incisie wordt de schacht met obturator ingebracht. De obturator wordt verwijderd. De optiek, camera en het vloeistoftoedieningssysteem worden aangesloten.

Anterolateraal wordt met een mesje 11 een tweede entreeplaats gemaakt voor een werkschacht. Deze wordt onder de laterale epicondyl langs de radiuskop ingebracht.

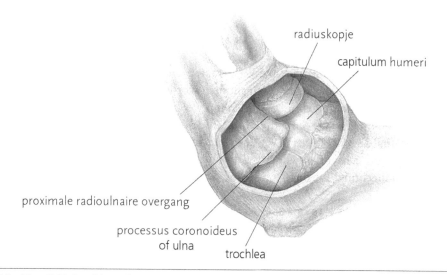

radiuskopje

capitulum humeri

proximale radioulnaire overgang

processus coronoideus of ulna

trochlea

Afbeelding 18.20 Overzicht van het ellebooggewricht

Hier wordt het afzuigsysteem op aangesloten. Door de werkschacht wordt een tasthaakje in het gewricht gebracht waarna begonnen kan worden met een oriëntatie op de diverse structuren. Het radiuskopje en de gewrichtsvlakken van de humerus zijn hiervan de belangrijkste. Vervolgens worden alle structuren systematisch afgetast om een indruk te krijgen van de conditie van het kraakbeen op de diverse gewrichtsvlakken. De optiek wordt vaak verplaatst van de direct laterale positie naar de anterolaterale positie. De trochlea en de tricepspees worden bekeken. Indien er geen afwijkingen gevonden worden, eindigt hier de elleboogscopie.

Door het loslaten van een stukje kraakbeen door een trauma, een osteochondritis dissecans of na een synoviale chondromatose kunnen één of meer corpora libera in het gewricht liggen. Deze worden meestal in het voorste deel van de elleboog of achter de olecranongroef gevonden. Met een paktang (*grasper*) en het nodige geduld is zo'n los stukje kraakbeen te verwijderen.

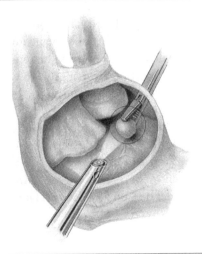

Afbeelding 18.21 Verwijdering van een los stukje kraakbeen

Met artroscopische tangetjes in diverse maten en bochten en een artroscopisch schaartje kunnen verklevingen doorgenomen worden. Ook kan de *shaver* met verschillende *shaver*-frezen gebruikt worden om weefsel te verwijderen.

Voor het beëindigen van een scopie worden de optiek en eventuele canules verwijderd, waarna de spoelvloeistof via de werkschacht uit het gewricht loopt. Daarna wordt ook deze schacht verwijderd. Eventueel sluiten van de wondjes kan met een enkele huidhechting. De tractieopstelling wordt verwijderd.

18.3.3 Postoperatieve fase

Verbinden
De steekopeningen worden na een scopie in de regel met een wondpleister afgedekt. Hierna wordt een circulair drukverband aangelegd bestaande uit een laag synthetische watten en een tricot- of ideaalzwachtel.

Mobilisatie
De patiënt krijgt enkele dagen een mitella. Na de eerste postoperatieve dag wordt begonnen met oefeningen.

Langetermijncomplicaties
Een zeldzame maar ernstige complicatie is letsel aan de nervus medianus of radialis, of zijtakken daarvan, door het onnauwkeurig bepalen van de plaats van de incisie, waardoor met een mes of door de starre instrumenten de zenuw geheel of gedeeltelijk beschadigd kan raken. Uitvalsverschijnselen in door de zenuw geïnnerveerde spieren en huidgebieden zijn dan het gevolg. Soms kan zich dit na enkele maanden herstellen. Scherpe letsels zijn echter in het algemeen blijvend; in dat geval zullen functiebeperking en arbeidsongeschiktheid aanleiding zijn voor operatief herstel.

18.4 Artroscopie van de pols

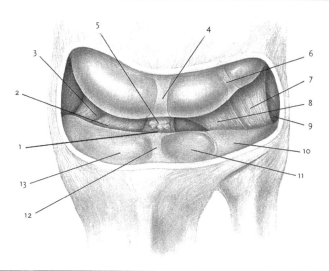

Afbeelding 18.22 Overzicht van het polsgewricht

1 ligament tussen radius, os scaphoideum en os lunatum
2 ligamentum radiocarpeum dorsale (lig. tussen radius, os lunatum en os triquetrum)
3 ligamentum radiocarpeum palmare (lig. tussen radius, os scaphoideum en os capitatum)
4 ligament tussen os scaphoideum en os lunatum
5 synoviaal vetkussentje
6 ligament tussen os lunatum en os triquetrum
7 ligamentum collaterale carpi ulnare (lig. tussen ulna en os triquetrum)
8 ligamentum ulnocarpeum palmare (lig. tussen ulna en os lunatum)
9 recessus prestyloideus
10 driehoekige verbinding van vezelig kraakbeen
11 deel van de facies articularis carpea radii voor het os lunatum
12 kraakbeenlijst
13 deel van de facies articularis carpea radii voor het os scaphoideum

Het bekijken van het polsgewricht is, omdat er weinig ruimte in het gewricht is, vaak moeilijker dan van de andere gewrichten. Meestal wordt gebruikgemaakt van een kleinere optiek (2,7-mm-optiek) en speciaal instrumentarium. Ook het shaverhandvat en de opzetstukken zijn van een kleiner formaat. Het scopisch behandelen van het carpaletunnelsyndroom behoort ook tot het behandelen van een aandoening van de pols. Hierbij wordt echter niet in het gewricht gekeken.

Operatie-indicatie: Traumatische kraakbeenlaesies; carpale instabiliteit; pijn in het gewricht zonder aanwijsbare oorzaken.

Doel van de operatie: Inspectie van het gewricht; verwijderen van loszittend kraakbeen; klieven van het ligamentum carpi transversum teneinde de druk op de nervus medianus op te heffen.

18.4.1 Preoperatieve fase

Specifieke benodigdheden
- infuuspaal of een tractietoren
- Chinese vingers en veterband
- contragewicht
- bloedleegteapparatuur
- 2,7-mm-optiek met een beeldhoek van 15 graden (polsartroscoop)
- kleine *shaver*-motor en *shaver*-frezen (2,9 mm)
- injectiespuit 20 ml

Specifiek instrumentarium
- kleine schacht met obturator
- speciale kleine scopische polsinstrumenten

Ligging van de patiënt

De patiënt ligt in rugligging met de onderarm in verticale positie. De hand wordt met behulp van Chinese vingers aan duim en vingers opgehangen aan een armsteun. Om de bovenarm wordt een bloedleegtemanchet bevestigd. Aan deze bloedleegte-manchet kan een gewicht van 3 kg als contragewicht bevestigd worden. Hierdoor wordt het gewricht zoveel mogelijk uit elkaar getrokken om het inbrengen van de optiek te vergemakkelijken.

Na de positionering worden de uiteinden van beide onderarmbeenderen (welke als herkenningspunt gebruikt worden) eventueel met een onuitwisbare watervaste vilt-stift gemarkeerd.

Desinfectie en afdekken van het operatieterrein

De arm en hand, inclusief de Chinese vingers, worden tot aan de bloedleegteman-chet circulair gedesinfecteerd.

Indien men kiest voor het steriel aanbrengen van de Chinese vingers, kan gebruik worden gemaakt van een extremiteitenlaken. Anders kan afgedekt worden met be-hulp van plaklakens. De Chinese vingers worden door middel van een veterband aan de armsteun bevestigd.

18.4.2 Peroperatieve fase

Operatieprocedure

De toegang tot het gewricht ligt dorsaal midden-boven het distale uiteinde van de radius, tussen de pezen van de lange extensoren van de duim en wijsvinger. Via deze plaats wordt, met behulp van de injectienaald op een 10 ml spuit, het gewricht op-gevuld met ongeveer 5-7 ml fysiologisch zout om de gewrichtsspleet maximaal op te rekken. Met een mesje 11 wordt na palpatie van het distale radiusuiteinde de huid geïncideerd. Door deze incisie wordt de speciale polsschacht met stompe obturator tussen de pezen van de lange extensoren in het gewricht gebracht tot er zoutoplossing via de kraantjes afvloeit, ten teken dat de gewrichtsholte bereikt is. Als eenmaal de kleine optiek en de camera aangesloten zijn, kan begonnen worden met een oriëntatie op de diverse structuren. De gewrichtsvlakken van het os scaphoideum zijn hiervan de belangrijkste. Vlak boven de ulnakop, tussen de extensoren van de ringvinger en de pink, wordt met een mesje 11 een kleine incisie gemaakt voor het inbrengen van een tasthaakje. Vervolgens worden alle structuren net als bij iedere artroscopie systematisch afgetast om een indruk te krijgen van de conditie van de ligamenten en het kraakbeen op de diverse gewrichtsvlakken.

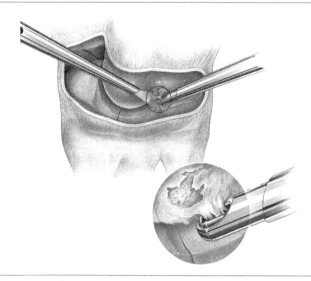

Afbeelding 18.23 Aviveren van het gewrichtsvlak

Net als bij iedere scopie zal de behandeling afhangen van de te vinden afwijkingen. Alleen zullen er bij de pols kleinere en fijnere instrumenten, waaronder eventueel *shaver*-frezen, gebruikt worden.

18.4.3 Postoperatieve fase

Verbinden
Er wordt een wondpleister direct op de steekgaatjes geplakt en een circulair drukverband aangelegd, bestaande uit een laag synthetische watten en een zwachtel.

19 Artroscopische knie- en enkeloperaties

19.1 Inleiding

De voornaamste oorzaken van knieklachten, die door een artroscopie gediagnosticeerd en/of behandeld kunnen worden, zijn onder te verdelen in de volgende groepen:
- afwijkingen aan de menisci;
- afwijkingen aan het kraakbeen van de gewrichtsvlakken van femur, tibia en patella;
- afwijkingen aan de kruisbanden;
- degeneratieve afwijkingen;
- aangeboren plooien;
- fracturen.

Al deze afwijkingen, behalve de aangeboren plooien, ontstaan vaak door sporttraumata, en dan vaak in combinatie van meerdere afwijkingen tegelijk.

Meniscuslaesies

Artroscopieën van het kniegewricht naar aanleiding van vermoedelijk meniscusletsel zijn de meest gangbare. Wanneer tijdens belasten met vaststaande voet een rotatiebeweging van het femur ten opzichte van de tibia wordt gemaakt, komen delen van de meniscus bekneld te zitten en kunnen af- of inscheuren (rotatietrauma); de voorste kruisband kan zo ook scheuren!
Zowel de mediale als de laterale meniscus kunnen de volgende typen letsels vertonen:
- afscheuring van de verbinding met het kapsel voornamelijk in het achter- en zijhoorngebied;
- inscheuring van de meniscus zelf in een dwarse richting (radiaire scheur), in de lengterichting (*bucket-handle* en *flap-tear*) en in de horizontale richting.

Door de huidige stand van de techniek en de inzichten in de functie van de menisci is de therapie beperkt tot het zo zuinig mogelijk verwijderen van het aangetaste stukje meniscus, of indien mogelijk het hechten van de scheur. Alleen het deel van een meniscus dat niet voor hechten in aanmerking komt, wordt met een artrosco-

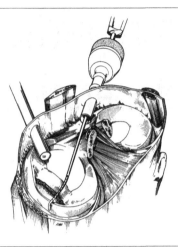

Afbeelding 19.1   Meniscuslaesie

pisch tangetje en/of schaartje verwijderd. Ten slotte kan de meniscusrand nog glad worden afgewerkt met de *shaver*.

Wanneer een meniscusletsel vers is en over een niet te grote afstand langs de grens met het kapsel is afgescheurd, is er een kans dat de bloedvoorziening naar de meniscus toe zich weer herstelt. Over het algemeen gaat men ervan uit dat de grens voor het wel of niet hechten van de meniscus ligt op eenderde van de meniscus, gemeten vanaf de kapselaanhechting. Ligt de scheur dichterbij het kapsel, dan wordt dat ook wel de rood-roodgrens genoemd. Ligt de scheur op eenderde, dan wordt dit de rood-witgrens genoemd, welke sommige orthopeden als indicatiegebied al betwijfelen. (Rood of wit staat voor wel/niet doorbloed. Het idee achter de rood-witindicatie is dat vanuit het rode gebied vaatingroei plaats zal vinden naar het witte gebied en dat daardoor wondgenezing zal optreden. Anderen betwijfelen deze vaatingroei.)

De meniscusscheur kan door middel van diverse methoden hersteld worden: hechtingen, plugjes of ankertjes met hechtdraden. Het hechten van een meniscusscheur, die in combinatie met een kapotte voorste kruisband voorkomt, heeft alleen kans van slagen als er tevens een kruisbandreconstructie plaatsvindt.

Kraakbeenafwijkingen

Kraakbeenafwijkingen kunnen door diverse oorzaken ontstaan, maar traumata en doorbloedingsstoornissen zijn hiervan de voornaamste. Een voorbeeld van een doorbloedingsstoornis is de osteochondritis dissecans. Hierbij wordt een stukje subchondraal (vlak onder het kraakbeen gelegen) bot necrotisch en laat los van het omgevende levende bot. Aanvankelijk ligt het los in zijn nidus (nest), bedekt door het nog intacte gewrichtskraakbeen. Later kan het losraken en met het bedekkend stukje kraakbeen vrij in het gewricht komen te liggen als een corpus liberum of gewrichtsmuis. Dit kan door inklemming slotsymptomen van het gewricht veroorzaken en door de inklemming kan nieuw kraakbeenletsel ontstaan.

Laesies van de kruisbanden

Het scheuren van de kruisbanden, met name van de voorste kruisbanden, wordt in de meeste gevallen veroorzaakt door sportletsels. Een opgerekte, te slappe kruisband of een geruptureerde kruisband geeft instabiliteit van de knie. Een artroscopische reconstructie van de voorste of achterste kruisband geeft meestal zeer goede resultaten, al is het resultaat in vergelijking met de oorspronkelijke intacte kruisband nooit 100%.

Een voorste-kruisband (VKB-) ruptuur ontstaat meestal bij sporters door een draaitrauma van de knie. Een VKB-ruptuur komt niet vaak solitair voor. Meestal ontstaan door een draaitrauma meerdere begeleidende letsels van de knie. Niet iedere voorste-kruisbandlaesie zal geopereerd hoeven worden. Indien de laesie door sporten is ontstaan en de patiënt stopt met sporten, dan is de kans dat hij geen last meer heeft van de instabiliteit groot. Bij fanatieke of topsporters is het herstellen van een voorste kruisband van groot belang. Een verse VKB-ruptuur wordt meestal niet meteen geopereerd. Vaak wordt met de reconstructie zeker zes weken gewacht, omdat in de eerste weken na de ruptuur nog irritatie van de synovia bestaat, met kans op postoperatieve verklevingen. Een aantal jaren geleden werd een afgescheurde kruisband nog teruggehecht aan de stomp. De resultaten van deze techniek waren echter zeer onbevredigend en de knie bleef instabiel.

Tegenwoordig kan de reconstructie van een voorste kruisband op diverse manieren en met vele materialen gebeuren. Kenmerkend voor alle beschikbare methoden is het herstellen van de stabiliteit tussen het tibiaplateau en het femur door middel van het weer op spanning brengen van een verbinding, welke de kapotte of insufficiënte kruisband vervangt.

De kruisband kan worden vervangen door materiaal van de patiënt zelf of van een donor. Materiaal van de patiënt zelf kan zijn:

– Een gedeelte van de patellapees met aan weerszijden een botblokje uit de patella en de tuberositas tibiae.
– De pezen van de musculus gracilis en de musculus semitendinosus (mediale hamstringpezen). Deze pezen worden met een peesstripper gestript, op de juiste maat gesneden (meestal ingekort tot 20 cm) en in de lengte aan elkaar gehecht. Beide pezen worden nu dubbelgeslagen, waardoor een vierbundelige graft ontstaat. De uiteinden van de graft worden met een dikke niet-oplosbare USP-2 hechting aan elkaar gehecht, waardoor een stevige graft ontstaat.
– Minder vaak, de fasciae latae of quadricepspees.

Materiaal van een donor kan zijn:
– patellapezen, hamstrings of andere pezen (achillespees);
– kunststofmateriaal;
– daarnaast kunststof kruisbanden (Leeds-Keio-dacronprothese);
– goretexprothese.

De kunststofbanden zijn over het algemeen niet succesvol gebleken. Breuk, losraken vanuit de aanhechtingplaatsen, rupturen en ontstekingsreacties door het vrijkomen van bijvoorbeeld koolstofdeeltjes waren regelmatige complicaties. De patellapees en de hamstringpezen worden het meest gebruikt ter vervanging van de voorste kruisband.

In paragraaf 19.2 wordt de reconstructie van de voorste kruisband met behulp van de patellapees beschreven.

Degeneratieve verschijnselen

Door regelmatige synovitis kunnen patiënten met reumatoïde artritis ernstige gewrichtsklachten krijgen. Wanneer de tunica synovialis door de chronische ontstekingen ernstige klachten geeft, kan zij artroscopisch verwijderd worden met behulp van een *shaver* met speciale synovectomiefrees. Hierdoor kan verdere aantasting van het kraakbeen wat vertraagd worden.

Aangeboren plooien (plicae)

Aangeboren plooien kunnen bewegingsbeperkingen en pijn geven. Met een *shaver*-frees (razorcutter), een schaartje of knabbeltangetje kan het aangetaste gebied weer egaal gemaakt worden, waardoor de klachten verdwijnen.

Fracturen

De tibiaplateaufractuur kan onder artroscopische controle worden gereponeerd door vanuit een distaal van het gewricht gemaakt botluikje met een drevel het ingeponste deel van het tibiaplateau weer op zijn plaats te brengen en de ruimte daaronder op te vullen met een spongiosaplastiek of corticalis-spongiosaplastiek.

De fractuur van de eminentia intercondylaris wordt – na eventuele verwijdering van tussenliggende bot- en kraakbeenfragmenten – gereponeerd, waarna met behulp van een richtapparaat de eminentia met een spongiosaschroef of metaaldraad wordt gefixeerd. Deze operatie kan via artroscopie lastig en tijdrovend zijn, zodat vaak gekozen wordt voor een artrotomie.

19.2 Reconstructie van de voorste kruisband

Operatie-indicatie: Ernstige anterolaterale instabiliteit van het kniegewricht door een totale ruptuur van de voorste kruisband; matige anterolaterale instabiliteit door een partiële ruptuur van de kruisband; (zeldzaam: congenitale absentie van de voorste kruisband).

Doel van de operatie: Herstellen van de stabiliteit van het kniegewricht door het reconstrueren van een voorste kruisband met een patellapees.

19.2.1 Preoperatieve fase

Positionering van de patiënt en opstelling van het operatieteam

De patiënt ligt in rugligging, het been ligt gestabiliseerd (om het spouwen van de knie mogelijk te maken) met de bloedleegtemanchet om het bovenbeen in een speciale artroscopische beensteun (stress-steun).

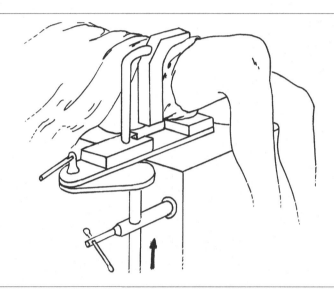

Afbeelding 19.2   Ligging van de patiënt bij een artroscopische knieoperatie

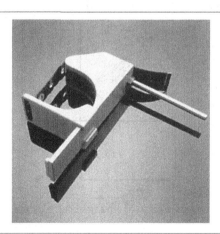

Afbeelding 19.3   Artroscopische beensteun

De beenbladen van de operatietafel worden naar beneden geklapt, waardoor het onderbeen door de steun vrij over de rand van de operatietafel hangt (afhangend been). Het niet te opereren been hangt, gesteund door een kussentje in de knieholte, ook naar beneden.

De operateur staat aan het voeteneinde van de tafel. De monitor en artroscopie-unit zijn naast de patiënt geplaatst.

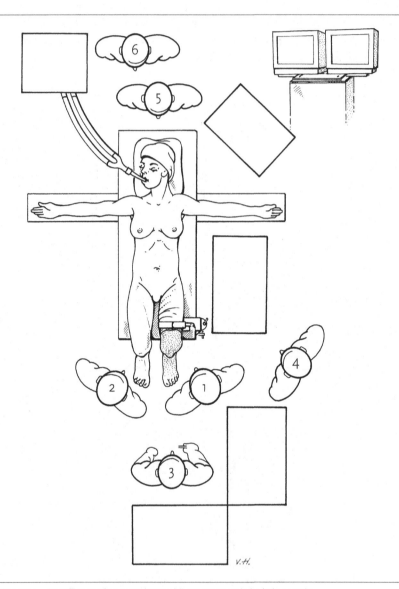

Afbeelding 19.4   Opstelling van het operatieteam bij een artroscopische knieoperatie

1 operateur	4 omloop
2 assisterende	5 anesthesieassistent
3 instrumenterende	6 anesthesioloog

Desinfectie en afdekken van het operatieterrein

Het been wordt vanaf de enkel tot aan de bloedleegteband om het bovenbeen circulair gedesinfecteerd. De voet en het onderbeen worden ingepakt in een doek of speciale kous (stockinette), die met een zelfklevende strip aan de huid wordt gefixeerd. Meestal wordt er met een speciaal extremiteitenlaken tot aan de bloedleegteband afgedekt.

Specifieke benodigdheden
- beensteun (*leg stabilizer* of stress-steun)
- bloedleegteapparatuur
- persluchtslang
- *shaver*-unit
- artroscopie-unit met artropomp
- interferentieschroeven (oplosbaar of niet-oplosbaar)
- eventueel getande *staples*
- hemostasemateriaal (spongostan)
- boor- en zaagapparatuur (liefst een sagittale microzaag)

Specifiek instrumentarium
- VKB-set
- gecanuleerde en gekalibreerde boren met een diameter van 8 tot en met 13 mm (*reamers*)
- gecanuleerde schroevendraaier
- passer, *two pin*-passer (een soort dunne breinaald met gootje; deze heeft aan de top een borend gedeelte en aan het uiteinde een oog om de teugels door te halen)

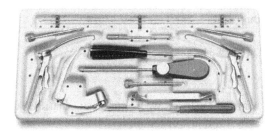

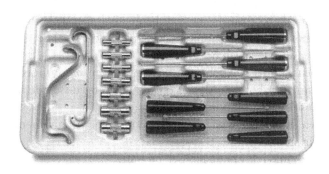

Afbeelding 19.5   Instrumentarium voortste kruisband (VKB)-reconstructie

- richtinstrumentarium
- cilindermaatjes voor het passen van de botblokjes
- concave-rasp (voor de *notch*-plastiek)
- Kirschner-draden
- 2-mm-boortje en geleider
- klein smal zaagblad (met stop)
- osteotoom
- raspatorium
- hamer
- kleine knabbeltang
- scherp lepeltje
- diverse *shaver*-frezen of *shaver*-opzetstukken

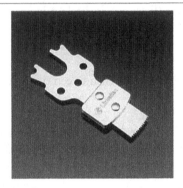

Afbeelding 19.6   Zaagblad met stop

19.2.2   Peroperatieve fase

Operatieprocedure

De operatie wordt eerst schematisch weergegeven en daarna stap voor stap besproken. De volgende fasen kunnen worden onderscheiden:
- het verkrijgen van het voor de kruisbandplastiek vereiste gedeelte van de patellapees via twee kleine incisies. Ongeveer eenderde deel (1 cm breed) uit het midden van de patallapees wordt, met aan beide uiteinden de botblokjes uit de patella en tuberositas tibiae, gebruikt voor de plastiek;
- artroscopie en inspectie van het gewricht;
- schoonmaken van het gewricht met behulp van een *shaver*-frees; de *notch*-plas-
  tiek met een *shaver*-bolfrees (de *notch* is de inkeping tussen de femurcondylen,
  waar de kruisbanden aanhechten);
- voorbereiden en boren van de tunnels voor de blokjes en uitlijnen van het traject
  door de tibia en het femur;
- plaatsen en verankeren van de plastiek of graft.

Het verkrijgen van de patellapees

De operatietafel wordt in Trendelenburg-positie gezet. Het te opereren been wordt in lichte flexie gebracht, waarbij de voet op de overzettafel wordt geplaatst.

Met een mesje 10 worden twee kleine lengte-incisies in de huid gemaakt. De eerste in het midden over de patella-onderpool en de tweede iets mediaal van de tuberositas tibiae. Door deze twee kleine incisies worden de botblokjes, welke verbonden zijn aan de patellapees, voorbereid en vrijgeprepareerd.

Na het openen van de huid en de subcutis wordt het peritendineum met een klein mes gekliefd. Om de wond open te houden worden twee scherpe tweetandshaakjes ingezet. Met een meetlatje wordt de grootte van de botblokjes bepaald. De omtrek van de botblokjes wordt gemarkeerd met een diathermisch mes. Hierna wordt het bot diathermisch vrijgeprepareerd.

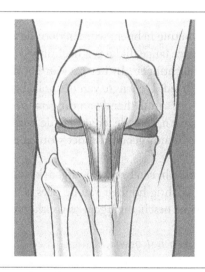

Afbeelding 19.7 Vrijprepareren van de patellapees

Eventueel wordt gebruikgemaakt van een klein raspatorium.

In de aangegeven blokjes worden eerst twee gaatjes geboord met een 2,0-mm-boortje om later de teugels door te kunnen voeren. Het eerste botblokje wordt met de zaag met een klein zaagblad onder een hoek van 60 graden losgezaagd. Met een 10-mm-osteotoom wordt het botblokje uit de wond gelicht. Het verwijderde trapezoïdaal gevormde botblokje is ongeveer 1 cm in doorsnede met een lengte van 2 tot 3 cm.

Na het lostikken van het eerste blokje uit de tuberositas tibiae wordt met een prepareerschaar volgens Metzenbaum een tunnel gecreëerd. De scherpe haakjes worden vervangen door een Langenbeck-haak, welke in de subcutane tunnel wordt geplaatst. Met een gemodificeerd Smilley-mes wordt in de lengterichting, ongeveer 10-11 mm breed, de patellapees links en rechts van het tuberositas tibiaeblokje tot aan de patella-onderpool gekliefd. Vervolgens wordt het blokje uit de patella-onderpool gezaagd.

De pees met het blokje uit de tuberositas tibiae wordt subcutaan opgevoerd en via de patellawond naar buiten gehaald. De assistent houdt de pees onder spanning, ter-wijl de operateur het botblokje met een osteotoom uit de patella verwijdert. De ge-hele graft (blokjes en pees) wordt nu met een prepareerschaar en chirurgisch pincet uit het corpus Hoffa vrijgeprepareerd.

De botblokjes worden met een knabbeltang gemodelleerd en gepast in de cilinder-maatjes. Meestal wordt voor de tibiale tunnel een zelfde of dikker blokje gebruikt dan voor de femorale tunnel. Vervolgens worden stukjes spongiosa van de blokjes af-geknabbeld. Deze spongiosa kan in het patelladefect teruggeplaatst worden en met de vinger zachtjes aangeduwd. Hiervoor wordt liever geen drevel gebruikt omdat dan een fractuur in de patella zou kunnen ontstaan. Nu wordt eerst een opgerold lapje spongostan in het patelladefect gelegd, waarna met een doorlopende USP 3-0 hech-ting de verbinding tussen de patella-onderpool en het corpus Hoffa wordt gesloten, zodat de teruggelegde spongiosa niet weg kan zakken. Tot slot wordt de patellawond in lagen gesloten.

Als de blokjes de juiste afmeting hebben, worden door de twee gaatjes van het proxi-maal in te voeren blokje twee lange dikke USP-hechtingen als teugels gevoerd. Er ko-men klemmetjes aan de hechtingen. In het gat van het distaal in te voeren blokje komt een dunne cerclagedraad. De lengte van de totale bot-pees-botgraft wordt ge-meten. Dit is van belang om aan de hand van dit getal het tibiarichtapparaat op de juiste hoek in te kunnen stellen. Ook de lengte van de botblokjes wordt gemeten om te bepalen hoe diep in het femur geboord moet worden en hoe lang de interferen-tieschroeven moeten zijn.

Het preparaat wordt bewaard in een bekkentje afgedekt met een gaas, dat is gedrenkt in fysiologisch zout. Het vochtig houden van de pees is noodzakelijk om indrogen van de weefsels, en daardoor beschadigingen, te voorkomen.

Artroscopie en inspectie van het gewricht

Met een mesje 11 wordt ter plaatse van de gewrichtsspleet, 1 cm craniaal van het ti-biaplateau en 1 cm lateraal van het ligamentum patella, een portalincisie gemaakt. Hier wordt de schacht voor de optiek geplaatst. Aan deze schacht bevinden zich meestal twee kraantjes voor aan- en afvoer van spoelvloeistof. Veel orthopedisch chi-rurgen plaatsen de vloeistofaanvoerslang op deze schacht, zodat door de vloeistof-aanvoer steeds een helder beeld verkregen wordt. De afvoerslang wordt dan op de andere schacht geplaatst. Als eenmaal de optiek, de lichtkabel en de camera zijn aan-gesloten, wordt met een naald onder artroscopische controle de plaats van de in-steekopening voor het tasthaakje bepaald; meestal, zeker om te beginnen, mediaal van het ligamentum patella. Met een mesje 11 wordt een kleine incisie gemaakt. Vaak wordt deze insteekopening met behulp van een stompe trocar of een arterie-klem volgens Péan opgerekt om makkelijker het instrumentarium te kunnen door-voeren. Het tasthaakje wordt in het gewricht gebracht, waarna alle vlakken en struc-turen van het gewricht tot in de verste hoeken en gaten worden geïnspecteerd.

Meestal wordt eerst naar de recessus supra patellaris gekeken. Dit is een beruchte plaats voor corpora libera. Vervolgens wordt het patellofemorale kraakbeen bekeken en afgetast met behulp van het tasthaakje. Bij inspectie van het mediale compartiment wordt de mediale meniscus onderzocht. Hierbij spouwt de operateur de mediale gewrichtsspleet open door het onderbeen naar lateraal te drukken. Daarna wordt intercondylair naar de kruisbanden gekeken en als laatste wordt de laterale gewrichtsspleet opengespouwd zodat ook de laterale meniscus geïnspecteerd kan worden. Afhankelijk van de bevindingen zullen diverse artroscopische instrumenten of *shaver*-opzetstukken worden ingebracht via de voor de betreffende ingreep gunstigst geplaatste entreeplaatsen (*portals*).

De notch-plastiek

Voordat begonnen wordt aan de *notch*-plastiek worden eerst de restanten van de kruisband en het aanwezig synoviaal weefsel met artroscopische instrumenten verwijderd.

De *notch*-plastiek is het verruimen van de inham (*notch*) tussen de femurcondylen, vooral ter plaatse van de mediale rand van de laterale femurcondyl. Het doel hiervan is ruim baan te maken voor de kruisbandplastiek, zodat deze in zijn verloop nergens tegenaan schuurt (*impingement*), met name niet tegen de mediale rand van de laterale femurcondyl. Waar nodig wordt de *notch* verruimd door het afschaven en bijwerken van de botranden. Hiervoor worden verschillende *shaver*-bolfrezen en speciale raspatoria gebruikt.

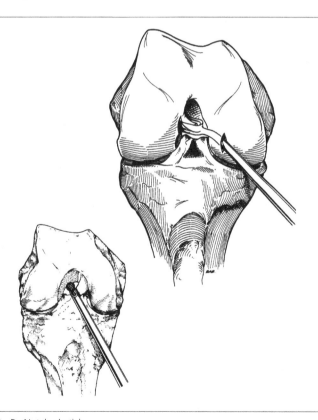

Afbeelding 19.8 De Notch-plastiek

Om te bereiken dat de nieuwe kruisband in elke stand van het kniegewricht goed op spanning blijft en om te voorkomen dat door de band bewegingsbeperking van het kniegewricht ontstaat, is een vereiste dat de aanhechtingen, mediaal achterin de laterale femurcondyl en middenvoor op het tibiaplateau, precies op de juiste plaatsen worden gemaakt. Dit zijn de isometrische punten.

De belangrijkste oorzaak van bewegingsbeperking na een VKB-plastiek is dat een verkeerd geplaatste kruisband in een bepaalde stand van de knie te veel onder spanning komt te staan waardoor verder bewegen niet mogelijk is.

Uitlijnen van het traject door de tibia en het femur

Dit vindt in meerdere stappen plaats, te beginnen met het tibiale deel. Het intra-articulaire deel van het tibiarichtinstrument (de *tibial guide*) wordt onder artroscopisch zicht op de juiste positie geplaatst. Dit is de plaats waar de oorspronkelijke voorste kruisband aanhechtte voor op het tibiaplateau. Het andere deel van de richter komt onderin de wond te staan op de met de rasp vrijgemaakte entreeplaats, mediaal van de tuberositas tibiae, en wordt daar onder een hoek van meestal 45 graden gefixeerd. Deze hoek (tussen 40 en 55 graden) bepaalt, afhankelijk van de totale lengte van de graft, de lengte van het traject door de tibia; hoe steiler de hoek, hoe langer het traject.

Door het richtinstrument wordt nu een geleidedraad met boortip (Kirschner-draad) geboord.

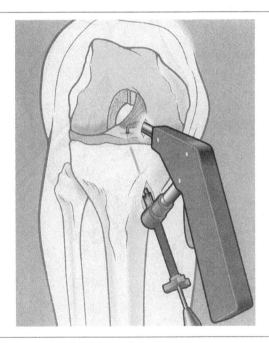

Afbeelding 19.9   Richtinstrument voor de tibiale tunnel

Het boren wordt gestopt zodra de punt van de draad op het monitorbeeld zichtbaar wordt. De geleidedraad blijft in positie en wordt bij de inkeping afgebroken, waarna het richtinstrument wordt verwijderd. Knip geen geleidedraden af omdat dit een braam kan geven, welke problemen kan veroorzaken bij het opvoeren van de gecanuleerde boor.

Over de draad wordt nu het kanaal geboord met een gecanuleerde boor met dezelfde diameter als het botblokje van het transplantaat.

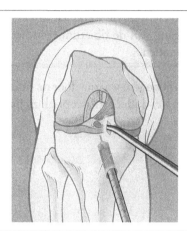

Afbeelding 19.10 Boren van het tibiale kanaal

Indien de diameters verschillend waren, komt distaal (tibiaal) de grootste en proximaal (femuraal) de kleinste diameter.

De operateur of assistent houdt, terwijl het tibiale kanaal geboord wordt, een scherpe lepel in het gewricht op de punt van de geleidedraad, zodat deze met de boor niet onverwacht kan doorschieten en daardoor beschadigingen in het gewricht of aan de achterste kruisband kunnen veroorzaken.

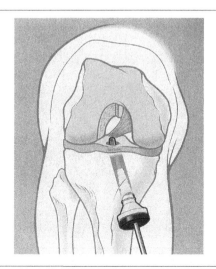

Afbeelding 19.11 Inzetten van een plug

Door het boorgat verdwijnt veel van de spoelvloeistof, die voor de scopie noodzakelijk is. Het dichthouden van het gat door de assistent en het ophogen van de druk van de spoelvloeistof voorkomen dat het monitorbeeld niet meer te interpreteren valt. Het inzetten van een stop (een soort plug) is een andere mogelijkheid.

Er zijn ook operateurs die, wanneer aan het femorale gedeelte begonnen wordt, de toevoer van vloeistof dicht zetten. Er is dan sprake van een 'luchtartroscopie' en dit geeft meestal een uitstekend zicht op de werkplek aan de femorale zijde.

Zo nodig wordt nu de uitgang van de tibiatunnel in het gewricht met een *shaver*frees ontdaan van scherpe randen.

De knie wordt in 90 graden gebogen, waarna door de tibiatunnel het femorale richtapparaat (*bullseye femoral guide*) onder artroscopisch zicht in het gewricht wordt gebracht.

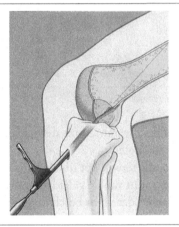

Afbeelding 19.12 Richtinstrument voor de femorale tunnel (Bull's-eye femoral guide)

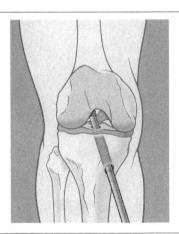

Afbeelding 19.13 Boren van het femorale kanaal

Door dit richtapparaat wordt een Kirschner-draad (*high strenght guide wire*) geboord in de laterale femurcondyl door de cortex. Het femorale richtapparaat wordt verwijderd. De dunnere gekalibreerde gecanuleerde boor (*reamer*) wordt over de Kirschner-draad door het tibiakanaal naar het femur geleid om daar het femurkanaal te boren.

In eerste instantie wordt een zogenoemde *footprint* gemaakt. Hiertoe wordt de boor-kop van de *reamer* op de met de geleidedraad bepaalde plek in de femurcondyl ge-boord en teruggetrokken, zodat men onder artroscopisch zicht en met een tasthaak-je kan kijken of er een goede achterwand is. Dit is belangrijk, omdat het uitbreken van het blokje een van de lastigste complicaties van een VKB-reconstructie is. Als de juiste diepte, gelijk aan de lengte van het kleinste botstukje, is bereikt, worden de boor en de Kirschner-draad verwijderd.

Via de tibiale tunnel wordt met de artroscoop de femorale tunnel gecontroleerd. De entree van de tunnel kan nog wat bijgewerkt worden met een convex raspatorium, zodat ook hier de randen glad zijn.

Plaatsen van het transplantaat of de plastiek (bot-pees-botgraft)

Het plaatsen van de plastiek begint met het doorhalen van de aan het botblokje voor de femorale tunnel geplaatste teugels.

Indien men gebruikmaakt van resorbeerbare interferentieschroeven dan kan men nu gebruikmaken van de zogenoemde excentrische geleidetunnels (*eccentric guide*) en een tunnel-*notcher*.

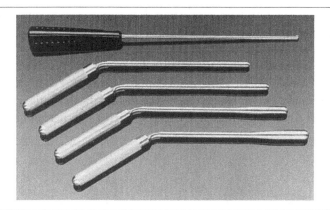

Afbeelding 19.14 Eccentric guide en tunnel-notcher

De excentrische geleiders zijn er in verschillende diameters, die overeen moeten ko-men met de diameter van de tunnel in de femurcondyl.

Een excentrische geleider wordt in de femurtunnel geschoven en de tunnel-*notcher* wordt via deze geleider opgevoerd. Met de tunnel-*notcher* wordt naast de femurtun-nel een gaatje in de cortex gemaakt. Hierdoor wordt later de voerdraad voor de schroeven opgevoerd zodat men zeker weet dat deze voerdraad parallel loopt aan het femurblokje.

Een lange U-vormige holle Kirschner-draad (*two pin*-passer) die aan de ene zijde is voorzien van een boorkop en aan de andere zijde van een oog, wordt via deze excentrische geleider opgevoerd tot in de femurtunnel. Met een boor wordt deze Kirschner-draad via het femorale boorkanaal door de laterale femurcondyl geboord tot door de laterale cortex en eventueel via een kleine huidincisie door de huid heen. De boor wordt losgekoppeld.

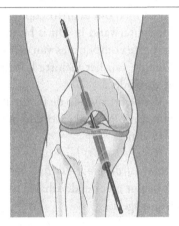

Afbeelding 19.15 Doorvoeren van de U-vormige Kirschner-draad

Met een parallelpaktang en hamer wordt de Kirschner-draad nog iets verder naar buiten getikt. Via de anteromediale *portal* wordt de voerdraad voor de interferentieschroef door de holle Kirschner-draad opgevoerd tot buiten het femur (aan beide zijden van het been steekt nu een stuk voerdraad uit). Deze voerdraad wordt opgevoerd om ervoor te zorgen dat de voerdraad parallel aan het botblokje ligt en daarmee de schroef in de goede richting van het blokje laat schroeven. Loopt de voerdraad – en daarmee dus ook de schroef – niet parallel aan het blokje, dan bestaat de kans dat de fixatie van het botblokje zwak is, met het risico van uitbreken. De teugels van het voor het femur bestemde bot-

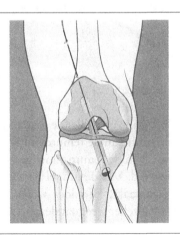

Afbeelding 19.16 Het transplantaat zit op zijn plaats

blokje van het transplantaat worden door het oog van de Kirschner-draad gehaald, waarna de assistent de Kirschner-draad met de parallelpaktang en een hamer voorzichtig verder naar buiten tikt, terwijl de operateur de teugels gespannen houdt. Als de teugels lateraal naar buiten komen, wordt er een klemmetje opgezet. Nu worden, onder artroscopische controle, de teugels geleidelijk en voorzichtig aangetrokken, waardoor het proximale botblokje van het transplantaat in de femurtunnel wordt getrokken.

Als op de monitor te zien is dat het proximale blokje geheel in de femurtunnel is verdwenen en ook het distale blokje op zijn plaats zit, dan ligt de pees uitgespannen in het gewricht en kan als voorste kruisband gaan fungeren. De operateur controleert nu of de knie stabiel is en of de bewegingsfunctie van de knie onbeperkt is. Vervolgens wordt de knie nog een aantal malen gebogen en gestrekt, waarna de blokjes vastgezet worden.

Over de voerdraad van de interferentieschroef wordt met een gecanuleerde (interferentie)schroef het blokje gefixeerd.

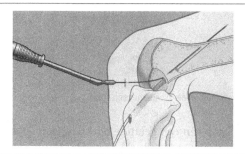

Afbeelding 19.17 Vastzetten van het femorale blokje met een interferentieschroef

De lengte van de interferentieschroef aan de femorale zijde (20, 25 of 30 mm) wordt bepaald naar de lengte van het proximale botblokje. De diameter van de interferentieschroef (7, 8 of 9 mm) is afhankelijk van de ruimte die beschikbaar is tussen het

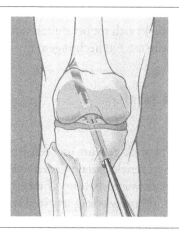

Afbeelding 19.18 Vastzetten van het tibiale blokje met een interferentieschroef

hoekige blokje en het geboorde kanaal. Een correct geplaatste schroef (tussen de graft en de tunnelwand in) verankert het transplantaat stevig in het femur. Nu kunnen de teugels van het femorale blokje worden verwijderd.

Het blokje in het tibiale kanaal wordt op dezelfde wijze met een verankeringsschroef bevestigd; ook hier wordt de Kirschner-draad naast het botblokje gestoken. Ook bij het verankeren van het distale blokje zijn diameter en lengte van de schroef afhankelijk van de lengte van het botblokje.

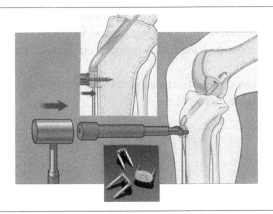

Afbeelding 19.19 Vastzetten van het tibiale blokje met een staple

Eventueel kan met behulp van een getande botkram (*staple*) de fixatie plaatsvinden. Vervolgens wordt distaal de cerclagedraad verwijderd.

Een artroscopisch uitgevoerde controle met het tasthaakje, waarmee de spanning en het verloop van de nieuwe kruisband getest worden, vormt het laatste onderdeel van de plaatsing.

Het artroscopiegedeelte wordt nu beëindigd door de optiek en de schacht te verwijderen nadat het gewricht van overtollig spoelvocht is ontdaan.

Sluiten

Het sluiten van de wond beperkt zich tot het sluiten van het peritendineum, de subcutis en de huid met oplosbare USP 3-0 hechtingen. Eventueel kan een vacuümdrain worden achtergelaten.

19.2.3   Postoperatieve fase

Verbinden

Het verbinden na een VKB-plastiek gebeurt met een Robert-Jones-verband. Na het afdekken van de wondjes met steriele gazen worden meerdere lagen watten afgewisseld met meerdere lagen tricotzwachtels (drie of meer) gebruikt, waarbij de eerste laag losjes wordt aangelegd, de tweede laag iets strakker en de volgende laag weer strakker. Het Jones-verband geeft een regelmatige druk en enige immobilisatie zonder te snoeren. Het is echter een bewerkelijk verband.

Een andere methode om te verbinden is een circulair drukverband bestaande uit een laag synthetische watten en een tricot- of ideaalzwachtel. Het been wordt desgewenst geïmmobiliseerd door een *immobilizer* (beensplint) of een *brace*.

Toestand van de patiënt bij vertrek van de operatiekamer

De donorplaatsen van de botblokjes kunnen door periostprikkeling pijnlijk zijn. Vaak zal de patiënt daarom na de operatie pijnstillende medicatie nodig hebben. Sommige operateurs spuiten de incisieplaatsen voor de incisie in met een Marcaïne-Adrenalineoplossing®. Ook wordt door de anesthesioloog vaak een epiduraalkatheter ingebracht voor de postoperatieve pijnbestrijding.

Mobilisatie

De eerste dag postoperatief wordt begonnen met het passief bewegen van de knie. Dit wordt gedaan in een elektrische beenslede. Om de spierkracht weer terug te krijgen worden onder leiding van de fysiotherapeut spiertrainingen gedaan. Na een VKB-reconstructie duurt het zes tot negen maanden voordat er weer intensief gesport mag worden.

Langetermijncomplicaties

Door een verkeerde plaatsing van de aanhechtingen van de plastiek aan de femurcondyl en/of het tibiaplateau kan de knie onvoldoende stabiel zijn en/of bewegingsbeperkt. Dit blijkt niet kort na de operatie maar pas nadat langere tijd is geoefend. Ook als de band door oprekken te lang wordt, wordt de knie weer instabiel. De plastiek kan, door een te nauwe *notch* of een verkeerde plaatsing, langs de laterale femurcondylrand schuren en daardoor schade oplopen. De verankeringsschroeven kunnen los gaan zitten, maar dit is alleen een bezwaar als de botblokjes nog niet zijn ingegroeid.

Ook kan het transplantaat losraken door een verkeerde/onvoldoende fixatie van de botblokjes of doordat de femurtunnel een te dunne achterwand heeft, waardoor het botblokje kan uitbreken.

Tot de iatrogene complicaties behoort een fractuur van de patella.

Als laatste van deze opsomming van complicaties moet nog het compartimentsyndroom worden genoemd. In alle gevallen zal een heroperatie noodzakelijk zijn.

19.3 Artroscopie van de enkel

Operatie-indicatie: Klachten (instabiliteitsklachten, slotklachten, chronische pijn); afwijkingen (kraakbeendefecten, osteochondrale afwijkingen van de talus, corpora libera, haemarthros.

Doel van de operatie: Inspectie van het gewricht en het eventueel verwijderen van corpus liberum, osteofyten of het doornemen van adhesies.

19.3.1 Preoperatieve fase

Specifieke benodigdheden
– een 2,7-mm- of 4,0-mm-optiek met een 25- of 30-gradenhoek
– polsinstrumentarium

Positionering van de patiënt
De patiënt ligt in rugligging of zijligging. De benige herkenningspunten worden met een watervaste stift gemarkeerd. De bloedleegtemanchet wordt om het bovenbeen aangebracht. Eventueel vindt tractie aan de voet plaats.

Desinfectie en afdekken van het operatieterrein
De gehele voet, de tenen, de enkel en het onderbeen tot halverwege de kuit worden circulair gedesinfecteerd, waarbij een desinfectans met een uitgehaald gaas tussen de tenen wordt aangebracht. Het been wordt tot vlakbij de enkel afgedekt met een extremiteitenlaken. Een handschoen wordt over de voet getrokken.

19.3.2 Peroperatieve fase

Operatieprocedure
De meest gebruikte toegangen tot het enkelgewricht liggen aan de voorzijde; de anterolaterale en de anteromediale *portals* (entreeplaatsen). De vaatzenuwstreng loopt (tussen belangrijke pezen) achter de mediale malleolus.

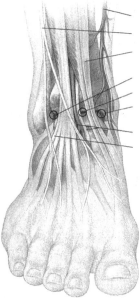

vena saphena magna

nervus peroneus superficialis

pees van de musculus tibialis anterior

anterolaterale entreeplaats
anterocentrale entreeplaats
anteromediale entreeplaats

vaatzenuwstreng van de a. en vv. tibiales
anteriores en de nervus peroneus profundus
musculus peroneus tertius (pees van de
m. extensor digitorum longus)

Afbeelding 19.20 Entreeplaatsen aan de voorzijde van de enkel

Aan de achterzijde van de enkel zijn door en naast de achillespees ook entreeplaatsen naar het enkelgewricht.

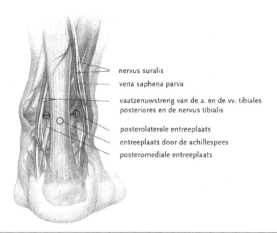

nervus suralis

vena saphena parva

vaatzenuwstreng van de a. en de vv. tibiales posteriores en de nervus tibialis

posterolaterale entreeplaats

entreeplaats door de achillespees

posteromediale entreeplaats

Afbeelding 19.21 Entreeplaatsen aan de achterzijde van de enkel

Het gewricht wordt via de anteromediale toegangsplaats ingespoten met 40 ml fysiologisch zout om het gewricht maximaal te verruimen. Vervolgens wordt met een mesje 11 een anteromediale (of een anterolaterale) lengte-incisie gemaakt (in het lengteverloop van de pezen). Met behulp van een arterieklem volgens Péan worden de weke delen en lengtestructuren gespreid tot op het kapsel. Via deze *portal* wordt een schacht met stompe obturator in het gewricht gebracht. De optiek, camera en aan- en afvoerslangen worden aangesloten. Nadat een tasthaakje ingebracht is via de anterolaterale *portal* kan begonnen worden aan de inspectie. Het kraakbeen van de

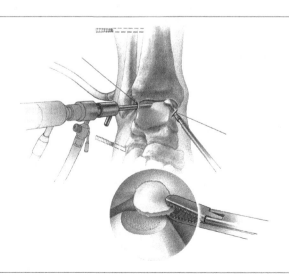

Afbeelding 19.22 Verwijderen van een stukje kraakbeen

talus wordt geïnspecteerd. Door osteochondrale afwijkingen kunnen corpora libera in het gewricht aanwezig zijn. Deze corpora libera kunnen slotklachten geven en worden daarom met een fijn artroscopisch paktangetje verwijderd.

Er zijn een aantal ligamenten die in het gewricht de diverse delen met elkaar verbinden. Bij verstuikingen of fracturen kunnen resten van gescheurde ligamenten of posttraumatisch littekenweefsel tussen de gewrichtsdelen komen en aanleiding geven tot chronische pijn of bewegingsklachten. Met behulp van artroscopische tangetjes, schaartjes en *shaver*-opzetstukken kunnen onrechtmatigheden verwijderd worden en kunnen de gewrichtsvlakken schoongemaakt worden.

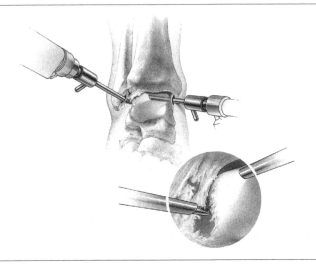

Afbeelding 19.23 Shaven van het enkelgewricht

Voor het beëindigen van de scopie worden de optiek en de werkschacht verwijderd. De wondjes worden desgewenst gehecht.

19.3.3 Postoperatieve fase

Verbinden
De artroscopische wondjes worden afgedekt met wondpleisters waarover een circulair drukverband (synthetische watten en tricot- of ideaalzwachtels) wordt aangelegd.

Bijlage 1
Specifiek instrumentarium

In deze bijlage zijn de specifieke instrumenten opgenomen die binnen de orthopedische chirurgie gebruikt worden voor de conventionele (open) operaties. Het instrumentarium voor de artroscopische operaties is opgenomen in bijlage 2. Het AO-instrumentarium is niet als bijlage opgenomen omdat dit uitgebreid beschreven is in het deel *Traumatologie van extremiteiten en bekken* van deze OZT-serie. Ook wordt voor orthopedische operaties gebruikgemaakt van algemeen chirurgische basisinstrumenten. Beschrijvingen en afbeeldingen hiervan zijn weergegeven in het *Basisboek Operatieve Zorg en Technieken* en een aantal in het boek *Algemene Chirurgie*.

Het instrumentarium voor orthopedische operaties is zeer uitgebreid. Daarom is een selectie gemaakt. Voor revisieoperaties zijn speciale instrumentensets beschikbaar, passend bij de door de firma geleverde prothese die geïmplanteerd wordt. Dit instrumentarium is afgebeeld bij de beschrijving van die operaties.

Voor de operatieassistent is het belangrijk de eigenschappen van de verschillende instrumenten goed te kennen. Ook al zijn in de verschillende ziekenhuizen heel veel verschillende instrumentensets in omloop, de overeenkomsten zijn groot en de toepassingen van de instrumenten zijn overal gelijk.

Ongetwijfeld zijn in de diverse ziekenhuizen andere benamingen in gebruik, zoals de namen van bijvoorbeeld de uitvinder of de gebruiker. Daarnaast geldt voor orthopedisch instrumentarium: wat niet in de handel is, kan men door een firma altijd laten maken. Daarom worden in deze bijlage de catalogusnaam en de veelgebruikte 'bijnamen' weergegeven. Het verdient aanbeveling om zich in de eigen werksituatie aan de hand van de daadwerkelijke instrumenten en enkele praktijklessen een compleet beeld te vormen.

Ten aanzien van de veiligheidsaspecten wordt hier opgemerkt dat het gebruik van orthopedische instrumenten zonder het dragen van een goede veiligheidsbril niet toegestaan zou moeten worden. Wegschietende botdeeltjes of – niet denkbeeldig – wegspringende metaaldeeltjes van instrumentarium kunnen ernstig oogletsel veroorzaken.

Hieronder volgt een overzicht van de onderdeelnamen van het instrumentarium. Daarna volgt een beschrijving van de instrumenten om een indruk te geven van de uiterlijke kenmerken en de toepasbaarheid ervan. De begeleidende afbeeldingen zijn een aanvulling.

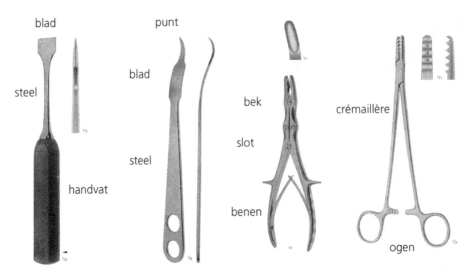

blad   punt

steel

blad

handvat

steel

bek

slot

benen

crémaillère

ogen

20 mm

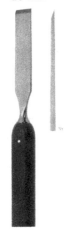

Naam: **Beitel**.

Gebruiksdoel: het afbeitelen van botaanwas (osteofyten), het doormid-
den beitelen van bot, het beitelen van een botluikje, het wegbeitelen
van overtollig bot (exostose of bot rond osteosynthesemateriaal).

Relatie vorm/functie: een beitel is aan één kant geslepen (wigvormig
bladeinde) en is meestal van een handvat voorzien. Een beitel gaat bij
het inslaan naar de van het schuine vlak afgekeerde zijde. Een inlopende beitel gaat bij het gebruik de diepte in, terwijl een uitlopende beitel juist bij het gebruik aan de oppervlakte blijft. Een 'uitlopende' beitel loopt, zoals het woord al zegt, uit het te beitelen materiaal; een 'inlopende' beitel graaft zich juist dieper in. Dit effect kan ook verkregen
worden door de schuin geslepen kant van een beitel op het bot te houden of juist van het bot af te wenden.

Beitels zijn er in verschillende uitvoeringen, breedten en lengten. De
uitvoering van de handvatten kunnen van metaal, autoclaveerbaar
kunststof of 'hout' zijn. Het houten handvat is eigenlijk een in kunsthars (*phenolic linen*) gedrenkte zwachtel. Hierdoor wordt de grip van een metalen handvat verbeterd.

Beitels zijn, omdat ze maar aan één zijde zijn geslepen, geschikt om langs een oppervlak uitstekende structuren weg te hakken. Een voorbeeld hiervan is een exostose op een pijpbeen.
Ook overtollig bot op of rond osteosynthesemateriaal is snel en doeltreffend met een beitel te
verwijderen. Om het beschadigen van de beitel te beperken kan een speciale beitel hiervoor
gereserveerd worden, namelijk de zogeheten koudbeitel die van gehard staal is gefabriceerd.

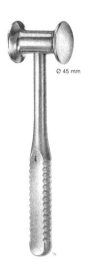

Ø 45 mm

Naam: Hamer **Bergmann**.

Gebruiksdoel: het aan-, in- of afslaan van materiaal.

Relatie vorm/functie: de hamer wordt meestal in combinatie met een ander instrument gebruikt. Ook hamers zijn in vele maten en vormen aanwezig.

Er zijn hamers van 100 gram tot 700 gram standaard te koop. Op een klein orthopedisch net, voor kleine osteotomieën aan de voet of hand, bevindt zich vaak een 350-grams-hamer. Op een orthopedisch basisnet zit vaak een 500-grams-hamer en op een heupnet vaak een 700-grams-hamer. Dat wil niet zeggen, dat dit in ieder ziekenhuis zo is. Vaak speelt de voorkeur van de orthopeed voor een hamer mee. Dit bepaalt welke hamer op welk net ligt.

Er zijn hamers met geribbelde metalen handvatten (volgens Bergmann), waarbij de ribbels voor een betere grip zorgen en er zijn hamers met een metalen handvat, maar met aan één kant van de hamerkop een kunst-stof en aan de andere kant een metalen kop (volgens Wagner). Met de metalen koppen kan men hard slaan en met de kunststof koppen slaat men alleen als men er zeker van wil zijn dat er geen beschadigingen optreden, en als er niet veel kracht op het materiaal uitgeoefend mag worden.

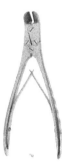

Naam: **Draadkniptang.**

Gebruiksdoel: Het doorknippen van Kirschner-draden, ijzerdraad en dunne Steinmann-pennen.

Relatie vorm/functie: dit instrument wordt vaak ten onrechte verward met een snijdende beentang. Als men goed naar de bek van beide in-strumenten kijkt, is het verschil duidelijk te zien. De snijvlakken van de bek van een draadkniptang zijn verhard, zodat men – zonder de bek meteen te beschadigen – Kirschner-draden kan knippen. De draad-kniptang is meestal een instrument met een dubbelslot, waardoor veel meer kracht op de bek gegeven kan worden.

⊞ ¹/₁
ø 3 mm

⊞ ¹/₁
► ø 5 mm

⊞ ¹/₁
ø 8 mm

⊞ ¹/₁
ø 12 mm

⊞ ¹/₁
ø 14 mm

⊞ ¹/₁
ø 16 mm

◄
¹/₂

Naam: **Drevel**.

Gebruiksdoel: drevels worden gebruikt om bij een spongiosaplastiek de botmassa te verdichten (aan te drevelen). Het geheel wordt daardoor stevig en blijft op zijn plaats. Een drevel is ook in gebruik bij het plaatsen van een botblokje na een correctieosteotomie ten behoeve van een standcorrectie of botverlenging.

Implantaten zoals krammen en *staples* worden met een speciale drevel op hun plaats geslagen. Elke kram heeft een bijbehorende drevel die geschikt is voor de specifieke vorm van de kram. Een veelgebruikte naam hiervoor is 'naslaginstrument'. Een kram kan ook machinaal met behulp van perslucht ingedreveld worden.

Wanneer een cerclage (een circulaire ondersteuning van metaaldraad of kunststof) geplaatst wordt en de draaduiteinden ingekort worden, is het gebruikelijk om de zo ontstane scherpe uiteinden te 'begraven' in de omringende weefsels. Dit gebeurt met een drevel.

Een puntdrevel ten slotte wordt gebruikt om extra verankeringsgaten voor het botcement in het acetabulum te maken.

Relatie vorm/functie: een drevel is een rond, ovaal of rechthoekig stuk metaal, dat aan één zijde is voorzien van een handvat waarop geslagen kan worden en aan de andere zijde is afgestompt of verbreed, maar in ieder geval afgevlakt. Een uitzondering hierop vormt de 'puntdrevel' die niet vlak maar juist puntvormig is geslepen.

¹/₁

◄
¹/₂

Naam: Osteotoom **Lambotte**.

Gebruiksdoel: het maken van een zaag- of osteotomie'snede'.

Relatie vorm/functie: een osteotoom heeft een aan twee kanten geslepen bladeinde en kan zowel recht als gebogen uitgevoerd zijn. Osteotomen zijn er in verschillende uitvoeringen met en zonder handvat. Een osteotoom zonder handvat wordt ook wel bladosteotoom genoemd. De lengte van het osteotoom en de breedte van het osteotoomblad kunnen op alle mogelijke manieren variëren. Het blad van een osteotoom is dun en vlijmscherp, waardoor het osteotoom direct op het bot aangrijpt en de diepte ingaat.

De woorden 'osteo' en 'tomie' hebben direct betrekking op het osteotoom. Bij de diverse correctieosteotomieën zijn ze, in combinatie met een zaagsnede, overal in gebruik. Het kenmerk van het osteotoom, tweezijdig geslepen, staat garant voor een smal splijtvlak, mits de osteotoom correct geslepen is. Een vloeiend verloop van de slijpvlakken is essentieel.

Het gebruik van osteotomen met (Lexer-osteotoom) of zonder een handvat (bladosteotoom) is een zaak van de persoonlijke voorkeur van de operateur.

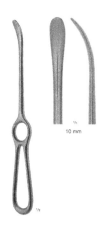

Naam: Elevatorium **Langenbeck**

Gebruiksdoel: het oplichten van botstukken. Het is ook een handig instrument bij het verwijderen van platen.

Relatie vorm/functie: het is een instrument dat eruitziet als een raspatorium, maar niet scherp is. Het oogt als de achterkant van een gewoon theelepeltje, maar dan iets dikker.

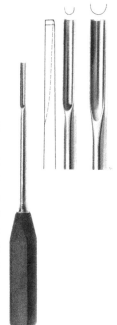

Naam: Guts **Lexer**.

Gebruiksdoel: verkrijgen van spongiosaspanen ten behoeve van een botplastiek.

Relatie vorm/functie: een guts is een holle beitel, waarvan het aan het handvat bevestigde deel zowel recht als gebogen kan zijn. Het binnenblad van de guts is scherp en de guts gaat bij het inslaan rechtuit. Gutsen zijn geschikt om de krommingen van het te bewerken bot te volgen of om juist holgevormde stukken bot te verkrijgen. Een spaan of botspaan is de benaming voor het afgebeitelde stuk bot, waarbij 'beitelen' de verzamelnaam is voor de handelingen die verricht worden met zowel beitels, gutsen als osteotomen.

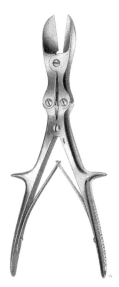

Naam: Snijdende beentang **Liston**.

Bijnaam: (ten onrechte) snijdende beenschaar.

Gebruiksdoel: het 'wegknippen' van botuitsteeksels en het doornemen van dunne botjes.

Relatie vorm/functie: niet te verwarren met een draadkniptang. Net als de knabbeltang heeft de snijdende beentang een scharniermechanisme. Het heeft een soort schaarhelften, maar verschilt van een schaar doordat bij een snijdende beentang de schaarhelften niet langs elkaar schuiven. Daarom is het ook geen snijdende beenschaar.

Ook van de snijdende beentangen bestaan vele variaties. Er zijn er met een grote bek, met een gehoekte bek, met lange of korte bekken, enzovoort. Ook zijn er grote en kleine varianten. Maar allemaal hebben ze een snijdende bek (een bek die schuin is afgeslepen, net als bij de beitels).

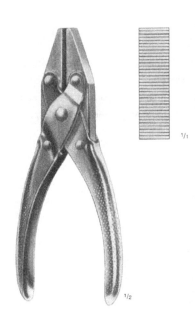

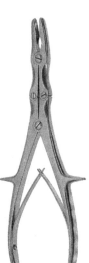

Naam: **Parallelpaktang**.

Bijnaam: (ten onrechte) combinatietang.

Gebruiksdoel: Kirschner-draden lostrekken, cerclagedraad doortrekken, het twisten van cerclagedraad en verwijderen van cerclage-draad. Bij een voorste-kruisbandoperatie wordt de *two pin*-passer voor het transplan-taat vastgehouden met een parallelpaktang en met behulp van een hamer wordt deze voorzichtig uit de patiënt getikt.

Relatie vorm/functie: de parallelpaktang dankt zijn naam aan zijn speciale scharnier-mechaniek. Door dit speciale mechanisme sluit het brede uiteinde van dit instrument parallel. De brede bek is geribbeld voor het goed kun-nen fixeren of vasthouden van een Kirschner-draad of iets anders.

De parallelpaktang wordt ten onrechte vaak combinatietang genoemd. De combinatietang lijkt op een parallelpaktang, maar heeft daar-naast aan de rechterkant nog een inkeping die dienst doet als draadkniptang.

Naam: Knabbeltang **Stille-Ruskin**.

Gebruiksdoel: het wegknabbelen van osteofyten, van weke delen aan bot en van botstukken of het verwijderen van losgezaagde stukken bot.

Relatie vorm/functie: in de bek van de knabbeltang zijn scherpe lepel- of ovaalvormige kommetjes gemaakt. Het instrument scharniert dub-bel. Als het instrument dichtgeknepen wordt, zullen de twee lepeltjes zich met grote kracht in bijvoorbeeld een botstukje vastzetten en dit afknabbelen. Als men de kracht van de benen afhaalt, zal de bek (le-peltjes) zich door een veer, die zich tussen de benen van de knabbel-tang bevindt, vanzelf weer openen en kunnen met een vochtig gaas de weefseldeeltjes (bot, spongiosa, spier) eruit geveegd worden. Knab-beltangen zijn er in grote en kleine versies, zoals enkel- of dubbel-scharnierend. Ook is er een verschil in bekgrootte (lepeltjes, ovaal, rond).

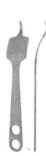

Naam: Bothevel **Verbrugge-Müller**.

Bijnaam: Hohmann, Cobra.

Gebruiksdoel: de punt van een bothevel wordt vaak achter een te opereren bot geplaatst, waardoor het blad van de bothevel, als er bijvoorbeeld gezaagd of gebeiteld gaat worden, de weke delen aan de achterzijde van het bot beschermt. Ook worden bothevels als 'wondhaken' gebruikt voor het opzij houden van weke delen, die de toegang tot het bot belemmeren.

Relatie vorm/functie: bothevels zijn in vele maten en vormen verkrijgbaar. Ze zijn scherp, stomp, lang, kort, breed (70 mm), smal (6 mm) en met en zonder gaten in het handvat. Het handvat is ten opzichte van het operatiegebied lang, zodat de handen van de assistent niet in het gezichtsveld van de operateur komen. Omdat men met een bothevel wat kan hevelen (hefboomprincipe) en daardoor meer kracht kan zetten, worden de weke delen nog beter weggehouden.

De Hohmann-bothevels zijn verkrijgbaar met een spitse/scherpe en stompe punt.

De Verbrugge-bothevel is de zogenoemde teenhevel en is 6 mm breed.

De Bennett-bothevel wordt ook wel 'Cobra' genoemd. Deze bothevel heeft een spitse scherpe punt, zodat deze makkelijk om een bot geplaatst kan worden, en een 43 mm breed blad. Deze bothevel wordt veel gebruikt bij totale heupoperaties, omdat door het brede blad een groter oppervlak weke delen weggehouden kan worden.

De Verbrugge-Müller-hevel heeft vele bijnamen zoals Cobra, Kolibrie, Aardbeien en Hohmann. Deze bothevel heeft ook een spitse punt en een 43-mm-blad. Het blad is echter veel langer, waardoor deze bothevel ook prima dienst doet als weefselbeschermer bij totale heupoperaties.

De Bankart-hevel is de humeruskophevel. Deze hevel heeft een bocht (alsof de humeruskop erin zou kunnen liggen) en wordt vooral gebruikt bij schouderoperaties.

Uit bovenstaand overzicht blijkt dat bothevels vaak ten onrechte Hohmann worden genoemd.

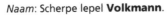

Naam: Scherpe lepel **Volkmann**.

Gebruiksdoel: schoonkrabben van botfragmenten en ontstekingshaarden, het uitlepelen van de voorgeboorde gaten in het acetabulum, zodat het cement zich goed zal hechten en het verwijderen van overtollig botcement.

Relatie vorm/functie: scherpe lepels zijn er in vele maten. Glad, getand en van heel klein (om tussen botfragmenten te kunnen schoonkrabben) tot een flinke scherpe (soep)lepel, die nog wel eens voor het uitkrabben van het acetabulum gebruikt wordt. De scherpe lepels hebben een scherpe, naar binnen geslepen rand. Het zijn een soort beiteltjes, als men naar de slijping van de rand kijkt.

1/2

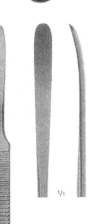

1/1

1/2

Naam: Raspatorium **Williger**

Gebruiksdoel: het afschuiven van periost. Soms wordt het gebruikt om spierweefsel weg of af te schuiven of om een Hohmann te kunnen plaatsen.

Relatie vorm/functie: er zijn veel verschillende soorten en maten raspatoria. De Farabeuf heeft ribbels op de bovenzijde van het instrument voor een betere grip voor de wijsvinger. De Williger heeft een smal schuin geslepen uiteinde, wat als voordeel heeft dat dit raspatorium ook tussen de fractuurdelen kan komen. De Lambotte is een raspatorium met een breed blad, waardoor periost over een grotere oppervlakte kan worden afgeschoven.

Een raspatorium heeft een schuin geslepen uiteinde, dat smal, middelsmal of breed kan zijn. Ook kan dit uiteinde rechthoekig of rond zijn. Raspatoria zijn verkrijgbaar in een rechte en gebogen uitvoering. Alle raspatoria hebben echter dezelfde functie, namelijk het afschuiven van periost.

Bijlage 2
Instrumentarium en apparatuur voor artroscopie

Inleiding

Bij elke artroscopie van welk gewricht dan ook is dezelfde basisuitrusting nodig. Een artroscoop is een optisch instrument om in een gewricht te kijken. De artroscoop bestaat meestal uit een schacht of werkelement en een optiek. Ten onrechte wordt de schacht of de optiek als solitair instrument de artroscoop genoemd.

In deze bijlage wordt allereerst een aantal artroscopische instrumenten besproken, die gebruikt worden bij een standaardartroscopie. Daarna zullen de specifieke artroscopische instrumenten besproken worden.

Optiek

Een optiek behoort tot het optische systeem. Het is een kwetsbaar instrument dat bestaat uit een bundel glasvezels voor de lichtgeleiding en een hoeveelheid lenzen voor de beeldvorming. Aan het uiteinde dat in het gewricht wordt gebracht bevindt zich een objectief dat de blik-richting bepaalt. Aan het andere uiteinde van een optiek zit het oculair waar met het blote oog door kan worden gekeken of waarop een camera kan worden bevestigd. Er zijn ook speciale vi-deo-optieken. Deze optieken hebben geen oculair maar een speciale aansluiting voor de ca-mera.

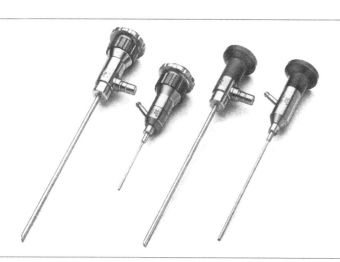

Afbeelding 2.1   Optieken

Optieken zijn er in vele maten en uitvoeringen. De meest gebruikte optieken voor de artroscopie hebben een doorsnede van 4 mm. Voor de kleine gewrichten wordt meestal een 1,9-mm- of 2,7-mm-optiek gebruikt.

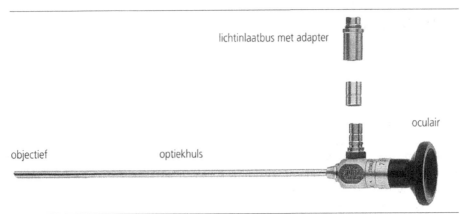

Afbeelding 2.2   Onderdelen van een optiek

Een optiek bestaat uit de volgende onderdelen:
- objectief: de naar het te bekijken object gerichte lens;
- optiekhuls;
- lichtinlaatbuis met adapter voor de lichtkabel;
- oculair: de naar het oog gerichte lens.

Het objectief

Aan het uiteinde van een optiek dat in het gewricht wordt gebracht bevindt zich het objectief, dat onder verschillende hoeken gemonteerd kan zijn. De hoek bepaalt de blikrichting. Het objectief wordt afgesloten met de objectieflens. Het beschadigen van de objectieflens geeft een verslechtering van de beeldkwaliteit.

Voor het kijken in een gewricht wordt meestal een 25°- of 30°-objectief en soms een 70°-objectief gebruikt. Met deze beeldhoeken kan vrijwel elk moeilijk bereikbaar deel van een gewricht worden bekeken of zichtbaar worden gemaakt.

De optiekhuls

De optiekhuls (buitenhuls van de optiek) is in meerdere lengten en diameters verkrijgbaar. Voor artroscopie worden vaak korte optieken gebruikt met een diameter van 4 mm, 2,7 mm, tot 1,9 mm. De laatste twee worden vooral gebruikt voor de kleine gewrichten, zoals pols, kaakkopje, teen en soms enkel.

In de optiekhuls bevinden zich diverse staaflensjes die aan weerszijden bol zijn. De ruimte tussen twee staaflensjes is gevuld met lucht. De grensvlakken tussen de staaflensjes en de luchtruimtes functioneren eveneens als lenzen. Fiberglasgeleiders lopen parallel met dit lenzensysteem en geleiden het licht naar het uiteinde van de optiek, het objectief.

Door stoten of buigen kunnen de lenzen beschadigd raken.

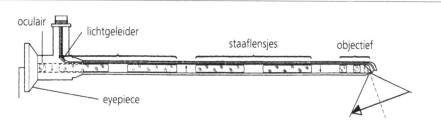

Afbeelding 2.3   De optiekhuls

De lichtinlaatbus

De aansluiting voor de lichtfiberkabel bevindt zich aan de zijkant van de optiek net onder het oculair. Op deze lichtinlaatbus bevindt zich meestal een op- en afschroefbare adapter. Door wisseling van adapter kunnen lichtkabels van andere fabrikanten aangesloten worden.

Het oculair

Het oculair vormt het andere uiteinde van de optiek, aan de kant van het oog of de camera. De afmeting van het oculair is gestandaardiseerd, waardoor in principe ieder camerasysteem is aan te sluiten.

Sterilisatie en desinfectie van de optieken

Het spreekt vanzelf, dat de optiek een zeer kwetsbaar instrument is dat met de nodige zorg moet worden behandeld. De meeste optieken worden geautoclaveerd in een speciale optiekdoos. Door de goede kwaliteit van de meeste optieken geeft hun sterilisatie geen vermindering van de beeldkwaliteit. Na sterilisatie moeten de optieken afkoelen voor ze getransporteerd mogen worden.

Helaas wordt nog niet op iedere operatiekamer gewerkt met autoclaveerbare optieken. Optieken kunnen gedesinfecteerd worden door onderdompeling voor een bepaalde tijd (meestal 20 minuten) in een chemische vloeistof (barnsteenaldehydezuur en/of formaline). Na deze chemische desinfectie moet een optiek grondig gespoeld worden met steriel water. Spoelen met fysiologisch zout is af te raden, omdat neerslag van zoutkristallen op de optiek vertroebeling van het beeld kan geven.

Artroscopisch instrumentarium

Naam: **Artroscopisch diathermisch haakje**.

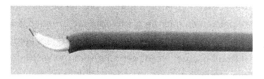

Gebruiksdoel: voor het klieven van de structuren en de coagulatie van bloedende vaten in het gewricht.

Relatie vorm/functie: de diathermische haakjes zijn verkrijgbaar in verschillende tipuitvoeringen. Voor het klieven van plicae of het retinaculum bij een *release* van het laterale retinaculum, van meniscusscheuren (*bucket handle*) of van het coraco-acromiale ligament.

Naam: **Artroscopische schaar**.

Gebruiksdoel: doornemen (knippen) van structuren.

Relatie vorm/functie: de artroscopische schaar is meestal een combinatie van een schaar en een *punch*. De artroscopische schaar moet stevig zijn. Er zijn scharen in verschillende hoeken (20 en 60 graden) en uitvoering verkrijgbaar. Artroscopische scharen kunnen recht, gekarteld, opwaarts gebogen of links of rechts gebogen uitgevoerd worden. Bij de artroscopie wordt de schaar veelal gebruikt om te knippen of te trimmen (bijvoorbeeld een meniscusscheur).

Naam: **Canule met trocar (scherpe punt) en obturator (stompe punt)**.

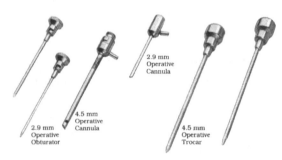

Gebruiksdoel: de canule met trocar wordt door de weefsels (kapsel) gevoerd, waarna de trocar verwisseld wordt voor een obturator. De canule wordt met de obturator in het gewricht gebracht.

Relatie vorm/functie: de canule is een holle buis. Er bestaan gladde canules en canules met een schroefdraad. Om de canule te kunnen doorvoeren door de weefsels past er een obturator of een trocar in. De canules worden meestal door de weefsels gebracht met een trocar. Voordat de canule in het gewricht wordt gestoken wordt de trocar verwisseld voor een obturator om geen beschadigingen in het gewricht (kraakbeen) te veroorzaken. De canule wordt meestal in het gewricht gebracht om er de aan- of afvoerslang voor het spoelvocht op te bevestigen. Bij de schouderscopie worden canules ingebracht als werkkanaal voor het instrumentarium.

Canules zijn in *disposable* en *re-usable* uitvoering verkrijgbaar.

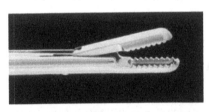
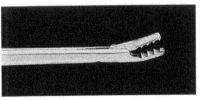

Naam: **Grasper** of paktang.

Gebruiksdoel: vastpakken van weefsels (labrum, rotatorenmanchet), een corpus alienum of corpus liberum.

Relatie vorm/functie: de paktang of *grasper* wordt in de artroscopie veel gebruikt. Bij een labrumfixatie wordt een *grasper* gebruikt om het labrum vast te pakken en naar de glenoïdrand te brengen, zodat het gefixeerd kan worden. De zogenoemde pittbull-*grasper* wordt gebruikt voor het verwijderen van losliggende kraakbeenstukjes uit het gewricht. De alligator of krokodil is een veelgebruikt paktangetje voor het verwijderen van kleinere stukjes weefsel. Voor de kleine gewrichten bestaan fijne smalle paktangetjes.

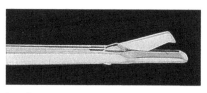

Punch

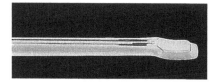

Duckling

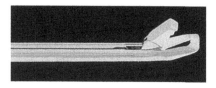

Duckbill

Naam: **Punch**, artroscopische knabbeltang.

Gebruiksdoel: het wegknippen (ponsen) van weefsel in een gewricht.

Relatie vorm/functie: de bekendste *punches* zijn de Duckling en de Duckbill, maar *punches* zijn in vele vormen, hoeken en groottes verkrijgbaar. De bek kan opwaarts, zijwaarts en achterwaarts gebogen zijn. Voor het verwijderen van een deel van de achterste meniscus kan gebruikgemaakt worden van een *narrowline*, Duckling, Duckbill of *blunt nose*. Voor de voorste meniscus kan gebruikgemaakt worden van de 90 graden naar links of rechts gehoekte *punch* (*rotary basket*). Ook zijn er *punches* met een hol kanaal voor het afzuigen van afgeknabbeld weefsel (*suction punches*).

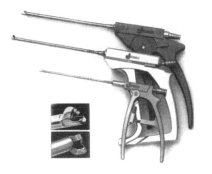

Suction punch

Deze punches worden gebruikt in combinatie met een zuigslang en een zuigunit.

Met een *punch* kunnen stukjes van weefsels weggehapt worden. Een *punch* wordt vooral gebruikt om snel en makkelijk meniscusweefsel in kleine stukjes te happen. Met de spoelvloeistof worden de weefselbrokjes dan afgevoerd.

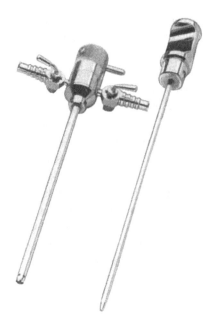

Naam: **Schacht met trocar (scherpe punt) en obturator (stompe punt).**

Gebruiksdoel: de schacht met de trocar worden door de huidincisie tot door het gewrichtskapsel geduwd, waarna de trocar vervangen wordt door de obturator. Als de schacht op de gewenste plaats is gebracht wordt de obturator vervangen door de optiek.

Relatie vorm/functie: de schacht (soms wordt dit ook wel het werkelement genoemd) is een holle gladde buis. De schachten hebben een diameter van 2,2 mm, 2,9 mm en 4,5 mm. De schachten zijn er in een *disposable* en *re-usable* uitvoering. Aan het proximale gedeelte van deze buis bevindt zich een dwarsverbinding waarop minimaal één en meestal twee kraantjes zijn bevestigd. Deze kraantjes dienen voor het toedienen of afvloeien van spoelvocht.

Om de schacht (of de canule) in het gewricht te kunnen brengen wordt een passende staaf aangebracht, die iets buiten het uiteinde van de schacht of canule uitsteekt. Deze staaf heet trocar als het uiteinde voorzien is van een scherpe drievlakspunt (*trois*: drie) en obturator als het uiteinde een stompe ronde punt is. De trocar wordt gebruikt om de schacht of canule door het kapsel te drukken. Daarna wordt de trocar vervangen door de obturator om het gewrichtskraakbeen niet te beschadigen.

Door de schacht kan een optiek ingebracht worden. Doordat de meeste fabrikanten een eigen schacht en een eigen optiek hebben, past niet iedere optiek in iedere willekeurige schacht.

Naam: **Tast- of voelhaakje.**

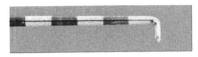

Gebruiksdoel: het systematisch aftasten van structuren en kraakbeen in een gewricht.

Relatie vorm/functie: het tast- of voelhaakje bestaat uit een smal handvat, een breinaalddun tussenstuk van ongeveer 10–15 cm en een 90 graden haakvormig gebogen uiteinde van 1,5-5 mm. Maar behalve de hier genoemde kenmerken zijn er ook nog andere modellen, lengten en bochten verkrijgbaar. Het tasthaakje is een belangrijk instrument bij iedere artroscopische ingreep.

Artroscopische apparatuur

Artroscopiepomp

De artroscopiepomp zorgt door middel van distensiedruk, een geautomatiseerde zwaarte-kracht-*inflow* en een -*outflow*, dat de druk in het gewricht constant blijft.

Door de automatische vloeistofdrukregeling blijft het gewricht goed gevuld en is het zicht op-timaal. Bij gebruik van de *shaver* zal de druk ook aangepast worden, zodat te allen tijde het zicht optimaal blijft, waardoor er veilig en efficiënt gewerkt kan worden. De distensiedruk ver-schilt per gewricht. Bij de meeste apparaten wordt deze druk automatisch aangepast, doordat men het apparaat instelt op het te behandelen gewricht. Er bestaan altijd een minimale en een maximale druk die meestal aangegeven worden in de zogenoemde drukvensters. Bloedingen kunnen gestelpt worden door de distensiedruk te verhogen.

Doordat de distensiedruk van de spoelvloeistof op de gewenste hoogte is gebracht voor in-stroming in het gewricht is de kans op overdruk, en dientengevolge de kans op een extravasa-tie, sterk verminderd in vergelijking met de oude methode van drukverhoging met een stuw-manchet om de spoelvloeistofzak. Dit hangt natuurlijk wel van het apparaat af. Indien de druk in de slangen wordt gemeten, is de kans op extravasatie nog steeds aanwezig. Indien de druk in de werkschacht wordt gemeten wordt de kans op extravasatie sterk verminderd.

De combinatie van een afvoerpomp, die is aangesloten op een spoelcanule die via een aparte toegang in het gewricht is gestoken, en een aanvoer van spoelvloeistof onder een ingestelde druk, zorgen voor een helder beeld en afvoer van weefseldeeltjes tijdens de ingreep. De kracht van de afvoerpomp kan handmatig of met een voetbediening geregeld worden.

Voor de omloop is het van belang te letten op een voldoende hoeveelheid spoelvloeistof (meestal zijn dit drieliterzakken). Stel de distensiedruk en de *outflow* zo laag mogelijk in, maar zorg voor een optimaal beeld. Indien de distensiedruk en de *outflow* hoog staan, heeft de om-loop de handen vol aan het verwisselen van spoelvloeistof en zuigzakken.

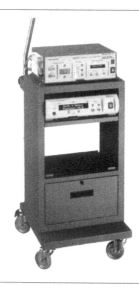

Afbeelding 2.4   Artroscopiepomp

Beeldprinter

Ook kan van een bepaald beeld met een printer een afdruk (print/'foto') gemaakt worden. Een afdruk van een afwijking kan dan in de status bewaard blijven.

Camera

De camera is een belangrijk onderdeel bij artroscopische ingrepen. De camera wordt gekoppeld aan het oculair van de optiek en past wat het formaat betreft in de palm van de hand. Er zijn verschillende universele merken op de markt die op de verschillende optieken passen. De moderne chipcamera, als opvolger van de buiscamera, wordt steeds verbeterd en levert een haarscherp en gedetailleerd beeld op. Voor de scopieën in de kleinere gewrichten wordt de camera meestal direct op de optiek bevestigd. De camera is aangesloten op een regelunit, waar onder andere kleurcorrecties kunnen worden uitgevoerd. Soms moet informatie over de 'kleur wit' vooraf aan de regelunit gegeven worden; dit heet het 'witbalansen'. Zodra de camera scherp gesteld is op een beeldvullend wit object wordt de witbalansknop ingedrukt. De juiste witbalans wordt automatisch ingesteld.

De camera (soms gekoppeld aan de optiek) wordt meestal door de instrumenterende in samenwerking met de omloop in een steriele hoes geschoven tijdens de voorbereidingen van de artroscopie.

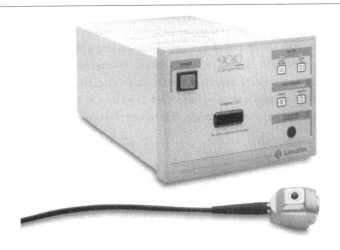

Afbeelding 2.5   Camera

Lichtkast

Om voldoende licht in een gewricht te krijgen zijn een lichtkast (lichtbron) en een koudlichtkabel nodig. Lichtbronnen zijn verkrijgbaar in vele maten en uitvoeringen. Niet alleen in lichtsterkte maar ook in lichtkleur en soort lamp onderscheiden ze zich van elkaar. De nu nog veelgebruikte lichtbronnen met halogeenlampen worden geleidelijk verdrongen door apparaten die uitgerust zijn met xenonlampen, die een natuurgetrouwere kleurweergave en langere levensduur hebben. (Zie ook: 'lichtkast' in het *Basisboek Operatieve Zorg en Technieken*).

De lichtintensiteit is regelbaar. De lamp wordt gekoeld door een ventilator om overbelasting en vroegtijdige slijtage te voorkomen.

Er zijn verschillende goede lichtkasten voor artroscopische ingrepen. De meeste lichtkasten hebben een halogeenlamp van 250 watt of een xenonlamp van 180 watt voor een optimale lichtintensiteit en één lichtafnamepunt. De bediening kan variëren van handmatig, automatisch tot videogestuurd. Het licht wordt via een lichtkabel van de lichtkast naar de optiek getransporteerd. Zo'n lichtkabel bevat bundels van vele honderden glasvezels (fiberglas) met een beschermmantel, en heeft een optiekaansluiting aan de ene en een lichtbronaansluiting aan de andere kant. Oliegevulde lichtkabels zijn ook in de handel. Zij zijn veel sterker dan de glasvezelkabels. De lichtintensiteit is echter gering.

Lichtkabels zijn in vele uitvoeringen, lengten en diameters verkrijgbaar. Voor een 4,0-mm-optiek wordt een 3,5-mm-diameter gebruikt. Voor de 10-mm-optiek kan een 4,8- of 5,6-mm-lichtkabel gebruikt worden. Gebruik echter nooit een 5,6-mm-lichtkabel voor een 4,0-mm-optiek. Deze brandt namelijk in, zodat de lichtopbrengst verminderd wordt.

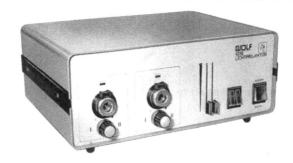

Afbeelding 2.6   Lichtbron

Om de kwaliteit van de lichtkabel optimaal te houden, is het verstandig deze met de nodige zorg te behandelen. Enkele gemeenschappelijke kenmerken zijn de mogelijkheid om de kabel te steriliseren en de kwetsbaarheid van de glasvezels. De kabel is dan ook niet bestand tegen het oprollen in scherpe bochten. Hierdoor zal lichtverlies optreden, wat te controleren is door met een lage lichtintensiteit in het uiteinde van de kabel te kijken. Een grote hoeveelheid zwarte puntjes geeft aan dat er veel glasvezels stuk zijn.

Als de lichtenergie gefocust wordt op een klein oppervlak wordt de lichtenergie omgezet in een andere vorm van energie, namelijk warmte. In het gewricht wordt deze warmte afgevoerd met het spoelvocht. Desalniettemin moet men voorzichtig zijn met neerleggen van de lichtkabel op het afdekmateriaal of op de huid van de patiënt. Doordat het uiteinde van de kabel (als de lichtbron brandt) heet kan worden, ontstaan brandplekken.

Monitor

De monitor vormt een belangrijk onderdeel waarop het beeld van het gewricht vergroot weergegeven wordt. Het aantal beeldlijnen (of de resolutie: het maximaal af te beelden aantal lichtpunten) van de monitor is mede bepalend voor de kwaliteit van het beeld.

De meeste monitoren geven een tweedimensionaal beeld. In de toekomst zullen deze waarschijnlijk vervangen gaan worden door driedimensionale (3D-) monitoren. Een voordeel van de 3D-monitor is dat de scherptediepte veel beter is.

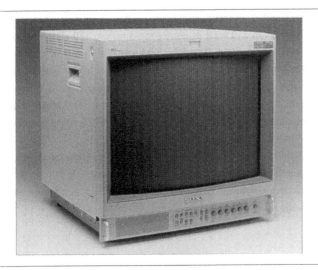

Afbeelding 2.7   Monitor

Shaver

Een veelgebruikt instrument bij de artroscopie is de *shaver*. De *shaver*-unit bestaat meestal uit drie onderdelen:

– regel- of stuurunit
– *shaver*-handvat
– voetpedaal

Regel-of stuurunit

De regelunit is het eigenlijke *shaver*-apparaat. In de stuurunit vinden we de aansluitingen voor het voetpedaal en de *shaver*-handstukken. Er is een kolom, een afleesvenster voor het mini-

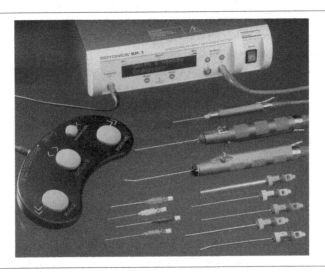

Afbeelding 2.8   *Shaver*-unit

mum- en maximum-toerentalbereik (dit bereik verschilt per *shaver*-opzetstuk) of alleen maar een knop, waarmee onder andere de draaisnelheid van de in de hand gehouden motor ingesteld kan worden. Vaak (zeker bij de nieuwe modellen) bestaat er een afleesvenster waarin het type *shaver*-blad, de draaifunctie (voor-achterwaarts of oscillerend) en eventuele storingen digitaal zichtbaar worden gemaakt.

Shaver-handvat

In de steriliseerbare motor zit een aansluiting voor de *disposable shaver*-frezen en een minimum- en maximumregeling voor een vochtafvoer. Deze afvoer kan gekoppeld worden aan een afvoerend deel van de artroscopiepomp of een standaard zuigapparaat. Er zijn standaard *shavers* voor de grote gewrichten, die vaak een toerental bereiken van 500-8000 toeren per minuut. De *shaver* voor de kleine gewrichten is kleiner van uitvoering en heeft een toerentalbereik van 350-3500 toeren per minuut.

Voetpedaal

Meestal wordt via een voetpedaal, die de regel- of stuurunit bestuurt, met regelbare zuigkracht afgezogen. Ook is het mogelijk de draairichting van de *shaver*-frees via het voetpedaal te regelen. De draairichtingen zijn vooruit, achteruit en oscilleren. Soms is het mogelijk het toerental te bepalen, maar dan is de stand variabel. Hierbij is het zo, dat hoe harder het voetpedaal ingedrukt wordt, hoe meer toeren de *shaver*-frees maakt en andersom. Er is wel een minimum- en een maximum-toerental.

Shaver-bladen (*shaver*-opzetstukken)

De *shaver*-bladen (waaronder ook de *shaver*-frezen en *shaver*-messen) zijn in vele uitvoeringen verkrijgbaar.

Iedere firma heeft een eigen benaming voor de vele andere soorten *shaver*-bladen, zoals onder andere de bol- en olijfvormige. *Shaver*-bladen zijn in verschillende dikten en, naast de standaard rechte bladen, ook in gekromde en roteerbare vormen verkrijgbaar. De meeste ziekenhuizen gebruiken *disposable shaver*-bladen, maar er zijn ook *re-usable* uitvoeringen verkrijgbaar. Het voornaamste kenmerk van een *shaver*-blad is, dat deze bestaat uit een schacht waarbinnen de uiteindelijke frees ronddraait. In de schacht, die van 2 tot 6 mm kan variëren, zit een venster. Alleen via deze opening snijdt de frees weefsel weg, dat via de holle schacht tezamen met het spoelvloeistof afgevoerd wordt. Op deze manier is het mogelijk om bijvoorbeeld delen van een meniscus, bot, kraakbeen of synovia snel en doelmatig uit een gewricht te verwijderen via een kleine huidopening.

De *shaver*-bladen, die gebruikt kunnen worden voor zacht weefsel (plica-resectie, synovectomie of bursectomie) zijn de *full radius*, Cuda® en Gator® (*synovator* of *incisorblade*).

Voor hard weefsel (zoals menisectomie, kraakbeen, voorste en achterste kruisband) kan men de Meniscuscutter®, Cuda®, Gator® of een bolfrees (*notchblaster*, *abrader*) gebruiken.

De *shaver*-bladen om bot mee te receseren (afschuren of schaven bij bijvoorbeeld een acromionplastiek) zijn de sferische frees, de bolfrees of *abrader*, de grove bolfrees of *notchblaster*, de olijfvormige frees of *acromionizer*, de *acrominoblaster* en de *router* of *stonecutter*.

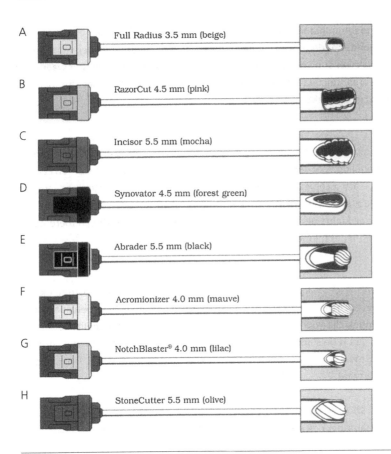

Afbeelding 2.9   Shaver-bladen

A Full radius   E Abrader
B Razorcutter   F Acromionizer
C Incisorblade   G Notchblaster
D Synovator   H Stonecutter

Hieronder volgen de specifieke eigenschappen van de verschillende *shaver*-bladen.

Bolfrees, Spherical burr® of Abrader®

De *abrader* is een bolfrees. Voorwaarts draaiend wordt de *abrader* gebruikt voor afschaving, afschuring of afwerking van bot (bijvoorbeeld van het acromion), het schoonmaken van de *notch* bij de voorste kruisband, het afschuren van een stukje bot bij een distale clavicularesectie en het verwijderen van osteofyten.

Achterwaarts draaiend wordt de *abrader* gebruikt om te polijsten (glad te maken).

Cyclone burr®, Notchblaster®

Dit is een agressieve bolfrees die gebruikt kan worden voor resectie van bot. Ook voor het schoonmaken van de *notch* bij een operatie aan de voorste of achterste kruisband (*notch*-plastiek) wordt dit *shaver*-mes gebruikt.

Full radiusresector® of Full radius®

Bladen of messen voor de afwerking van resectievlakken. De *full radius* heeft geen vertanding op het mes, waardoor de kans op kraakbeenbeschadiging zeer klein is.

Gator® of Incisorbladen®

De *incisorblade* is ook een agressief *shaver*-mes. De *incisorblade* heeft alleen aan de zijkanten van het mes een vertanding. De tip van het mes (de *blade*) is rond.

Gekromde shaver-bladen

Deze zijn ideaal bij posterior gelegen laesies. Door de kromming volgt het blad de contouren van het bot. Dit type is goed te gebruiken bij uitgebreide synovectomieën en bij moeilijk bereikbare gebieden. De gekromde *shaver*-bladen zijn kant-en-klaar verkrijgbaar. Er bestaan ook buigapparaatjes om de *shaver*-bladen in de juiste bocht te buigen.

Meniscuscutter®, Gator® of Razorcutter®

Dit is een zeer agressief *shaver*-blad. De *razorcutter* heeft wel een vertanding op het mes. Een ideaal blad of mes om stukken van de meniscus of de plica mee te verwijderen. Ook kan dit blad gebruikt worden om de stomp van de voorste of achterste kruisband te verwijderen.

Olijfvormige frees, Oval burr® of Acromionizer®

Dit is een langwerpige frees die ongeveer hetzelfde doet als de *abrader*.

Slotted whisker® of Synovator®

De *synovator* heeft geen vertanding op het mes. Dit *shaver*-blad wordt vooral gebruikt voor verwijdering van synovia en/of de plica.

Vortex Router® of Stonecutter®

Dit is een agressieve langwerpige frees, die ongeveer hetzelfde doet als de *notchblaster*. De *stonecutter* wordt vooral gebruikt om de contouren van het achterste acromion weg te frezen.

Videorecorder

Een videorecorder is voor educatie– of archiefdoeleinden van groot belang. Indien gewenst krijgt de patiënt een videoband van zijn eigen operatie mee.

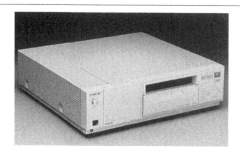

Afbeelding 2.10   Videorecorder

Zuigapparaat (outflow)

Bij de meeste artroscopieën wordt gebruikgemaakt van een standaardzuigapparaat. Alleen bij artroscopieën waarbij een gewricht op druk moet blijven (voorste- of achterstekruisbandplastiek of scopische labrumfixatie bij de schouder) is het aan te raden te werken met een aan een artroscopiepomp gekoppelde zuigunit. Bij een gewone artroscopie van de knie met bijvoorbeeld een menisectomie is het te arbeidsintensief en te kostbaar om de pomp op te bouwen.

Let op: de genoemde apparatuur (lichtbron, camera-regelunit, monitor, videorecorder, artroscopiepomp en *shaver*-regelunit) staat op vele operatiekamercomplexen in één verrijdbare opstelling: de artroscopie-unit. Aan deze unit kan dan tevens de aan- en afvoer van het fysiologisch zout bevestigd worden. Dit is echter af te raden. Het risico bestaat namelijk dat er vocht langs de slangen of rechtstreeks uit de insteekopeningen van de zakken op de artroscopie-unit lekt, waardoor eventueel kortsluiting of andere beschadiging aan de apparatuur of artroscopie-unit wordt veroorzaakt.

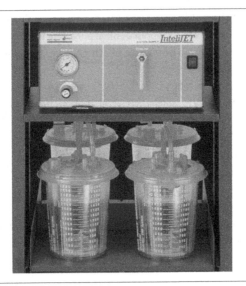

Afbeelding 2.11   Zuigapparaat

Bijlage 3
Heupprothesen

Inleiding

Bij de gewrichtsvervangende implantaten kan een drietal hoofdgroepen onderscheiden worden:
- de prothese die met botcement in het bot gefixeerd wordt. Bij de gecementeerde versie van de totale heupprothese worden zowel de femursteel als de acetabulumcup met botcement gefixeerd;
- de prothese die zonder botcement geïmplanteerd wordt;
- men kan er ook voor kiezen één van de prothesedelen ongecementeerd te implanteren en het andere onderdeel te cementeren. Dit is de zogenoemde hybride.

De prothesen die gefixeerd worden met of zonder cement komen in zeer veel uiteenlopende uitvoeringen voor, maar worden ook gekenmerkt door vele overeenkomsten.
De eerste heupimplantaten waren implantaten waarvan de steel en de kop één geheel vormden. Tegenwoordig wordt vooral voor het modulaire implantaat gekozen, waarbij de femurcomponent uit verschillende delen bestaat. Aanvankelijk bestond het kop-halsdeel van de heupprothesen altijd uit één stuk. Later kwam de modulen-prothese waarbij de kop los van de steel werd geleverd. Tijdens de operatie wordt de kop op de hals geklemd waarbij geen beweging tussen kop en hals mogelijk is, of wordt de kop erop geplaatst terwijl er tussen kop en hals beweging mogelijk blijft.
De laatste ontwikkelingen wijzen erop dat men in verband met slijtage tussen kop en hals bij de laatste varusprothesen nu toch weer teruggaat naar de *monoblock*-prothesen.
Ook de acetabulumcomponent kan één geheel zijn of uit twee delen bestaan, te weten: een metalen buitenkant voor de fixatie en een plastic gewrichtsoppervlak of een plastic tussenlaag met een metalen gewrichtsoppervlak.

De heupkom (het acetabulum)

De te cementeren heupkom (cup) heeft de vorm van een halve bol met een gegroefd buitenoppervlak (fixatieoppervlak) en een glad gepolijst binnenoppervlak (gewrichtsvlak).
De groeven vergroten het contactvlak tussen cup en cement (meer fixerend oppervlak) en bovendien gaan ze elke draaiing van de cup binnen de cementmassa tegen. De diameter van het acetabulum van de patiënt bepaalt de keuze van de uitwendige diameter van de cup. Deze uit-

wendige diameter en de wanddikte van de cup bepalen samen de inwendige diameter van de cup (en dus ook de diameter van de kop). De uitwendige diameter varieert bij de meeste prothesen van 44 tot 70 mm, oplopend met 2 mm tussen opeenvolgende maten. De meest gebruikte cupmaten liggen rond de 50 mm. De inwendige diameters van de kom zijn bij de meeste prothesen 22, 28 en 32 mm.

Het gangbare materiaal van de kom is *high density* polyethyleen, ook wel UHMWPE genoemd, oftewel *Ultra High Molecular Weight Poly Ethyleen*, een zeer slijtvaste nylonsoort.

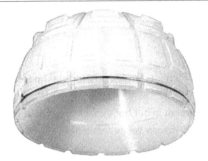

3.1 Acetabulumcup van polyethyleen

De wand van de polyethyleen kom mag niet te dun zijn in verband met vervorming en slijtage door belasting (lichaamsgewicht) en beweging (wrijving). Hoe dikker de wand, des te minder vervorming zal ontstaan, en hoe gladder de gewrichtsvlakken van kop en kom en hoe kleiner hun diameter, des te geringer de slijtage zal zijn.

Een buitendiameter van 60 mm in combinatie met een binnendiameter van 32 mm geeft bijvoorbeeld een wanddikte van 14 mm, terwijl een buitendiameter van 44 mm gecombineerd met een binnendiameter van 32 mm slechts 6 mm wanddikte geeft. Dit is één van de redenen dat momenteel meestal voor de 28-mm- (inwendige maat) kom wordt gekozen, in plaats van de vroeger algemeen gebruikte 32-mm-kom.

Een andere maatregel tegen vervorming van de polyethyleen kom is versterking van de buitenkant met metaal (*metal backing*). Dit kan zijn een schil van fijn metaalgaas of een hele metalen buitenkom.

Vervorming en bewegingen in de prothesewand ten gevolge van belasten en bewegen zijn ongewenst omdat de prothese zich daardoor loswerkt. Bij een dunne prothesewand zonder *metal backing* kan de prothese daardoor losraken.

De nieuwste ontwikkeling is een polyethyleen cup (veerkrachtig) met een metalen binnenbekleding (slijtvast) en een *metal backing* (vormvast).

Op de rand van de polyethyleen binnenkom kan nog een richel zijn aangebracht die luxatie van de heupkop moet tegengaan, de anti-luxatierand, ook wel 'schouder' genoemd.

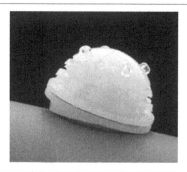

Afbeelding 3.2   Heupkom met antiluxatierand

In de wand van de polyethyleen cup is een ring van dun metaaldraad opgenomen, waardoor de stand van de acetabulumprothese in het bekken op de controleröntgenfoto's zichtbaar is en veranderingen in de positie van de prothese in de loop van maanden en jaren na de operatie kunnen worden aangetoond.

De ongecementeerde heupkom heeft meerdere varianten die verschillen in de wijze waarop de prothese in het acetabulum is gefixeerd. De meest bekende zijn:

–   De schroefcup. Dit is een brede metalen ring, die door middel van een grote schroefwinding op de buitenkant, in het acetabulum wordt gedraaid en die, indien nodig, nog extra kan worden verankerd met enkele schroeven. Daarbinnen wordt een polyethyleen kommetje aangebracht van een van de bekende diameters (22, 28 of 32 mm) en al of niet voorzien van een antiluxatierand.
–   De schroefcup wordt steeds minder gebruikt. Door osteolyse gaat de cup loszitten.

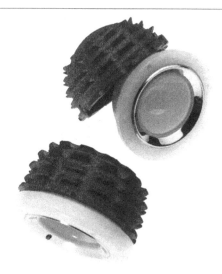

Afbeelding 3.3   Schroefcup

– De *press-fit-* (klemmend passende) cup, die gekenmerkt wordt door *underreaming*. Deze prothese heeft uitsteeksels op de oppervlakte die zich door druk in het uitgefreesde acetabulum vastzetten. Hiervoor is het nodig dat de maat van het implantaat zo dicht mogelijk die van het acetabulum benadert. Ook de *press fit-*cup kan extra worden gefixeerd met schroeven.

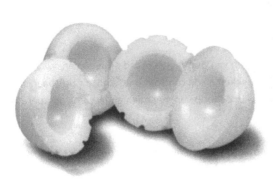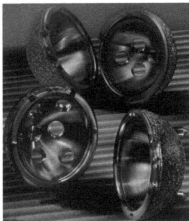

Afbeelding 3.4   Press fit-cup

Beide hier genoemde ongecementeerde cups kunnen zijn voorzien van een hydroxyapetiet coating; dit is een calciumverbinding die lijkt op een van de bestanddelen van natuurlijk bot en die botingroei stimuleert.

De heupkop

De heupkoppen worden over het algemeen geleverd in twee soorten: koppen bestaande uit een metaallegering en keramische koppen.

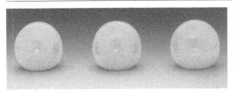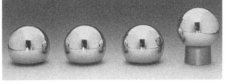

Afbeelding 3.5   Heupkoppen

Een metaallegering is samengesteld uit meerdere metalen. De bij gewrichtsprothesen meest toegepaste metalen zijn roestvrij staal of een legering van chroom, kobalt, nikkel en molybdeen. Elk heeft zijn specifieke eigenschappen zoals sterkte, slijtvastheid, veerkracht, geleidingsvermogen en kerosiebestendigheid. Titanium wordt meestal niet gebruikt voor de heupkop, omdat gebleken is dat dit metaal – tenzij het speciaal bewerkt wordt – te zacht is.

De zeer slijtvaste, extra gladde, harde keramische kop bestaat uit aluminiumoxide dat onder invloed van hoge temperatuur en druk zijn vorm krijgt. De keramische koppen worden vooral gebruikt (in combinatie met een ongecementeerde of een gecementeerde heupsteel) bij de relatief nog jonge patiënt (jonger dan 75 jaar). Persoonlijke voorkeuren en inzichten van operateurs maken dat wisselende combinaties van heupstelen, -koppen en -kommen voorkomen. De keramische koppen hebben bewezen minder slijtage van het polyethyleen te veroorzaken. Ze zijn echter duurder dan de metalen koppen en niet hersteriliseerbaar.

De diameters van de kop en kom corresponderen: 22, 28 of 32 mm.

De kop heeft een conische opening waarin de gelijkvormige hals van de steel klemvast past. De wijdte van de opening bepaalt hoever de hals in de kop steekt en dus hoeveel halslengte er onder de kop overblijft, met andere woorden: hoe hoog de kop op de hals van de prothesesteel zit. Men onderscheidt de volgende gangbare halslengten: kort, middel of standaard, lang en extra lang. De laatste kop heeft dus de nauwste opening. Het verschil tussen twee opeenvolgende halslengten is telkens 3 tot 4 mm. Zo kan men tijdens de operatie kleine correcties in de halslengte aanbrengen.

Hoofdzaak is echter dat men aan het begin van de operatie de femurhals op de juiste hoogte doorzaagt. Naast beenlengteverschillen veroorzaakt een te lange hals bewegingsbeperkingen en een flexiecontractuur. Een te korte hals veroorzaakt een te los in de kom zittende kop die makkelijk luxeert.

De heupsteel

De heupsteel verbindt de prothesekop met de femurschacht. Er zijn, net als bij de cups, stelen voor fixatie met en zonder cement. Van beide bestaan er veel variaties. De oppervlakte, bijvoorbeeld, kan zijn voorzien van groeven, schubben, korrels of dergelijke structuren die door oppervlaktevergroting en reliëf een betere fixatie in het cement of in het bot geven. De zonder cement in te brengen stelen kunnen bovendien zijn voorzien van een laagje hydroxyapetiet, dat de botingroei bevordert. Het materiaal van de steel is een chroom-kobalt- of een titaniumlegering. Men kiest voor steel en cup dezelfde legering om potentiaalverschillen te voorkomen. Bij de oudere modellen vormen kop en steel één geheel. Bij de nieuwere heeft de hals van de steel een conisch uiteinde dat klemvast past in een opening van de kop (zie bij heupkop).

De kop kan van een ander materiaal (keramiek) zijn dan de steel. Pas tijdens de laatste fase van de operatie wordt de kop met de gewenste maat halslengteopening op de steel geplaatst.

De conusmaten van de hals worden aangegeven in millimeters van de diameters van beide uiteinden van de conus. Een veelgebruikte conusmaat is bijvoorbeeld 12/14 en een andere bijvoorbeeld 14/16.

De breedte en de lengte van de stelen verschillen per fabrikaat, maar in het algemeen geldt voor de standaardsteel, dat de breedte wordt gekozen afhankelijk van de diameter van de mergholte en dat een bredere steel ook langer is.

Voor revisieoperaties zijn extra lange stelen beschikbaar, tot wel 30 cm toe, waarmee zwakke plekken in de femurschacht kunnen worden overbrugd.

Ook wat de vorm betreft maakt elke fabrikant zijn eigen, op grotere of kleinere punten verschillende, prothesesteel. Sommige vormen zijn bedoeld voor fixatie met cement, andere voor cementloze fixatie, dat wil zeggen fixatie door inklemming (*press-fit*, driepuntsfixatie) of botingroei.

Een van de klassieke steelvormen is de kleine gebogen steel (banaan) volgens Müller, die makkelijk in te brengen is en rondom moet worden omgeven met een laag cement. Een wat jonger klassiek model is de rechte steel, die voor en achter afgeplat is, mediaal en lateraal breed en van proximaal naar distaal toelopend van breed naar iets minder breed. Deze prothese klemt zich, door zijn vorm, bij belasten vast in de mergholte. Voor en achter de steel wordt de mergholte opgevuld met cement, waardoor de rotatiestabiliteit ontstaat. Daarna kwamen de dikke, ronde prothesestelen die meer of minder schachtvullend zijn. Hiervoor moet de femurmergholte worden voorbereid met raspen van oplopende maat, die enerzijds gelijkvormig zijn met de prothesesteel en anderzijds zoveel mogelijk de natuurlijke mergholtevorm benaderen. Sommige van deze schachtvullende stelen gaan zover in hun anatomische vormgeving, dat ook onderscheid wordt gemaakt tussen de rechter- en de linkersteel. Andere zijn alleen min of meer schachtvullend.

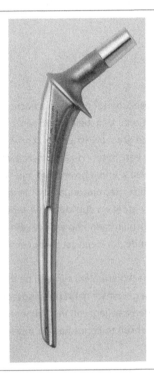

Afbeelding 3.6   Heupsteel

Een normaal femur is iets naar voren gekromd en daarvan wordt gebruikgemaakt bij de driepuntsfixatie van eveneens belangrijke steelvarianten. De rotatiestabiliteit wordt daarbij verkregen door in het trochantermassief uitstekende delen. Sommige prothesestelen hebben aan de basis van hun hals een kraag die bedoeld is voor steun op de romp van de femurhals. Het belang van zo'n kraag wordt door verschillende onderzoekers en auteurs verschillend beoordeeld. Sommige prothesevormen zijn niet te combineren met een kraag. Een wigvormige steel, bijvoorbeeld, klemt zich door belasting vaster in de mergholte. Dit fixatiemechanisme zou worden tegengegaan als de neerwaartse druk op de steel zou worden opgevangen door steun van een kraag op de femurhalsstomp.

Tegenwoordig wordt bij het ontwerp van de vorm en de oppervlaktestructuur van de prothesesteel goed rekening gehouden met de mogelijkheid dat later een revisieoperatie nodig kan zijn, waarbij de steel weer zonder al te veel schade te veroorzaken uit de femurschacht moet kunnen worden verwijderd. Zo zal men bijvoorbeeld het distale deel van de prothesesteel glad maken.

Door de vele verschillende mogelijkheden van cups, koppen en stelen ontstaat een welhaast onuitputtelijk aantal combinaties waarmee een totale heupprothese kan worden samengesteld en waaruit uiteindelijk de operateur een keus moet maken.

Samenvattend bestaan de totale heupimplantaten uit de volgende onderdelen:

- acetabulum, kom, cup:
  - materiaal: polyethyleen, metaallegering of combinatie;
  - vorm: bolvormig, uitwendig gegroefd of van schroefdraad voorzien;
  - inwendig gepolijst;
  - uitwendige maat: ongeveer van 44 mm tot 70 mm;
  - inwendige maat: 22, 28, 32 mm.

– kopje, femurkopje:
  - materiaal: metaallegering, keramiek;
  - vorm: bolvorm met een conische uitsparing waarin de hals past;
  - maat: diameter van 22, 28, 32 mm;
  - halslengte: kort, middel, lang, extra lang.

– steel, femursteel:
  - materiaal: metaallegering;
  - vorm: gebogen, recht, schachtvullend, met of zonder kraag;
  - maat: conus 12/14 of 14/16 waarop de kop past;
  - lengte: ongeveer 10-30 cm;
  - diameter: 2-4 cm, afhankelijk van de lengte en het model;
  - oppervlak: glad of gegroefd voor betere grip van het cement, ongecementeerd ruw, al of niet ruw, al of niet met hydroxyapetietlaagje voor botingroei.

Literatuur

Artroscopietechnieken (diverse folders). Smith & Nephew Nederland, Hoofddorp.

Bekkers-Hop, M., *Traumatologie* (OZT-serie). Lemma, Utrecht 1996.

Baumgartner, R., *Checkliste orthopedie*. Thieme, Zutphen 1992.

Bio modular total shoulder (folder). Ortomed, Zwijndrecht.

Bloedleegteapparatuur, Pulsavac (folder). Zimmer, Amersfoort.

Boele, H. & E. Riemens-Vuik, *Urologische chirurgie* (OZT-serie). De Tijdstroom, Utrecht 1997.

Bos, J.C., 'De benadering van het heupgewricht bij de totale arthroplastiek van de heup'. In: *Operationeel.* LVO (Landelijke Vereniging Operatieassistenten), Barendrecht.

Cambell W.C., *Operative orthopaedics*. Mosby, St. Louis, Missouri 1980[6].

Coëlho M.B., *Zakwoordenboek der geneeskunde*. Elsevier/Koninklijke PBNA, Arnhem 1997[25].

Gerritsen, E., *Plastische en reconstructieve chirurgie* (OZT-serie). De Tijdstroom, Utrecht 1997.

Groot, J.J., *Handleiding operatieassistenten orthopedische operaties*. Stafleu's wetenschappelijke uitgeversmaatschappij, Alphen aan den Rijn, 1981.

Hart, C.P. van der, *Lesstof orthopaedie*. Opleidingsschool BIGRA, Amsterdam.

Hil, A.J. van den, *Fixatie van de lumbosacrale wervelkolom met behulp van Isola*. Ortomed, Zwijndrecht.

Linden, A.J. van der & H. Claessens, *Leerboek orthopedie*. Bohn Stafleu Van Loghum, Houten 1995[8].

Link, totale heup en revisie heup (folder). RX Medical, Schiedam.

Mol, W., *Compendium orthopedie*. De Tijdstroom, Lochem 1972.

Myerson, M., *Current therapy in foot and ankle surgery*. Mosby, St. Louis, Missouri.

Next gen en insall burstein II (folder). Zimmer Nederland, Amersfoort.

Optieken, artroscopieapparatuur (diverse folders). Smith & Nephew Nederland, Hoofddorp.

Péan, Rowe en Carter, *The Shoulder*. Churchill Livingstone, New York 1988.

Pöll, R.G., *Souter Strathclyde Total Elbow Arthroplasty. A prospective clinical study and a biomechanical investigation*. Proefschrift. Universiteit Leiden 1994.

Souter elbow arthroplasty (folder). Stryker Howmedica, Eindhoven.

Steenhoff, J.R.M., *Lesstof orthopaedie*. Opleidingsschool Nieuweroord, Leiden.

Trilogy acetabulum cup (folder). Zimmer Nederland, Amersfoort.

Ultra drive (folder). Ortomed, Zwijndrecht .

Weert, R. de, *Basisboek operatieve zorg en technieken*. Elsevier/De Tijdstroom, 1999[3].

Illustratieverantwoording

A. van Horssen/Medische illustratie bv: 1.3, 1.5 t/m 1.7, 1.9, 2.1 t/m 2.5, 3.1, 3.3 t/m 3.7, 3.10, 3.13, 3.14, 4.1 t/m 4.5, 5.1, 5.2, 6.2, 6.12, 8.2 t/m 8.4, 9.1 t/m 9.3, 10.1a, 10.1b, 11.1, 12.1 t/m 12.5, 14.1 t/m 14.9, 15.1a, 15.1b, 15.2, 16.1 t/m 16.3b, 16.7, 16.9b t/m 16.22b, 18.17, 19.4

Dr. H.M. Schüller: 16.4a, 16.4b, 16.5, 16.6, 16.8, 16.9a

Mathys Medical Nederland bv: 7.1, 10.2, 13.1 t/m 13.4

Ortomed bv: 3.2, 3.8, 3.9, 13.12

RX Medical bv: 13.5 t/m 13.11, 13.13 t/m 13.18, 17.1, 18.1, 19.3, 19.5, 19.6, 19.7, 19.9 t/m 19.19

Smith & Nephew Nederland bv: 8.1 t/m 18.16, 18.18 t/m 18.23, 19.1, 19.2, 19.8, 19.20 t/m 19.23

Stryker/Howmedica bv: 6.1, 6.3, 6.5 t/m 6.11

Zimmer Nederland bv: 1.1, 1.2, 1.4, 1.8, 15.3 t/m 15.14

Van de volgende firma's zijn instrumenten opgenomen in de bijlagen:

B. Braun Medical bv (Aesculap®)
RX Medical bv
Smith & Nephew Nederland bv
Van Straten OK Techniek (Lawton)
Zimmer Nederland bv

Tekeningen:
A. van Horssen/Medische illustratie bv

Register

Printed in the United States
by Baker & Taylor Publisher Services